系統看護学講座

別巻

精神保健福祉

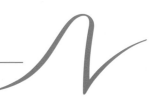

末安　民生　佛教大学教授

吉川　隆博　東海大学教授

遠藤　淑美　鳥取看護大学大学院教授

石川かおり　岐阜県立看護大学教授

小髙　恵実　上智大学准教授

木戸　芳史　浜松医科大学教授

高田　久美　南部町国民健康保険西伯病院
　　　　　　地域在宅医療部副部長

寺沼　古都　一般社団法人日本精神科看護協会

東　美奈子　特定非営利活動法人 sapyuie 理事長

西池絵衣子　兵庫県立大学講師

長沼　洋一　東海大学講師

曽根　直樹　日本社会事業大学専門職大学院教授

松本　俊彦　国立研究開発法人国立精神・神経医療研究センター
　　　　　　精神保健研究所薬物依存研究部部長

中板　育美　武蔵野大学大学院教授

医学書院

系統看護学講座　別巻　精神保健福祉

発　　　行	2002 年 2 月 1 日　　第 1 版第 1 刷
	2005 年 7 月 15 日　　第 1 版第 5 刷
	2007 年 1 月 15 日　　第 2 版第 1 刷
	2015 年 2 月 1 日　　第 2 版第 11 刷
	2016 年 2 月 15 日　　第 3 版第 1 刷
	2021 年 2 月 1 日　　第 3 版第 6 刷
	2022 年 2 月 15 日　　第 4 版第 1 刷ⓒ
	2024 年 3 月 1 日　　第 4 版第 3 刷

著者代表　　末安民生

発 行 者　　株式会社　医学書院

　　　　　　代表取締役　金原　俊

　　　　　　〒113-8719　東京都文京区本郷 1-28-23

　　　　　　電話　03-3817-5600（社内案内）

　　　　　　　　　03-3817-5657（販売部）

印刷・製本　三報社印刷

はしがき

●発行の序

　本書は，1971(昭和46)年に，原型となる『精神衛生―考え方と諸問題―』が発行されて以来，それぞれの時代における医療・社会の状況を反映して改訂を続けてきた。1990年に『精神保健』とタイトルを改めたのち，さらに2002(平成14)年に装いを新たにして，『精神保健福祉』として初版を発行した。そして，初版発行から20年を迎えた今日，大きく変化しつつある心の健康をめぐる問題を，学生の皆さんが正確にとらえ，看護師としてどのような役割を担うべきなのかを学ぶことができるよう，このたび第4版を出版するはこびとなった。

●医療・社会の状況

　近年の医学とその関連分野の進歩は目ざましい。新たな治療法の開発や普及，医療体制の整備が進んだことによって，わが国の平均寿命は男女とも世界トップクラスとなった。しかし，悪性新生物や心疾患，脳血管疾患といった疾患の死亡率はいまだ高く，さらに，糖尿病などの長期にわたって療養を要する生活習慣病も課題である。厚生労働省は2011(平成23)年，精神疾患をこれらに加え「5大疾病」としてその対策に力を注ぐこととした。これは各疾患への対策を医療にのみゆだねるのではなくて，あらゆる生活場面においてその対策に取り組んでいこうとするものである。

　近年では，わが国だけではなく世界においても大きな変化が起きている。インターネットの発達は人々が世界中の情報に同時にアクセスし，多重的につながるという関係を生み出している。それにより人々にとっての情報の意味や位置づけが変化し，コミュニケーションの様相も様変わりした。また，成長型の経済社会から限られた資源を有効に活用し，自然環境との共存を志向する定常型経済社会に移行しなければならないといわれている。

　さらに，2011(平成23)年に発生した東日本大震災は，人の生きる意味や人のつながりについての意識が変わらざるを得ないような衝撃をもたらした。それから10年が経過した現在もなお，避難等によって故郷に戻れない人々がおり，行方不明になったままの肉親への思いは途絶えることなく，人々の心に癒えることのない傷を残している。

　2019(令和1)年12月に初めて感染者が確認された新型コロナウイルス感染症(COVID-19)は，またたくまに世界中に拡大し，わが国でも2020年1月には国内初感染者を確認し，国民生活に影響を及ぼし続けている。2021(令和3)年12月末時点では，国内陽性者数1,733,325名，死亡者数18,393名が確認された。世界を揺るがしているこのウイルスは変異を続け，その対策が，政治経済・地域社会・社会保障などに新たな課題を突き付けており，私たちがこれまで感じることのなかった不安を伴うような新たなストレスを発生させている。

　本書内でも述べているように，精神疾患患者は増加傾向にあり，ストレス，うつ病，自殺，依存症，認知症，虐待などに対する医療や福祉の施策が充実してきている。最近では，コロナ禍での新たなメンタルヘルスケアが試みられている。

　わが国の精神科領域では，2004（平成16）年に公表された「精神保健医療福祉の改革ビジョン」を皮切りに，徐々に社会復帰，地域移行，そして地域生活支援という方向にシフトしつつある。実際に新規患者の入院期間は短縮化傾向にあるが，依然として1年以上の長期入院患者は多く存在し，支援のむずかしさを物語っている。今後も，いかにその人らしさを保ちつつ地域生活への移行を進めるのか，できるだけ入院に頼らない地域医療や訪問看護などのケアの充実はますます重要な課題となるだろう。

　このような社会状況をふまえ，本書ではわが国の精神科領域で重視される，精神障害者の地域生活支援におけるリカバリー（回復）について重点的に扱っている。

●改訂内容

　第4版では内容を見直し，新たな執筆陣のもとで，看護師に必要となる最新の精神保健福祉に関する知識と実践をまとめた。わが国の精神科領域が入院医療中心から地域生活中心へとかわっていった歴史的変遷と，それに伴って著しく変化する法制度，さらに，それらを土台にして看護師が行う精神保健福祉活動全般について十分に解説を加えた。とくに，上述したように，近年大きな課題となっている，退院促進を含めた地域移行支援・地域生活支援の展開については大きく取り扱っている。また，現代社会とかかわりが深い精神保健福祉上の問題については，紙幅の都合上，そのすべてを網羅することはできないものの，児童虐待や引きこもりなど注目すべきいくつかのテーマを取り上げている。

　これら各章の内容については，地域における支援が重要となっていることを念頭におき，人と人との支え合い，人と人とのつながりの視点をもって全体をまとめた。なかには看護師の業務をこえた内容についても解説を加えているが，多様化するメンタルヘルスの問題に対し看護師の役割は広がりを見せている。そのため，看護業務の限界を知りながら，どのようなことを専門職である多職種に依頼し連携していくのかといった，精神保健福祉活動の全体像を把握するためにも必要な知識だととらえていただきたい。本書を熟読された読者の皆さんが，精神保健福祉のまなざしを身につけ現場で活躍されることを願ってやまない。

2021年12月

著者ら

目次

第1章 人々の暮らしと精神保健福祉

末安民生

第2章 精神保健福祉の歴史

吉川隆博

第3章　精神保健福祉に関する法律と施策

吉川隆博

第4章　精神保健福祉活動の展開に必要な知識と技術

遠藤淑美・石川かおり

地域移行支援・地域生活支援の基礎

第5章

吉川隆博・小髙恵実・木戸芳史

地域移行支援・地域生活支援の展開

高田久美・寺沼古都・東美奈子・西池絵衣子

第7章　特定の状況に対する精神保健福祉

長沼洋一・曽根直樹・松本俊彦・中板育美・石川かおり

第 1 章

人々の暮らしと精神保健福祉

□ 人と人とのつながりが，心の発達や健康にどのような影響をもたらすかを知る。
　　　　　□ わが国の精神的な健康の課題について理解する。
　　　　　□ 精神保健福祉活動の概要と看護の役割を理解する。

A 人は人に支えられながら生きている

　人は，人と支え合いながら生きている。自分はひとりで孤独に生きている と感じている人であっても，誰かのたすけなしに大人になったわけではない。 人は，人とのふれあいのなかで成長し，外界との折り合いをつけることを学 び，自分の希望する生きる場所に向かっていく。しかし，この過程では予期 せぬできごとに出会い，おだやかな成長がはばまれることがあり，その人の 成長や精神的健康に知らず知らずのうちに影響を及ぼしている。

　自己の形成は人と人との間ではぐくまれ，自分のすがたをかたちづくって いく。テクノロジーが変化していく現代に生きる私たちにとって，精神的な 健康を維持していくことの意味は大きい。

1 赤ん坊が育つとき，大人も成長する

1 乳幼児の成長

　人は誕生の瞬間に，胎児として包まれていた母体から離れ，他者とふれあ う世界へと手渡される。そして育児をされることによって睡眠と栄養，清潔 が保たれ，発達・成長するための環境がととのえられる。

　人とのふれあいや，安全に配慮されたケアは，身体的な成長をもたらすだ けでなく，精神的な安定を生みだす。大人の個性や人格にふれることで，赤 ん坊にもそれぞれの感性がはぐくまれ，大人への歩みを進める。

　成長とともに，人は母親によって包まれていた一体感から離れていく。安 定の基盤となる愛着（アタッチメント）が満たされた子どもは，不安を感じる ことがありながらもほかの人と付き合い，母親以外の他者に甘えられるよう になる。そして，「自分は誰からもおびやかされない。自分も人を傷つけな い」という，生活を安定させる基本的な信念をもつことができる。

　しかし，赤ん坊から幼児，児童にいたる段階で心身ともに愛着欲求がみた されない場合には，強い不安によって心身に障害が生じ，成長をさまたげて しまうこともある。

2 大人の成長

　大人は，育児によって自分が通過してきた子ども時代を思いおこしながら， 育て育てられる関係性を再体験する。また，子育てを通して，言語によらな

いコミュニケーションを学習する。泣きだした赤ん坊をあやそうと抱き上げても，居ごこちがわるければ赤ん坊はさらにぐずり，不快のサインを出すだろう。大人はその反応を観察し，推測して，赤ん坊へのケアが適切になるように折り合いをつけていく。

　実の親がいない場合や，あるいは親がわりに一時的にであっても，体感的なかかわりとしての子育ては，知らぬ間にひとりの大人（ときにはそれほど歳の差のない兄弟姉妹をも）を養育者として育てる。最近，注目されているヤングケアラー❶も，家族内での求めに応じて養育者・ケア者としての役割を担う。赤ん坊とかかわる大人は，意識的でないとしても，目の前の赤ん坊の成長に貢献している。その結果，赤ん坊との交流から人の存在感を感じとることによって，大人の共感力はさらにはぐくまれる。

NOTE

❶一般に，本来大人が担うと想定されている家事や家族の世話，介護などを日常的に行っている子どもをいう。家庭内のデリケートな問題であることから，表面化しにくく，支援につなぐ窓口が明確でないなどの課題がある。

2　自分と向き合うための相談相手を探す

1　子どもの成長

　児童・思春期には，自分に求める期待やその葛藤を通して自己との対話が生まれる。思春期から青年期にかけては，他者の存在にあこがれたりおびえたりしながら，進学や就職などの進路への迷いをかかえ，親との関係をイメージし，試行錯誤をする時期である。人としての規範と欲求との葛藤を感じながら，迷いながらも自分自身をコントロールしていく。

　このころから，子どもは家族には相談できないことがあると自覚し，友人との間でも語らない秘密をもつようになる。そのため，この時期の子どもにとっては，友人や先輩，少し距離のある知り合いなどとのかかわりが重要となる❷。他者からみれば小さなことでも，自分では迷うことを相談できる相手がいるかどうかは，この先の人生において，悩みと向き合い，考え続けられるかどうかの分岐点となる。日ごろから家族や友人，頼りになる知り合いとの対話（ときにユーモアを交えながら）が保たれていれば，自分を肯定することができ，精神的な健康と安定が得られる。

　しかし，子どもの医療機関への受診理由をみると，精神科領域に関連したものがけっして少なくない（▶表1-1）。とくに思春期から青年期にいたる時期は，成長・発達過程において心身のバランスが乱れやすい時期である。さらに家族のなかでは，子どもだけでなく大人も，子どもへの対応と自分の仕事や家事とのバランスがとれずに悩み苦しむ場面もある。

NOTE

❷満13歳から29歳までの子ども・若者を対象とした調査によると，「会話やメール等をよくしている」「何でも悩みを相談できる人がいる」「楽しく話せる時がある」「困ったときは助けてくれる」「他の人には言えない本音を話せることがある」「強いつながりを感じている」という他者は，いずれの項目でも「家族・親族」が最も多く，ついで「学校で出会った友人」が多い（「令和2年版子供・若者白書」）。

2　家族とその問題

　子どもが幼児期から児童期，思春期を家族内で孤立せずに過ごすことで安定した成長が得られる。家族内において，養育者によって自分の存在を否定されつづけた子どもは，自己表現力の機会が奪われて，他者に対して自分の感情を伝えにくくなるため，自己肯定感が低下し，自分への信頼が育ちにくい。そのため，押し込められた感情の反動によって相手を否定し，攻撃性・

○表1-1　子どもの受診理由

年齢		5〜9歳	10〜14歳	15〜19歳
疾患 （万人）	1位	喘息 （24.0）	その他の保健サービス （30.1）	その他の保健サービス （20.6）
	2位	アレルギー性鼻炎 （24.0）	アレルギー性鼻炎 （19.5）	ざ瘡（アクネ） （13.0）
	3位	予防接種 （21.4）	喘息 （12.3）	アトピー性皮膚炎 （9.2）
	4位	その他の保健サービス （18.4）	その他の精神及び行動の障害 （12.5）	その他の精神及び行動の障害 （8.1）
	5位	その他の精神及び行動の障害 （16.3）	屈折及び調節の障害（眼） （9.1）	アレルギー性鼻炎 （8.0）
	6位	アトピー性皮膚炎 （12.0）	アトピー性皮膚炎 （8.6）	屈折及び調節の障害（眼） （6.8）
	7位	屈折及び調節の障害（眼） （7.2）	検査・健診・管理 （8.0）	予防接種 （4.9）

傷病小分類のうち，上位の傷病等を抜粋（歯科の傷病は除く）
（厚生労働省「令和2年患者調査」による）

暴力性の強い行動をとることもある。

　おもな養育者である母親は，家事と育児をおもに担いながら就労もしていることが多くなっているため，仕事と家事・育児を両立させようと疲弊し，孤立無援の感情が生じやすい。そのためこの母親の危機を回避できないと，夫婦関係存続の危機へとつながるとともに，養育環境としての家族の機能が失われてしまうこともある。親子（とくに母子）という二者関係が不安定で，あやうい関係であることも意味している。

3　安心できる人とのつながりを得る

1　青年期・成人期の成長

　青年期から成人期は，学業や仕事の場で役割を担おうと，課題にいどみ達成感を得ようとする。自分の居住する世界から，進学や就職によって，自分の能力と社会の求める資質のバランスに悩み，評価されることに一喜一憂する試練の時期である。未来を予測しつつ，現実に自分の希望が可能なのかを把握する力が必要になる。

　子どものときから経験してきた「誰かに大切にされている」という感情は，成長につれて自尊感情となり，自分を大切にするだけではなく他者をいたわる感情につながる。このような感情がはぐくまれることによって個が確立し，人との必要なかかわり方が身についていく。それにより，ひとりでは解決できない困難な課題は人のたすけを借りながら解決しようとする，また自分も人をたすけ，その成果を分かち合い喜び合えるようになるのである。

　一方，この時期には，リラックスし，自分で楽しめるものを見つけ出して，そのことに集中できる時間と場所が大切である。生きていくうえでなんらかの生活のしにくさをかかえてしまうと，日々の生活はリズムを欠き，なにをしてもつまらないと感じてしまう。学業や仕事，趣味への意欲や，人との交流が低下すると精神的な健康はそこなわれる。

2 疾患・障害と人とのつながり

　疾患や障害などの事情により通学や就労がむずかしくなると，人との交流を避け，家族とも会話が少なくなり，人との交流を望まない感情に陥ってしまうことがある。このような場合には，互いの体験を共有できる，信頼できる人とのつながりがより必要とされる。信頼できる人との関係により，やがて安心して自分の考え方や感情を表現することができるようになっていく。人との交流をはかれる集団に所属することもできれば，さらに促進される。この集団は，地域や職場といった帰属意識の強い集団ではなく，趣味の団体や，ふだんは交流のない同窓会，またボランティアなどのゆるやかな人のつながりであることが安心して過ごせる条件である。

B 現代のわが国における精神的な健康の問題

　精神的な健康は人を取り巻く環境の変化などによって揺らぐものであり，社会の影響を大きく受ける。今日，わが国では精神疾患 mental disease や精神障害 mental disorder をもつ人たちが増加しており，精神的な健康に関する課題は深刻化している。

　2011(平成 23)年，厚生労働省は従来の 4 大疾病(がん，脳卒中，心臓病，糖尿病)に精神疾患を加えて 5 大疾病と位置づけ，重点的に健康政策を行うことを決めた。精神疾患患者や精神障害者への対応はもちろん，予防活動にも注目して，危機的状況にある人に限らずあらゆる年齢層の人に対して心の健康を支援するための施策を行うことになった。

1 自分自身への不満足，将来への不安

　精神的な健康が目標とするのは，疾病や障害からの予防や回復だけではない。生きにくさが解消したか，本人の望む生活が実現できたかという，主観的な満足としての幸福も目標となる。わが国では，世界的にみると高水準の所得や安全が実現されているといわれている一方で，統計をみると未来に対して不安を感じている人が多い(○図1-1，2)。また，内閣府が2013(平成25)年度に行った若者(13〜29歳)の意識調査では，わが国の若者のうち自分自身に満足している者の割合は 5 割弱で，欧米諸国が 8 割ほどであるのと比

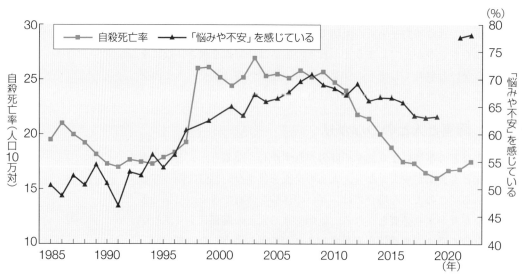

注）2020年の「悩みや不安」を感じている者の割合については、「国民生活に関する世論調査」（令和2年調査）が新型コロナウイルス感染症の影響で中止となったため、掲載していない。

◉**図 1-1　「悩みや不安」を感じている者の割合と自殺死亡率の推移**
（内閣府「国民生活に関する世論調査」，警察庁「自殺統計」による）

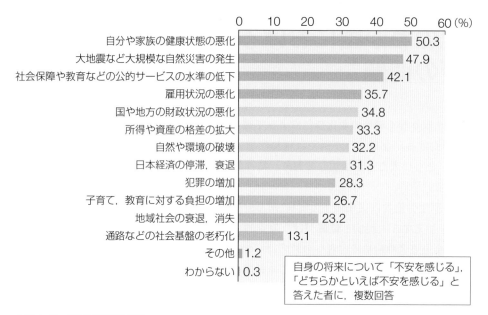

◉**図 1-2　将来の不安要素**
（内閣府「人口，経済社会等の日本の将来像に関する世論調査」平成 26 年度版による）

較して低いことがわかる（◉図 1-3）。

2　自殺

　わが国では毎年約 2 万人以上が自殺により亡くなっており，自殺対策は精神保健福祉における大きな課題である。人が自殺にいたる背景には複合的な

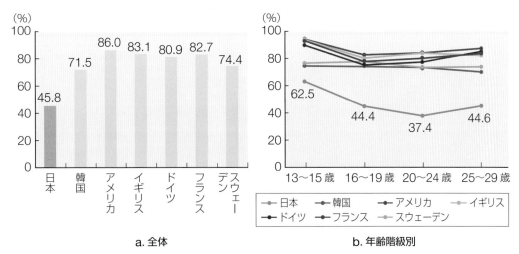

a. 全体   b. 年齢階級別

（注）13～29歳の若者を対象に，「次のことがらがあなた自身にどのくらいあてはまりますか」との問いに対し，「私は自分自身に満足している」に「そう思う」「どちらかといえばそう思う」と回答した者の合計。

🔵 **図1-3 自分自身に満足している者の割合（13～29歳）**

（内閣府「子ども・若者白書」平成26年版による）

要因がある❶が，統計をとりはじめてから，原因・動機が明らかなもののなかで最も多いのは，つねに「健康問題」である。このことからは，病気になった人や障害を負った人が安定した精神的な健康を保つための社会的な環境が，いまだ十分に整っていないことがわかる。

近年は，自殺予防のために国・自治体・民間組織がさまざまな方策・予防活動を展開しており，自殺者数は減少してきている。しかし，2022（令和4）年の自殺者数は2万1881人であり，男性は13年ぶり，女性は3年連続して増加となった。諸外国に比較すると，人口あたりの自殺者数の割合は高い（🔵図1-4）。

3 働く人のメンタルヘルス

厚生労働省による2022（令和4）年度「過労死等❷の労働補償状況」では，精神障害の労災補償支給決定件数は904件と過去最多であった。支給決定件数を年齢別にみると，①50～59歳，②40～49歳，③60歳以上の順に多く，過重な責任を負う成人期にある者の緊張状態が心身に影響を与え，高齢化の傾向があると考えられる。また，支給決定件数の上位業種に「専門的・技術的職業従事者」があることから，支援専門職の精神的健康についても過重にならないように配慮すべきであることがわかる。

4 人格の発達とメンタルヘルス

精神的健康の変調は人生の節目にあらわれやすい。マタニティブルーズや産後うつなどの周産期のメンタルヘルス，育児や学校教育と深く関連してい

🗒 **NOTE**

❶自殺の要因には，著名人の自殺の影響など間接的な影響が推察されるものもあり，単に増減からその意味を読みとることはむずかしい。近年は，マスメディアも著名人の自殺などに関する煽情的な報道を控えている。

❷過労死等防止対策推進法第2条による過労死等の定義は下記のとおりである。
・業務における過重な負荷による脳血管疾患，心臓疾患を原因とする死亡
・業務における強い心理的負荷による精神障害を原因とする自殺による死亡
・死亡にはいたらないが，これらの脳血管疾患，心臓疾患，精神障害

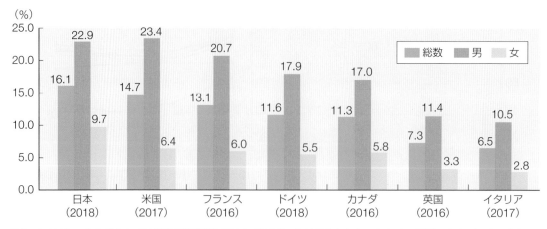

注）アメリカ・カナダの人口は世界保健機関資料より最新データが得られなかったため，最新の死亡データに合わせて両国の国勢調査データを利用した。

◗**図1-4　先進国の自殺死亡率**
わが国の自殺死亡率（人口10万人あたりの自殺者数）は，主要先進7か国の中で最も高い。
（厚生労働省「令和3年版自殺対策白書」による）

る児童（子ども）虐待（◗247ページ）は，深刻な課題であり，改善のため地域ごとの取り組みや，国による法律の改正が行われている。

　また，いじめや不登校・引きこもり（◗255ページ）の問題も，家庭・学校をこえた地域の社会的な問題になっている。とくに思春期・青年期の世代ではSNSを介したコミュニケーションの広がりにより，悪意をもった攻撃が発信者を匿名化して行われるなど悪質化しており，利用者をまもるための法律改正が行われている。ひきこもりの問題では当事者と親が高齢化し，経済的な問題や介護の問題が複合的に絡み合う80歳代の親と50歳代の子の「8050問題」が，新たな社会問題としてクローズアップされている。

　そのほか，定年退職後や子どもの自立後に親が役割や生きがいを喪失し空虚感を訴える空の巣症候群など，ライフステージに特徴的な問題も多く存在する。いずれも専門の相談機関が少なく，社会から孤立しやすいため，援助を担う関係職への期待は大きい。

C　精神保健福祉の概要

1　精神的健康と保健・福祉

● **精神的健康**　世界保健機関（WHO）は，精神的健康を「たんに精神障害がないということではなく，1人ひとりがみずからの可能性に気づき，生活上の通常のストレスに対処し，そして，生産的かつ十分に働き，所属するコミュニティに対して貢献できる状態」としている。またWHOは，健康は人々の基本的権利であり，個人の健康の保持・増進が社会の責任であること

を明記している。

● **精神保健, 福祉**　　人の健康を保つための活動の全体を**保健** health という。疾患を発症した人への医療 medical care や健康をそこなわないための予防活動が含まれる。精神的健康の保持・増進, 精神疾患の予防・治療を目的とする諸活動を**精神保健** mental health という。

　疾患そのものではなく, 疾患のために将来の見通しが得られないという不安な状態によって, 精神的な健康がそこなわれることもある。病や障害を伴いながらも安定した生活を送るためには, それぞれの人の状態に合わせた公的な生活支援が必要になる。生活を安定させるための支援によって生活上の困難を解消し, 個人の幸福を得られるようにしていくことを**福祉** welfare という。

● **精神保健福祉**　　精神保健は精神の健康を支え, 精神障害者福祉は精神障害者の生活を支える。健康問題と生活問題は密接にかかわり合うため, 援助にあたっては保健と福祉を統合して行う必要があり, それが**精神保健福祉**であるといえる。精神的健康を目ざして行われる活動全般が精神保健福祉活動である。精神保健福祉とは, 精神的な疾患や障害を有して現実の生きにくさをかかえた人たちを支援する医療と保健福祉活動を, 社会経済参加や人とのつながり, 働く場の確保まで広く含めて一体的に提供する活動である。精神障害者となってもうるおいのある生活が営めて, 孤立しないで, 人・社会との交流を保てるような支援が家族も含めて提供されることを目ざす。

　具体的には, 疾患や障害によって健康が妨げられ安定を失った際に, 回復のために医療が提供され, 快適な生活を保つための住居や生活費, 就労支援などの福祉領域の支援が提供される。治癒や症状の消退がむずかしく, 療養期間が長期化するような疾患や, 疾患の後遺症, また後遺症から派生して生じる精神症状やそれに伴って人と交流が途絶えないようにかかわることも精神保健福祉サービスの対象となる。

2 共生社会とノーマライゼーション

　知的・身体・精神障害の有無にかかわらず, 誰もが安心して暮らせる社会を**共生社会**という。わが国において, こうした社会を目ざし, 社会をつくりかえていこうという動きは, 1949(昭和 24)年に制定された身体障害者福祉法によって制度として整えられ, 体系的・計画的に始まった。

　歴史をさかのぼってみると, 第二次世界大戦以前には障害者と健常者が生活や教育をともにするという考え方は一般的ではなかった。障害者は家族がめんどうをみるようにしいられたり, 施設に収容することが手厚い処遇とされ, それが障害者施策の目標とされていた❶。障害者は「弱い人」であり, それをたすけるべきというとらえ方は戦後もかわらず, 福祉的な施策が, 障害者の意見を直接聞くことなく行われていた。一方, 世界的には障害者の自立生活活動などの高まりを背景に, 1960 年代には, アメリカやデンマークなど北欧諸国から, 障害者を特別視せず, 人は住み慣れた場所で本人の望む

NOTE

❶その背景には, 地域において精神障害者を公的に管理することによって公の秩序を保つこと, 家族の負担の軽減をはかるという目的もあった。

生活が保障されるべきであるという活動が広がり，政府を動かした。この，障害者を社会から分離せず積極的に参加を進める活動は，**ノーマライゼーション** normalization とよばれて世界に広がった。

　ノーマライゼーションとは，障害者・健常者の区別なく，誰もが自分の望む生活を送ることができる環境を社会全体として整えることである。自由に遊び，学ぶ機会が保証され，希望する人には求職活動の機会が提供される。職業につくことがむずかしくても，IT機器を活用するなどを通して障害者が望む生活の方法を一緒に考えていく。障害者が地域社会に参加し，社会的役割を果たすことを可能にするような社会が世界的に目ざされている。

　国際連合は，1975（昭和50）年の「障害者の権利宣言」にノーマライゼーションの理念を盛り込み，1981（昭和56）年を国際障害者年，1983（昭和58）〜1992（平成4）年を国連・障害者の10年とした。こうした動向をふまえ，わが国においても，1995（平成7）年に障害者プラン（ノーマライゼーション7か年戦略）が制定されるなど，法的な整備も含めて取り組みが行われた。

　現在，わが国で障害者が地域で日常の生活を送るための支援の基盤となっているのは，2013（平成25）年に改正された**障害者の日常生活及び社会生活を総合的に支援するための法律（障害者総合支援法）**である（◉52ページ）。同年には障害者のさらなる社会参加をはかるために障害者差別解消法が制定され，翌2014（平成26）年には，障害者権利条約を批准した。

　これら障害者支援制度の進展の背景の1つには，2000（平成12）年に創設された介護保険制度がある。団塊の世代（1947〔昭和22〕年〜1949〔昭和24〕年生まれ）が後期高齢者となる2025（令和7）年を目標に，社会全体で高齢者の介護体制に対応できるようにつくられた。それをさらに充実させる目的で制定された地域包括ケア制度には，現在では精神障害者支援が盛り込まれている。

3 精神保健福祉活動の対象とそのとらえ方

1 精神保健福祉活動の対象

　精神保健福祉活動では，患者の症状や障害の重症度だけでなく，患者が毎日の生活のなかでかかえている生きにくさをとらえ，その背景も含めて理解する必要がある。そのためには，いわゆる治療や回復といった医学的視点からのアプローチだけでは不十分である。その人にとってのゆたかな生活とはどういうものか，またそれを阻害しているのはなにかという視点から精神的健康の保持・増進と生活の質（QOL）の向上，自立と社会参加を目ざし，自己実現をはかれるようなかかわりを行う。よって，患者の身体的・精神的・社会的な側面のすべて，患者の「人としてのすべて」がケアの対象となる。

　これまでみてきたように，人は，予期せぬ精神的健康の問題に直面する可能性がある。したがって精神保健福祉活動は，乳幼児から老年期まですべてのライフステージへの支援活動であり，予防から早期発見，リハビリテー

ションと地域生活支援，再発防止にかかるすべてを総合的に展開する活動である。患者・障害者だけでなく家族や周辺の人々，その人の所属する学校や職場などの関係する組織も支援する。

2 ストレングスに着目した支援

　生活とは，人が生きていくための営みであり，その営みは人と人のつながりと支え合いによってなりたっている。みずから望んで家族や他人と距離をとっている人であっても，生活を維持するための場は必要である。人は生活を通して自己の存在を証明する。また，生きつづけようとする力となる信条をもっている。それがその人の生きる力であり強みになる。これを**ストレングス**（● 102 ページ）という。

　精神保健福祉活動は，このストレングスをキーワードに，症状や障害があってもその人らしい生活を過ごせるための支援を行う。支援は個人のみならずその人を支える家族や近隣の人々，学校・職場などを含む。

4 精神保健福祉活動の全体像

　精神保健福祉活動は人々の日常の生活を支えるものであり，また精神保健福祉活動のもうひとつの重要な活動として，災害時の心のケアがある。これは日ごろは健康に過ごしている人々の「非常時」の生活の支援の一環として実施されるが，そのなかには非日常の生活を行わざるをえなくなった患者・障害者を支えるための活動として行われるものもある。これらの精神保健福祉活動はさまざまな法律を根拠として実施されている。公衆衛生分野から医療・福祉・児童・母子・介護まで広範囲の法律が関係し，そのなかでも精神障害にかかわる最も重要な法律が，精神保健及び精神障害者福祉に関する法律（精神保健福祉法）である（● 27，46 ページ）。

1 地域での暮らしを支える精神保健福祉活動

　わが国の精神科病院では，いまも長い入院生活を送っている人が多数存在する。その人々をもともと生活していた地域の場に戻すことは重要な課題となっている。しかし精神障害者に向けられている根強い偏見や，住居や仕事が得られにくいなどさまざまな障壁がある。精神障害者を孤立させず，安心して暮らすことができるように，その生活をたすけ，家族や隣人との調整を担う精神保健福祉活動が必要となる。

● **入院から退院への流れ**　現在の精神科医療では，入院が必要な場合には，短期間に限定して急性期の専門治療を行い，回復のきざしとともにすみやかに生活の場での療養と外来を重視した地域医療に移行する。それにより日常の生活感覚と家族との関係が途切れないことが目標とされている。

　看護師には，患者との直接的なかかわりによるケアだけではなく，入院中から訪問看護ステーションや地域生活支援センターの職員との連携のためにケア会議を開催し，そこへの患者や家族の参加を促すという役割がある。回

復を目ざした療養生活の安定のためには，入院中からの家族調整や，保健所・福祉事務所との，生活安定を維持するための調整が必要になる。主治医とともに受け持ち看護師やソーシャルワーカーが退院後の課題を想定して，本人・家族との対話によって支援活動を行う。

● **退院後の生活のための支援**　退院後の支援は，医療者側が独断で決めるのではなく，患者の希望を実現できるように計画される。生活支援の全体像をつくるには，地域活動支援センターによる支援サービスの実施計画書を作成するための，「計画相談」（◯ 57ページ）のしくみを使うことが基本である。これは病院医療から，地域福祉のスタッフへのバトンタッチである。患者本人の希望を聞き，病状と経過をよく知るスタッフと，地域福祉をよく知る計画相談担当者が，家族や関係者を交えて本人と話し合う。必要に応じて繰り返されるこの話し合いによって回復の過程が保たれる。

　退院に向けて，自宅以外の居場所が必要になったり，就業の希望などがあれば，地域活動支援センターの相談支援専門員などによって，「地域移行支援」「地域定着支援」などの支援が行われる。看護師が患者にとって必要な支援を見きわめ，見通しをもつことがケアの一部となる。

● **支援のネットワーク**　現在では精神保健福祉サービスは，このような地域医療＋地域福祉の一体的な支援活動によって医療福祉制度を活用しながら，1人ひとりに合わせた，いわばオーダーメイドで行われる。この支援作業にあたっては精神科医，看護師，精神科ソーシャルワーカー，作業療法士などの医療スタッフが，相談支援専門員など地域福祉担当者とサービスチームを組むことになる。

2　災害時の心のケア

　人の精神的健康は人間関係と生活環境の変化などによって揺らぎ，人の生活を直接におびやかす。戦争や自然災害などの脅威はその大きな原因となる。ただし，これらの災害は予期せぬできごととして突然に人の暮らしの前に立ちはだかるため，あらかじめ準備しておくことがむずかしい。わが国において被災者の心のケアの必要性が深く認識されることになったのは，1995（平成7）年の阪神・淡路大震災とその16年後におこった，2011（平成23）年3月11日の東日本大震災であった。とくに阪神・淡路大震災では被災者の身体的な受傷だけではなく，家族を失い，生活を根こそぎ奪われたことによる心身の問題へのケアの必要性が強く認識された。これ以降，自然災害だけではなく，犯罪・事故などの人為的災害においても，「こころのケア」の必要性が広く人々に知られることになった。

● **専門化による支援体制**　それまでのふだんの生活が一変するようなできごとは，人の心を深く傷つけるため，直面している人々がそれを生活の苦境としては感じられても，精神的にも影響する苦痛として自覚できるとは限らない。このような被災者に対する「こころのケア」においては，平常時の精神保健福祉活動と同様に，さまざまな専門家がケアにあたる。公的な所属をもつ専門職種だけでは対応がまに合わず，より多彩なボランティアらとの連

携が重視されている。現在では機動力をもった災害派遣精神医療チーム di-saster psychiatric assistance team（DPAT〔ディーパット〕）が，被災した精神科病院の支援や，心的外傷後ストレス障害 post-traumatic stress disorder（PTSD）を負った被災者支援に対応している。また大規模自然災害だけではなくて，大規模な事故，犯罪事件などにも必要に応じて対応する体制が厚生労働省を事務局として運営されている。これらの緊急対応チームのほかにも各地の被災地にはこころのケアセンターがおかれ，地域密着型の精神保健福祉活動が行われている（◉94ページ）。さらに現在では，「忘れられていた存在」となっていた災害後の「震災障害者❶」の問題にも取り組まれている。当事者となった被災者などの強い求めに応じて，2017（平成 29）年には身体障害者手帳の交付申請書類の原因欄に「自然災害」が加えられ，実態の把握が促進されている。

□NOTE
❶震災障害者
　自然災害により障害をもった人のことをいう。

3　精神保健福祉活動の現状と課題

　精神疾患を有する患者数は，脳血管疾患患者や糖尿病患者を上まわる勢いで増加している（◉図 1-5）。入院患者数は減少しているものの，依然として30 万人近い入院患者がおり，また長期入院だけではなく入院精神障害者の高齢化が大きな課題となっている。

◆ 地域移行・地域定着支援

　厚生労働省は，2008（平成 20）年から長期入院の精神障害者のなかで「受け入れ条件が整えば退院可能な精神障害者」の退院支援とその後の地域生活を支援するために「精神障害者地域移行支援特別対策事業」を開始した。2010（平成 22）年からは，「精神障害者地域移行・地域定着支援事業」として，

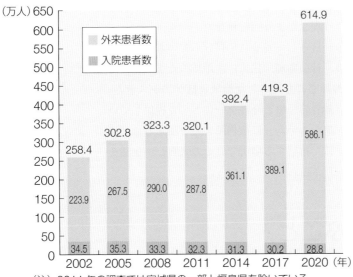

（注）2011 年の調査では宮城県の一部と福島県を除いている。

◉図 1-5　精神疾患を有する患者数（医療機関にかかっている患者）
（内閣府「障害者白書」による）

主として統合失調症の長期入院患者の退院促進と地域での生活が行われるように，医療機関と自治体職員と地域福祉支援者の連携が強化されている。

とくに精神障害者の地域生活で避けられない再発とそれに伴う重症化に対応し，日常生活の安定を保つために「生活に支障や危機的状況が生じない」ように，訪問看護と生活介護が強化されている。

これらは，わが国の精神科医療における再発率の高さという課題に，医療だけではなくて，国・自治体・医療機関と地域の福祉支援関係の団体が協働して取り組み，精神障害者の1日も早い回復に寄与していこうとするものである。入院治療と地域生活支援の両側面から，互いに必要に応じて橋渡しをし，患者に寄り添いながらの支援を行う体制が整えられている。

◆ 多職種チームによる支援

これらの支援策は，医師・看護師等の保健医療技術系のスタッフと，地域福祉系の支援スタッフが，ケア会議等を通して，いわば「拡大多職種チーム」として取り組んでいる。厚生労働省からは「それぞれの技術及び価値観を融合させ，共同して支援を行うこと」と「精神障害者地域移行・地域定着支援事業実施要綱」に基づく「地域定着支援の手引き」によって示されている。具体的には，「精神疾患の症状は短時間に変化しうることから，状況を的確かつ迅速にアセスメントし，直ちに支援に反映できる」ように，多職種チームの役割の明確化もはかるように明示されている。「地域定着支援事業」のうち，「地域定着支援を行う多職種チームの配置」について，事業の目的，実施方法等にそって精神障害者の希望に対応することが重視されている。

◆ 地域包括ケアにおける精神保健福祉

精神障害者の地域生活への移行支援は，2017年に「これからの精神保健医療福祉のあり方に関する検討会報告書」にも引き継がれ，地域生活が精神障害者を中心にして行われるという理念がより明確化した。

さらに，精神障害者が，地域の一員として安心して自分らしい暮らしができるよう，医療，障害福祉・介護，社会参加，住まい，地域のたすけ合い，教育が包括的に確保された「精神障害にも対応した地域包括ケアシステム」の構築の理念に組み込まれた。高齢者の医療と介護を一体として提供していく理念と方法である「地域包括ケアシステム」に精神障害者を加えることによって，患者や家族を孤立させずに，希望する場所で，その人らしい生活を保ちながら精神疾患からの回復が目ざされることになった。

D　本書で学ぶこと

人々の暮らしをおびやかす要因は貧困や疾病だけではない。地球規模で広がる環境破壊やそれと密接に関連する気候変動によって生じる自然災害と食料危機，さらには新たな感染症の出現など，実に複雑多様である。2020（令

和 2)年以降, 全世界が直面している新型コロナウイルス感染症の流行によって, 感染対策のために人との対面接触と移動は大幅に制限された。その結果, 人々の暮らしと仕事の仕方や教育の方法は激変した。人と人との関係性では家庭内での暴力や虐待が増加傾向にあり, とくに若い女性の自殺者の増加傾向に対しては, 厚生労働省・自治体・民間団体が相談機能を強化している。

　これまでも述べてきたように, 精神保健福祉活動では, 人間の心の健康や成長・発達に影響するさまざまな社会的な事象と, そこにあらわれてくる人間関係に及ぼす影響についても理解する必要がある。また, 精神保健福祉活動を学ぶための看護師としての基礎的な知識としては, 精神疾患と精神科看護についての理解が必要なことはいうまでもない。精神科医療における看護の経験からは, さまざまな精神障害者となった人々の苦悩やそのなかを生き抜いていこうとする人としてのありようやそこにかかわるケアについての専門的知識が蓄積されてきた。と同時に, 人間という存在の不思議さやあやうさ, 人と人との関係性の大切さについての理解が深められてもきたのである。

●**本書の構成**　本書は, 精神保健福祉活動の全体像と, そこで果たすべき看護師の役割を学ぶために内容を構成している。まずは精神保健福祉への理解を深め, 第 2 章ではその歴史的変遷を, 第 3 章では関係する法制度を解説した。第 4 章では看護師の行う精神保健福祉活動について, 基本的な知識と技術をまとめた。第 5 章と第 6 章では, 近年精神科領域の課題である精神障害者の地域移行支援と地域生活支援について, 支援の全体像と具体的な方法を解説した。精神障害者の地域生活の充実は, 今後も大きな課題であり, 看護師の活躍が期待される。そのため, 多くのページ数を割いて, 実際に支援を行っている方々の実践の知を, できる限り読者の皆さんがイメージしやすいようにまとめた。最後に第 7 章では, 社会病理現象ともいえる, 社会的要因と切り離すことのできないさまざまな精神保健福祉上の問題のうち, 貧困, 障害者虐待, 物質依存, 児童虐待, ひきこもりの 5 つを取り上げている。どれも現代に生きる看護師としての基盤となる知識として必要であるが, 順番にではなくて目次に目を通して自分の関心に引き寄せて読んでみてもよい。それをきっかけに看護師としてのケアを考えるためのさらに深い学習へとつなげてもらえたらうれしい。

---

work 復習と課題

❶ 成長していく過程で人とのつながりが心の発達や健康に与える影響について説明しなさい。

❷ 精神的に健康であるとはどのような状態か説明しなさい。

❸ ノーマライゼーションについて説明しなさい。

❹ 精神保健福祉とはなにか, その目的, 対象, 特徴について述べなさい。

❺ 精神保健福祉における課題にはどのようなものがあるか述べなさい。

第 2 章

精神保健福祉の歴史

本章の目標	□ わが国の精神保健福祉関連の法制度の変遷と，その時代背景を理解する。
	□ 精神障害者の脱施設化，地域移行がはかられるようになった歴史的な流れを理解する。
	□ 第二次世界大戦後の入院医療・看護の特徴，社会復帰への取り組みについて学ぶ。
	□ 精神障害に対する知識・理解の普及のために，どのような活動が行われたかを学ぶ。
	□ イタリアとアメリカにおける精神保健福祉改革について理解する。

A わが国の精神保健福祉の変遷

　わが国の精神障害者を取り巻く状況は，それぞれの時代の特徴を反映しつつ今日まで変遷をとげてきた。他科・他国と比較して長期入院患者の割合が多いわが国の精神科領域では（◯117ページ），近年，精神障害者の地域移行の推進，入院長期化の防止，地域生活の支援に重点をおいて支援を行う方向へと方針転換がはかられている。

　本節では，とくに隔離・収容・保護の目的で，精神障害者の療養を長期間精神科病院で行ってきたわが国の入院中心の医療から，いかにして脱施設化がはかられ，地域生活を中心とした精神保健福祉を目ざすようになったのか，その歴史に焦点をしぼって解説する。退院が困難であり長期間の入院を余儀なくされている，いわゆる社会的入院の問題は，わが国の精神保健福祉領域における歴史的な課題として，現代に受け継がれていることを理解してもらいたい。

1 法制度の変遷──病院中心から地域生活中心へ

　わが国の精神保健福祉に関連した法律の制定は明治時代に始まり，その後社会情勢の変化を背景とした変遷を経て，現在にいたっている（◯図2-1）。

1 精神病者監護法の制定による私宅監置の合法化

● **精神病者監護法の制定**　わが国では，1900（明治33）年に精神障害者に関するはじめての法律である**精神病者監護法**が制定された。その背景には，救護者がおらず路頭をさまよう精神障害者の保護のための行旅病人及行旅死亡人取扱法の制定（1899年）や，**相馬事件❶**を代表とする精神障害者の不法監禁に関する社会的問題があった。精神病者監護法は，親族会で選任した4親等以内の親族を監護義務者として，精神障害者を私宅または病院などに監置することを義務づけた❷。ただし，当時の精神科病院は全国に14施設しかなかったことから，現実的にはそれまでの私宅監置を合法化する結果となった。このように精神障害者に関する法律は，病気の治療よりも監置を目的として

NOTE
❶相馬事件
　旧相馬藩主相馬誠胤の精神変調に伴う，座敷牢監禁と病院（癲狂院）入院をめぐって，1883（明治16）年から10年以上も続いたお家騒動をいう。精神病者監護法制定の契機となった。
❷監護義務者
　精神病者を監護できたのは監護義務者だけであり，医師の診断書を添え，警察署を経て地方長官に許可を願い出るという手順が規定された。

私宅監置	精神病者監護法	1900（明治33）年制定	**背景：相馬事件** ● 社会治安のための監置が目的
	精神病院法	1919（大正8）年制定	**背景：呉秀三らによる精神病者私宅監置の調査** ● 道府県に精神病院を設置し，精神病者を入院させるための法律
病院収容	精神衛生法	1950（昭和25）年制定	**背景：欧米の精神衛生の考え方の導入，日本国憲法の制定** ● 都道府県に精神科病院の設置義務 ● 精神衛生相談所，精神衛生鑑定医制度の創設 ● 措置入院，同意入院，仮入院といった入院制度の創設 ● 対象拡大（精神薄弱者，精神病質者など） ● 私宅監置制度の廃止　など

◁ 精神科病院大増設 ▷

		1965（昭和40）年改正	**背景：ライシャワー事件** ● 緊急措置入院制度の創設 ● 保健所における精神衛生相談や訪問指導の強化 ● 都道府県に精神衛生センターを設置 ● 通院医療費公費負担制度の導入 ● 通報や入院制度の強化　など
人権擁護・社会復帰	精神保健法	1987（昭和62）年改正	**背景：精神科病院での暴行による死亡事件，人権思想の高まりなど** ● 任意入院・応急入院制度の創設 ● 精神医療審査会の新設 ● 精神保健指定医の資格認定 ● 入院時の告知義務，退院請求，処遇改善請求の制度創設 ● 社会復帰施設の制度創設　など
		1993（平成5）年改正	● 精神障害者の定義拡大 ● 地域生活支援事業（グループホーム）の法定化 ● 精神障害者社会復帰センターの設置 ●「保護義務者」から「保護者」への名称変更 ● 施設外収容規定の廃止　など

◁ 障害者基本法（1993年），地域保健法（1994年）制定 ▷

自立・社会参加援助	精神保健福祉法	1995（平成7）年改正	● 精神障害者保健福祉手帳制度の創設 ● 市町村などの役割の明記 ● 指定医制度の充実，入院時の告知義務の徹底 ● 社会適応訓練事業の法制化 ● 公費負担医療の保険優先化　など
		1999（平成11）年改正	● 精神保健指定医の役割強化 ● 医療保護入院の要件の明確化 ● 精神科病院に対する指導監督の強化 ● 移送制度の創設 ● 精神障害者の保健福祉の充実　など
		2005（平成17）年改正	● 精神科病院などに対する指導監督体制の見直し ● 適切な地域医療の確保 ● 定期病状報告制度の見直し　など

◁ 障害者自立支援法（2005年）制定 ▷

| | | 2013（平成25）年改正 | 現行の制度については，40ページ参照 |

◁ 障害者自立支援法が障害者総合支援法へと改正（2013年施行） ▷

◉図 2-1　**精神保健福祉に関連した法律と背景**

誕生したといっても過言ではない。

● **精神病者私宅監置の調査**　その後，精神医学の先駆者といわれる**呉 秀三**らが，精神医学の立場から，1910〜1916年にかけて1府14県の計364の私宅監置室や当時の民間療法などを調査し，**「精神病者私宅監置ノ実況及ビ其統計的観察」**として結果を取りまとめた。そのなかで呉は，私宅監置や民間療法に対する批判に加えて，当時の精神病者監護法が不法監禁を取り締まることのみを眼中においていることから，治療的な側面が大きく阻害されていると批判した[1]。

1917（大正6）年6月30日には，保健衛生調査会による在院精神障害者および私宅監置精神障害者の調査が行われた。本調査によると，当時の人口約5500万人のなかで精神障害者は約6万5000人であり，在院精神障害者（入院患者）が約5,000人に対し，私宅監置精神障害者は約6万人であった。なお，在院精神障害者の数には癲療養所や行旅病人収容所，寺院瀑布所在地，温泉場などに監護中の者も含まれている[2]。当時は病院を含む精神病者収容施設をもたない県が28県もあり，在院精神障害者の4分の3が東京・京都・大阪におり，東京にはその2分の1が収容されている実態が明らかになっている。このような結果を受けて，保健衛生調査会は治療上および公安上の理由から，精神病者監護法の改正を決めた。また日本精神神経学会も全国的に精神病者保護治療の設備を整えるよう，当時の内務大臣に対して建議した。

2　精神病院法の制定による入院中心施策のはじまり

保健衛生調査会による調査結果や日本精神神経学会の建議などを受けて，1919（大正8）年に**精神病院法**が制定された❶。精神病院法により，内務大臣は道府県に精神科病院（公立）の設置を命じることができるようになったとともに，私立精神科病院をもって道府県病院の代用精神科病院に指定できるようにした。また，精神病院法による精神科病院に対しては，建築費・設備費の2分の1を，運営費の6分の1を国庫が補助することにした。

精神病院法は，精神病に対する公共の責任として公的精神科病院を設置する考え方を明らかにしたが，予算不足などのため設置は思うように進まなかった。約10年後の1931（昭和6）年時点では，公立精神科病院が6施設（収容人数1,712人）に対し，私立精神科病院が78施設（収容人数1万525人）[3]と，わが国の精神科病院の設置は私立に頼る方向へと向かった。

3　精神衛生法の制定による精神科病院の増勢

● **精神衛生法の制定**　精神病院法の制定から約30年が経過した1950（昭和25）年に，あらためて精神障害者に対する適切な医療や保護を指向した**精神衛生法**が制定された。精神衛生法は第1条で「この法律は，精神障害の予防

─ NOTE
❶その後に精神衛生法が成立し施行されるまでの間は，精神病者監護法と精神病院法が併存することとなった。

1）呉秀三・樫田五郎：精神病者私宅監置ノ實況及ビ其統計的觀察（古典叢書）．創造出版，2000．
2）岡田靖雄：日本精神科医療史．p.173，医学書院，2002．
3）精神保健福祉研究会監修：我が国の精神保健福祉（精神保健福祉ハンドブック），平成21年度版．p.23，太陽美術，2010．

並びに患者の医療及び保護を行い，国民の精神的健康の保持及び向上を図ることを目的とする」と規定したように，予防という観点を盛り込んだ法律であった。その背景には，戦後に欧米より精神衛生に関する最新の知識が導入されたことや，公衆衛生の向上を国の責務とした日本国憲法が成立したこと，それにより，精神衛生が治療のみならず予防を含め国民の精神的健康を保持・増進するという理念が強まったことなどがあげられる。対象も，これまでの精神疾患をもつ者だけでなく，当時の表現でいう精神薄弱者や精神病質者なども含め拡大された。

　一方で，精神衛生法により私宅監置制度は廃止され，精神障害者は精神科病院，精神科病室に収容することになった。また，知事の命令による強制入院である**措置入院制度**，保護義務者同意による**同意入院制度**（現在の**医療保護入院**）などの入院のしくみ❶が規定され，**精神衛生鑑定医制度**も設けられた。このように精神衛生法は，その目的として予防・医療・保護をうたってはいるが，実際には入院を中心とした手続法としての性格が強い法律であったといえる。

　そのほか，同法の成立により**精神衛生相談所**の設置が規定された。精神衛生相談所は，保健所や精神科病院に併設され，1965（昭和40）年の同法一部改正では，新たに**精神衛生センター**（現在の**精神保健福祉センター**）として規定された（● 24ページ）。精神衛生センターは，精神衛生法に基づいて都道府県における精神衛生の向上をはかることを目的として，精神衛生に関する知識の普及や，調査研究，相談指導を行うとともに，保健所に対する技術指導と技術援助を行う機能が求められた。また同法では，はじめて保健所が地域における精神保健行政の中心として訪問指導や相談事業を担う機関として位置づけられた。1965年の一部改正に伴い，保健所法も改正が行われ，保健所の業務として精神衛生に関する相談および訪問指導が明確に規定された。

NOTE

❶**精神衛生法の入院制度**
　精神衛生法には，措置入院制度，同意入院制度のほかに仮入院という制度があった。これは，診断にある程度の時間が必要な者に対し，3週間をこえない期間で治療行為を行わない入院ができると定めたものであった。

column　看護教育における精神衛生

　精神衛生法が成立した翌年に，医学書院より発行された『看護學講座』というテキストシリーズの一冊に，『精神醫學及看護法精神衛生』という書籍がある。その「精神衛生」の章では，「精神衛生とは精神の健康を保って各種の精神病にかかるのを防ぐとともに，さらに健康を増して，生き甲斐のある生活をたのしめるように計ることである」と記述されており[1]，本書からも精神衛生の目的として精神病の予防を重視していたことがわかる。

　しかし，その内容は当時の時代背景を反映したものであり，優生的処置として遺伝性の精神病を予防するという考えから，断種・妊娠中絶・避妊・結婚の制限

ないし禁止といった手段を講じることが記されている。現代では差別・偏見につながるだけでなく，法律で禁止されている内容が，当時の精神医学・看護教育では一般的だったことを知る手がかりである。

　その他の予防的対策として，精神疾患の要因となりうる外傷・伝染病・性病・中毒に関する対策の必要性や，精神疾患の早期発見に関する対策が記されている。ただし，早期発見の考え方については「早期発見とその収容あるいは隔離」と記述されていることからも読みとれるように，当時の入院医療は治療よりも収容（社会からの隔離）に重きをおいた施策であった。

1）高木四郎・井村恒郎：精神醫學及看護法精神衛生（看護學講座）．医学書院，1951．

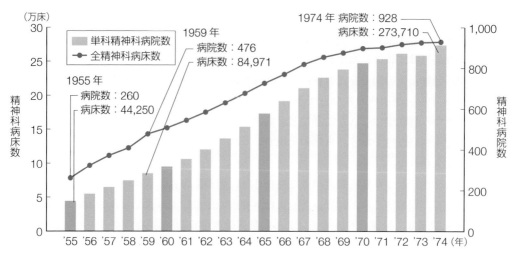

●図 2-2 1955～1974 年の精神科病院数・病床数の推移
（厚生省公衆衛生局精神衛生課監修：わが国の精神衛生，昭和 51 年版．厚生問題研究会，1976 をもとに作成）

● **精神科病院の増勢** 精神衛生法が制定された年の精神科病床は約 3 万床であった。しかし，当時全国の精神障害者数は推定 130 万人とされており，そのうち入院を要する者が 35 万人と考えられていた[1]。精神衛生法では，非営利法人の精神科病院の設置・運営に要する経費に国庫補助金が設けられ，それが契機となって，わが国に精神科病院建設ブームの時代が到来した。1959（昭和 34）年に 476 施設（約 8 万 5000 床）だった単科精神科病院は，15 年後の 1974（昭和 49）年には 928 施設（約 27 万 3000 床）へと倍増した（●図 2-2）。病床数でみると 3 倍以上の増加である。その内訳としては増設した施設の97.3％が私立精神科病院であったとされている[2]。海外では，1963（昭和 38）年に**ケネディ教書**（● 41 ページ）が発表されるなど，大規模な精神科病院を解体し，精神障害者を地域でケアする脱施設化運動が叫ばれた時期であるにもかかわらず，わが国では私宅監置にかわる収容先としての精神科病院設置が加速していった。

● **入院医療主体へ** わが国の精神科医療を私立精神科病院が担うようになった，その状況について小俣は「その出発点が，いわば各家庭の手によって隔離・拘禁されていた患者の，同様の収容・隔離という目的にあったがために，ほとんどの精神病院が入院患者の『永住先』と化し，精神病院が患者にとっての『安住地』となってしまったことは周知のとおりである」と述べている[3]。このように，当時の精神科病院には，治療よりも生活の場としての役割が求められていたようである。

1972（昭和 47）年当時の精神科医療における医療費支出の配分をみると，その 95％が入院医療費であり，精神衛生対策費から支出された予算のうち

1）精神保健福祉研究会監修：前掲書．p.24.
2）仙波恒雄・矢野徹：精神病院——その医療の現状と限界．pp.3-6，星和書店，1977.
3）小俣和一郎：精神病院の起源 近代篇．p.78，太田出版，2000.

95％が措置入院費であった[1]。措置入院が増えた原因には，措置入院に対する国庫負担が，1961（昭和36）年より，それまでの2分の1から10分の8に引き上げられたことに加え，抗結核薬による結核患者の減少に伴い結核病院が精神科病院に転換した影響があると考えられる。すなわち，わが国の精神科医療が入院医療を中心に発展してきた背景には，国の施策があったことがわかる。2009（平成21）年の医療費の入院と入院外との比較でも，一般診療医療費では入院49.6％と入院外50.4％であるのに対し，精神科医療費では入院74.2％と入院外25.8％と，近年の精神科医療も入院医療が主体であることにかわりない。

● **精神科特例**　以上のように精神病床は増えたが，それに見合うだけの医師や看護職員の確保は困難な時代であり，必ずしもすべての病院が専門職を十分に配置できていたとはいえなかった。とくに看護職員確保については困難をきわめており，当時は，精神科に就職を希望する看護職員が非常に少なかった。その理由には，一般国民の精神疾患に対する偏見が強かったことはもちろん，医療職からの精神科医療・看護に対する理解を得るまでにも，相当な年月を要していたことがあげられる。そういった状況を補うかのように，1958（昭和33）年の厚生事務次官通知（発医第132号）では，精神科病院を特殊病院と位置づけ，一般医療と比較して精神科の医師の人員配置基準は3分の1（48：1），看護職員は3分の2（6：1）でよいという，いわゆる**精神科特例**が定められた。国のねらいは，前述したような専門職採用に苦慮している現場の実情の打開であったが，ふり返れば，この特例措置は精神科病院の運営に重点をおいた政策といわざるをえず，安易な増床をゆるすこととなり，専門職の配置を促進することには結びつかなかった。

● **当時の精神科病院の特徴**　精神科特例による配置基準もあり，精神科病院では多くの入院患者を少ない看護職員で援助せざるをえない状況が続いていた。当時は1つの看護単位（病棟）が100床をこえるという病院がめずらしくなく，また，病室についても8人部屋や10人部屋という多床室が普及していた。ベッドを利用した病室も備えられていたが，精神科病室は畳部屋というのが特徴であった。畳部屋の利点としては，入室する患者数を柔軟に調整できたという面がある。入院患者の増加が顕著な時代には，届け出数以上の患者を入院させていた病院も少なくない。

　当時の精神科病院で入院患者の日常生活援助を維持していくには，それ相応の工夫も必要だった。看護職員の数も限られるなかで，患者個々への援助を展開することは容易ではない。そのため看護援助の仕方も，患者個別よりも集団に対応するかたちで枠組みが築かれてきた（●当時の看護職員の役割については，33ページ）。病院によっては，看護職員の役割の一部を患者にゆだねる「部屋長制度」というものを導入したところも少なくない。それぞれの病院で特色がみられるが，病棟単位で部屋長を決めていたところが多く，共通した役割は患者全体の取りまとめであった。

1）仙波恒雄・矢野徹：前掲書．p.6.

● **ライシャワー事件と精神衛生法改正**　時代の要請だったとはいえ，措置入院制度を中心とした精神衛生法には早期から改正の必要性が唱えられていた。1965(昭和40)年の精神衛生法改正に向けて，それまでの入院医療中心から地域精神医療への方向転換が求められたが，改正の前年にライシャワー駐日アメリカ大使が精神障害者に刺されるという事件(**ライシャワー事件**)が発生した影響を受けて，地域支援への進展は期待どおりにはいかなかった。その結果，

- 保健所における精神衛生業務の明確化
- 精神衛生相談所を精神衛生センターとして設置，業務の充実
- 通院医療費公費負担制度の導入
- 地方精神衛生審議会の新設

などの地域医療・外来通院を促進する方向性の改正があった一方で，精神科病院管理者などの通報による措置入院を可能にすることや，**緊急措置入院制度**の新設，措置入院患者が無断離院した場合の警察への通報義務化など，入院制度の強化もあわせて行われた。

● **クラーク勧告**　1960年代から，私立精神科病院の急増を背景に精神科病院の医療の質低下が指摘されるようになった。精神障害者の人権擁護の立場からの改善を求める声は，国内だけでなく，国際機関からの勧告というかたちでもあらわれた。

　1966(昭和41)年，日本政府は当時の社会的・公衆衛生的課題の1つであった精神障害の早期発見とリハビリテーションを促進する目的で，わが国の現状を観察評価し地域衛生活動に関する指示を受けるために，WHO(世界保健機関)に対し顧問の派遣を要請した。翌年の11月，WHOの顧問としてデービッド＝クラーク D. H. Clark が来日し，3か月間の滞在期間のなかで，精神科病院15施設，精神薄弱施設7施設，精神衛生センター5施設などを訪問し，その観察結果に基づき日本政府に勧告(**クラーク勧告**)を行った(▶表2-1)。観察報告からみられる当時の状況として，特筆すべきは以下の3点である。

　1 **当時の健康保険制度について**　精神科医療にかかる治療費としては，入院患者の治療費で十分な収入を得て，病院を経済的に繁栄させることができると報告している。一方，外来患者の治療費はその治療の長さや質などを反映しておらず，結果的にごく短時間の診察で多くの患者をみることを奨励していると報告されていた。当時の医療費の側面からみても，わが国の精神科医療がいかに入院医療中心の制度の上になりたっていたかがわかる。

　2 **当時の精神科病院について**　入院患者が超満員で，その生活条件がさむざむとしているように思えたが，自宅訪問を行った患者の家庭の生活条件に比べると良好であると報告している。また，ヨーロッパの精神科病院と比べて，わが国の職員と患者との関係はあたたかく友好的で，ユーモアがあるとも報告している。

　当時は精神衛生法の成立による私宅監置の廃止からまだ20年ほどしか経過しておらず，現在のような精神科訪問看護や精神科デイケアもない時代で

● **表2-1　クラーク勧告**

(1) 政府について	(5) アフターケア
日本政府に対しては，地域における精神保健活動が十分に発展していないことから，精神科病院の長期在院患者が増加し，経済的負担も増大していることを警告した。勧告内容は次のとおりである。 ①精神保健を公衆衛生，児童福祉などの部門に匹敵する部局にしなければならない。 ②厚生省(現在の厚生労働省)には，有能な精神科医師を配置する。 ③国立精神衛生研究所を強化拡充し，国立病院を研究所に割りあて研究や研修にもっと活用すること。	①治療：精神科医やソーシャルワーカーによる外来クリニックの必要性。 ②地域社会の働き手：ソーシャルワーカーや保健師に対する精神医学の訓練の必要性。 ③地域社会の施設：夜間病院(ナイトホスピタル)，ハーフ-ウエイ-ハウスおよびホステル(働きながら生活する場)，昼間病院(デイケア)，保護作業場(就労支援事業所)，治療的社交クラブ(当事者グループ活動など)の必要性。 ※( )内は，現在の制度・サービス上で類似したもの。
(2) 精神科病院の改善について	**(6) 社会復帰**
日本では，多数の統合失調症患者が精神科病院に入院しており，患者は長期収容による無欲状態に陥り，国家の経済的負担を増大させている。社会療法，作業療法および治療的コミュニティという方法などを推進すること。	精神障害者のケアや社会復帰のために，以下の新しい制度を整備すること。 ①社会復帰専門家の育成 ②地域社会に精神障害者のための保護作業場を設立 ③保護作業場は生産物を市場に出すために，政府のスポンサーによる組織を発展させる。 ④精神疾患に関して，労働法を検討し必要に応じて改正すること。
(3) 精神科病院の統制について	
精神障害者の医療の基準を改善するために，厚生省は精神科病院に対する国家的監査官をつくり，そのための新たな法律を制定すること。政府は精神科病院の資格を取り消す権限をもつようにすべきであること。	**(7) 専門家の訓練**
(4) 医療保険制度について	①精神科医：厚生省と日本精神神経学会で，社会精神医学の資格を設定すること。 ②精神療法：精神療法が奨励される必要性があること。 ③看護：精神科看護婦の資格(修士コース)をつくる必要性があること。 ④作業療法：作業療法の学校や研修コースを増やすこと。 ⑤ソーシャルワーク：ソーシャルワークの発展を促進する資金の確保。
厚生省は，入院患者を増やすことを奨励する保険支払いから，医師が外来治療を積極的に行うことを刺激するような方法に変更しなくてはならない。働けない在宅患者への給付は現状よりも高くし，家族が患者を引き取ることが奨励されるようにすること。	

(デービッド H. クラーク著，東京大学医学部附属病院精神神経科訳：日本における地域精神保健への勧告をもとに作成)

あった。患者の治療もいきとどいていなかったことから，日常生活の実際や家族との関係など，家庭環境が劣悪であったことは容易に想像できる。そのような患者にとって，精神科病院という環境は，ある意味で快適であったといっても過言ではない。昭和の時代に長く勤務していた看護師から，「患者にとっては，地域よりも精神科病院の中にいるほうが幸せだ」というような言葉をよく耳にするように，いまよりも地域の偏見が格段に強く，地域生活を支援するサービスがない時代においては，患者(家族を含む)と職員の双方が，そのような思いをいだくことは当然だったのかもしれない。しかし，そのような両者の思いが入院の長期化という問題につながったことも否めない。精神障害があっても暮らしやすい地域づくりが，社会にとっていかに重要だったのかということを思い知らされる報告である。

　3 精神科病院在院患者の動向について　　当時の精神科病院は精神分裂病(現在の統合失調症)の患者で満床になっており，5年以上の在院患者が増加していたと報告されている。クラークは精神分裂病患者が病院に集められ，身体的医療を受けながらも無為なままに閉じ込められていると指摘し，今後，

患者たちがここで長い生涯を送ると，入院患者数は増加し，病院は施設症化した患者で満員になると懸念していた。

またクラークは，そのような状態を生み出す背景となる精神科病院の立地条件にも注目していた。精神科病院の多くが田舎に建てられ，そのことが社会復帰や地域社会との関係構築を困難にするという指摘である。欧米諸国にも同様の歴史があり，その失敗を繰り返す危険性があるという指摘であった。さらにわが国の精神科病院の問題点として，病院長や看護師が精神科医療の経験に乏しかったり，投資回収に不安をもつ経営者が病院を満員にして収入をあげようとしたりすることを指摘していた。

クラークの指摘したこれらの事項は，現代の精神科病院においても地域移行を進めるうえで大きな課題となっている。

4 精神保健法の制定による人権保護の推進と社会復帰の促進

精神衛生法改正やクラーク勧告といった，それまでの精神科病院の規模拡大，患者の収容を基本とする路線を打破しようという動きがあったものの，依然としてわが国では入院中心の精神科医療が続いた。しかし，しだいに，病院の閉鎖性やマンパワー不足などとともに，患者の人権尊重が十分になされていないことが問題視されるようになっていった。

● **精神保健法の成立**　1984(昭和59)年，精神科病院において，医療従事者による暴行事件によって入院患者が死亡するという事件が発生した。この時期には，精神科病院における同様の不祥事が頻発し，わが国の精神衛生行政や医療に対して国内外から強い批判がなされた。これを受けて当時の厚生省は，「精神病院入院患者の通信，面会に関するガイドライン」を発表した。また，障害者インターナショナル(DPI)や国際法律家委員会(ICJ)，国際保健専門職委員会(ICHP)などの調査団が来日し，わが国の精神科医療の改善を要求した。これに対し厚生省は，精神病患者の人権保護推進を目的として精神衛生法改正に着手することを公表し，1987(昭和62)年，**精神保健法**が成立した。精神保健法のおもな内容は，以下のようにまとめられる。

（1）国民の精神保健の向上
（2）入院患者の人権に配慮した適切な医療および保護の確保：**任意入院・応急入院制度**の創設，**精神医療審査会❶**の新設，**精神保健指定医**（ⓞ 46ページ）の資格認定，入院時の告知義務，退院請求・処遇改善請求の制度創設など
（3）精神障害者の**社会復帰**の促進：精神障害者社会復帰施設の制度創設（都道府県・市町村・社会福祉法人などが精神障害者生活訓練施設や精神障害者授産施設を設置できることとした）など

● **精神保健法の一部改正**　また，精神保健法は5年後に見直すことを附則に盛り込んでおり，1993(平成5)年に，おもに次のような改正が行われた。

（1）精神障害者の定義拡大：代表的な疾患に加え，「その他の精神疾患を有する者」に拡大された。

NOTE

❶精神医療審査会
　精神科において，患者の人権がまもられ，適切な医療が提供されているかをチェックするための機関である。精神病院の管理者から「医療保護入院の入院届」や「措置入院患者及び医療保護入院患者の定期病状報告書」が提出された際に，その入院の必要性の審査を行うほか，精神病院に入院中の者もしくはその家族などから，退院請求または処遇改善請求があったときに，その入院の必要性や処遇の妥当性について審査を行う。

（2）精神障害者地域生活援助事業（グループホーム）の法定化

（3）精神障害者社会復帰センターの設置

（4）保護義務者から保護者への名称変更

（5）大都市特例：指定都市で精神保健法の業務を直接行うことができるように
　　なった。

（6）施設外収容規定の廃止：それまで，私宅監置廃絶のために法で定められ
　　た施設以外に精神障害者を収容することを禁じていたが，精神障害者の
　　定義の拡大に伴い，一般病棟への入院や社会復帰施設への入所などが拡
　　大解釈される不合理を避けるためにとられた措置である。

5　精神保健及び精神障害者福祉に関する法律（精神保健福祉法）の制定

● **精神保健法から精神保健福祉法へ**　当時，国連は 1983〜1992 年までを
「国連・障害者の 10 年」として，各国が障害者施策への具体的な課題解決に
取り組むことを要請していた。わが国では，身体障害者については**身体障害
者福祉法**が，精神薄弱者（現在の知的障害者）に対しては精神薄弱者福祉法
（現在の**知的障害者福祉法**）が定められていたが，精神障害者福祉には根拠と
なるべき法律が整っていなかった。そこで，1993（平成 5）年に心身障害者対
策基本法の改正として成立した**障害者基本法**，翌 1994 年に成立した**地域保
健法**をふまえて，1995（平成 7）年に精神保健法が改正され，**精神保健及び精
神障害者福祉に関する法律（精神保健福祉法）**が成立した。この法律では，目
的に「自立と社会経済活動への参加の促進のために必要な援助」を行うとの
文言が加わり，医療だけではなく福祉の面での援助を行うことが明示されて
いる。おもな改正内容は以下のとおりである。

（1）精神障害者保健福祉手帳の創設

（2）社会復帰施設の 4 類型化（生活訓練施設〔援護寮〕，授産施設，福祉ホー
　　ム，福祉工場），および通院患者リハビリテーション事業（社会適応訓練
　　事業）を法律に規定。

（3）都道府県，市町村，精神保健福祉センター，保健所の役割の規定

（4）医療保護入院・措置入院を扱う精神科病院に精神保健指定医を必置義務
　　とすること

（5）精神科医療における公費負担医療の保険優先化

　その後，精神保健福祉法は 1999（平成 11）年，2005（平成 17）年，2013（平
成 25）年に改正され，精神障害者の脱施設化と，精神保健福祉対策の拡充に
よる社会復帰・自立支援が推進された。

● **精神保健福祉法の改正（1999 年）**　精神保健法から精神保健福祉法へと
名称は変更されたものの，さらなる整理が必要であり，1999 年の改正では
全般にわたる見直しが行われた。おもな改正のポイントは以下のとおりである。

（1）精神保健指定医の役割の強化：医療保護入院の必要性があると判断した
　　際の診療録の記載義務と，患者の処遇に違反があった場合の報告義務が
　　加わった。

（2）医療保護入院の要件の明確化：医療保護入院の要件について，任意入院が行われる状態にない（入院の必要性が理解できないなど）者と明確にされた。また，仮入院は廃止された。

（3）緊急に入院が必要な精神障害者の**移送制度**の創設：緊急に精神科治療が必要であるにもかかわらず，精神障害のため本人の同意に基づく入院を行う状態にないと判断された精神障害者を，適切な病院に移送する制度が新設された。

（4）精神科病院に対する指導監督の強化

（5）精神医療審査会の権限強化

（6）保護者の義務規定の見直し：自傷他害防止監督義務規定の削除など

（7）市町村の役割強化

（8）新しい社会復帰施設と在宅福祉事業の追加：精神障害者地域生活支援センターが社会復帰施設として追加されたほか，グループホームに精神障害者居宅介護等事業（ホームヘルプサービス），精神障害者短期入所事業（ショートステイ）が加わった。

● **障害者自立支援法の成立**　2004（平成 16）年，厚生労働省は**精神保健医療福祉の改革ビジョン**を発表し，精神障害者が病院を出て，地域で暮らすことを目ざし「入院医療中心から地域生活中心へ」と進めていく考えを示した（⊙ 60 ページ）。これを支える制度として，2005 年，**障害者自立支援法**が成立した。障害者自立支援法では，①身体障害・知的障害・精神障害に分かれていた障害施策を一元化した，②サービス体系を再編成し，介護給付・訓練等給付・地域生活支援事業といった新体系による給付体系とした。③就労支援の強化，④サービス支給決定・手続きの明確化，⑤サービス利用料の原則1 割を利用者が負担する，などが新しく定められた。また，精神保健福祉法などの関係法規についても所要の改正が行われた。

● **精神保健福祉法の改正（2005 年）**　2005 年の精神保健福祉法の改正は，精神保健医療福祉施策の改革ビジョンと障害者自立支援法のもととなった「今後の障害保健福祉施策について（改革のグランドデザイン案）」に基づいて，おもに次の点が変更された。

（1）精神科病院などに対する指導監督体制の見直し：医療を行ううえでの条件を満たしておらず改善命令が出された際に，それに従わない病院の名称・住所などが公表されることとなった。

（2）精神障害者の適切な地域医療の確保：精神科救急医療体制の整備，定期病状報告制度の見直しなど

（3）市町村における相談体制など，精神保健福祉における市町村の役割の強化

（4）その他：精神保健指定医の指定に関する政令委任事務の明確化，「精神分裂病」の「統合失調症」への呼称変更，精神障害者保健福祉手帳の見直し（写真の貼布など）

● **現行法へ**　その後，障害者自立支援法は，2011（平成 23）年の障害者基本法改正を受け，2012 年に**障害者の日常生活及び社会生活を総合的に支援す**

るための法律（**障害者総合支援法**）へと改正された（▶現在の制度については52ページ）。2013年には精神保健福祉法が改正され，精神障害者の医療に関する指針の策定，精神病者監護法の監護義務者に由来する保護者制度の廃止，医療保護入院手続きの見直しなどが行われた（▶46ページ）。

　看護師は，今後も「入院医療中心から地域生活中心へ」の流れが加速していくことをふまえ，患者を単に精神障害という医学的視点でとらえるだけでなく，患者の強みや可能性，個別性を尊重する視点をもち，病院から地域生活への移行に積極的にかかわるとともに，地域社会での生活を続けていくために必要な援助が受けられるよう，患者の権利を十分に尊重した支援をする必要がある（▶近年の施策の動向については，60ページ）。

2 第二次世界大戦後の入院患者に対する看護の特徴，社会復帰の取り組み

　ここまで，おもに法制度の変遷から，わが国の精神保健福祉の歩みを解説してきた。本項では，第二次世界大戦後，精神衛生法が制定されて入院医療が主体となっていくなかで，精神障害者に対してどのような援助が行われていたのかについて解説する。

　とくに入院患者に対する看護の取り組みを特徴づけた生活療法は，昭和30年代から全国の精神科病院に広まり，入院看護の役割・機能の基礎を築いてきた。時代の移りかわりとともに看護の取り組みにも新たな視点が取り込まれてきたが，現在の療養環境や看護業務を見わたすと，生活療法の視点が根づいているものがある。長期入院患者が多い病棟ではその傾向が強い。しかし，近年では，患者の個別援助や自立に向けた支援を行ううえで旧来の取り決めごととの兼ね合いが課題となる場合が少なくない。

1 生活療法の広まり

　1952（昭和27）年にクロルプロマジンが開発され，精神病にも**薬物療法**が開始された。薬物療法によって，興奮や妄想などの不穏状態にある患者，あるいは拒絶的な患者とも接触がとりやすくなり，さまざまなはたらきかけが可能になった。

　1956（昭和31）年には，小林八郎により，生活指導を基盤としつつ，レクリエーション療法，作業療法と総合的にはたらきかける**生活療法**が有効であると紹介され，精神科病院で広く導入されるようになった。生活療法はわが国独自のもので，生活指導（しつけ療法），レクリエーション療法（あそび療法），作業療法（はたらき療法）の3つの柱からなる。病棟全体にはり合いと生活リズムを保ち，また患者どうしの人間的交流や協調性を養おうというはたらきかけであった。

　1957（昭和32）年には，群馬大学において「分裂病再発予防5カ年計画」が提唱された。当初，医師と看護師の協力による病室の開放から始まったこの計画は，のちに「分裂病予後改善計画」に改められ，それを母胎として生

まれた治療指針は，1962（昭和37）年に**生活臨床**と名づけられた。生活臨床とは，患者の日常生活に主眼をおいて，これまでの生活を改善するようにはたらきかけ，患者の自立を目ざす治療法である。

◆ 生活指導

　生活指導は，1947（昭和22）年ごろから，ショック療法とともに精神外科療法が実施されはじめたとき，手術後の患者が示す無為無欲の状態への後療法として，精神外科医によって提唱されたといわれている。生活指導は，日課指導と集団指導体制により，起床から就寝まで一貫した生活管理を行うことで，患者に健常な生活習慣を再学習させるために実施された。当時の病棟には，日課表や週間行事予定表が掲示され，患者も看護師もそれにそって活動を行っていた。とくに日勤帯は病棟全体が日課表にそって動くため，時間になるとナースステーションに留守番役の看護師を残し，看護師が一同一斉に業務に取りかかっていた。

　日課表にそった生活指導は，夜勤者が起床時間に患者を呼びおこし，患者自身がふとんをたたむところから始まり，その後，洗面と歯みがき指導，食事においても直前の手洗い指導や，全員そろってのあいさつ，さらには食べるときの行儀作法にまで及んでいた。看護記録の一部に生活療法用のフローチャートを作成し，歯みがき，寝巻更衣，作業療法参加，レクリエーション参加などの項目を毎日チェックしていた病院も多い。

　さらに生活指導の一環として，閉鎖病棟でも開放病棟でも，掃除やシーツ交換など，身のまわりのことは患者自身で行うようにはたらきかけていた。掃除の時間になると看護師は無為・自閉的な患者へ声かけを行い，患者と一緒に病室や廊下の掃除を行いながら，患者がうまくできない場合には指導を行っていた。こうした背景もあって精神科病院においては，病棟・病室の掃除が「看護業務」に位置づけられていった。また，デイルームやトイレなど共有スペースの掃除については，患者が当番制で行っていた病院も多い。

　そのほかに，患者の日常生活にかかわるはたらきかけや生活指導の一環として，喫煙や間食（買い物）に関する「取り決めごと」が多かった。喫煙に関しては本数や喫煙時間について，間食は購入できる物や，他患者とのやりとり禁止という取り決めが一般的であった。

◆ レクリエーション療法

　レクリエーション療法は生活療法の一環であり，すべての患者を対象として行っていたが，なかでも無為と自閉，自発性の減退した患者に対するはたらきかけを目的として取り組むのが一般的であった。看護師は患者の参加意欲・自発性・参加態度などに注目し，看護記録に記載するとともに，当時から集団活動を通しての相互作用などの**グループダイナミクス**に注目していた。

　レクリエーションの活動内容は時代背景や病院によって特徴があるが，病棟単位では室内で行えるゲームのようなものや，テレビ，音楽鑑賞などが普及していた。また，精神科病棟の中に卓球台を設置していた病院も多かった

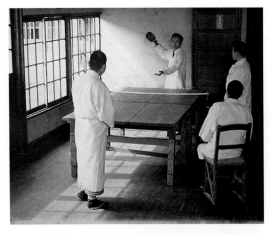
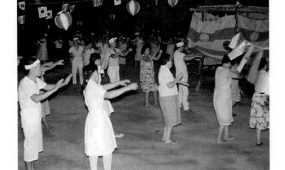

a. 病棟内に設置された卓球台（昭和 20 年代後半）　　　　b. 精神科病院における盆踊り（昭和 30 年代後半）

◎図2-3　レクリエーション療法の様子
（写真提供：一般財団法人河田病院）

（◎図2-3-a）。屋外で行う活動としては，散歩や軽スポーツなどがあった。多くの病院・病棟ではレクリエーションの体制が整えられ，看護師らによるレク会議を開催し，年間活動を検討することが普及していった。実際に活動内容を企画する際には，その病院や看護師の特色が多分にいかされていた。

　わが国の精神科病院におけるレクリエーションを大きく特徴づけたものとして，季節に応じた催しものがある。花見，海水浴，盆踊り（納涼祭），運動会，文化祭，クリスマス会などは，多くの精神科病院で定番の活動となっていた（◎図2-3-b）。このように病院全体で行う規模の行事が多く，活動全体に勢いが感じられる。

◆ 作業療法

　生活療法が提唱される以前の時代から，精神科病院においては入院患者が作業に携わる機会が比較的多かった。1925（大正 15）年に松沢病院の医師だった加藤普佐次郎は，精神障害者の作業療法に関するわが国初の論文を発表しており，早発性痴呆（現在の統合失調症）に対する作業療法の経験に基づき，「作業と開放とは現代における精神科病院発達の二大関鍵と称すべきものにして，この両者の発達及び相互の関係を叙するは，やがて精神科病院発達史の大部分を占める所以となる」と述べている[1]。とくに，第二次世界大戦の前後には，食糧難に対応せざるを得ないという理由から，農作業を中心として行っていた時代が長くあった。その後，1966（昭和 41）年に作業療法士が誕生するまでは，看護師を中心としたはたらきかけが行われており，おもな役割は作業指導であった。当時は異業種から転職して精神科看護に携わるようになった職員も少なくなかったため，それぞれの職業経験をいかしながら指導を行っていた。また，意欲の減退した患者を作業療法に誘い出すこ

1）八木剛平・田辺英：日本精神病治療史. p.102, 金原出版, 2002.

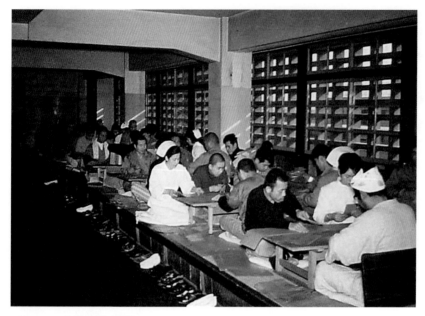

○図2-4　作業療法の様子
当時は病棟の看護師が患者と一緒に作業療法を行うことが一般的だった。患者の靴がきれいにそろえられているが，これは看護師の生活指導によるものである。
（写真提供：一般財団法人河田病院）

とも看護師の大きな役割であった。

　作業療法の形態は，病状の重い患者や閉鎖病棟の患者は軽作業・室内作業を行うなど，患者の状態や病棟特性によって考えられていたようである。軽作業としては，袋ばり，菓子箱折り，新聞広告折りなどの家庭で行うような内職的な単純作業が中心で，閉鎖病棟内や病院内の作業場で行われていた（○図2-4）。こうした生産活動の仕事は，おもに地元の業者から請け負うかたちで行われ，作業後に製品を納入することで業者からは賃金が支払われていた。一方，症状の軽い患者や開放病棟の患者は，農作業や土木作業などを行うこともあった。さらに院内作業と称して，病院内の清掃や配膳車の運搬など，職員業務の一部を作業療法として活用していた時代もあり，看護師は使役につながらないよう治療的な目的を打ち出すことに努めていた。

　昭和時代後半には，患者の社会復帰を目ざした取り組みも盛んになり，精神科病院の中に社会復帰病棟が設置されるようになった。そこでは作業療法を社会復帰のリハビリテーションと位置づけるようになり，活動の場も地域へ求め，外勤作業という職業訓練に近い活動も行われるようになった。

2　生活療法の衰退と継承

　レクリエーションや作業療法に送り出す病棟の看護師は，「行ってらっしゃい」や「おかえりなさい」と患者に声かけすることが奨励されていたなど，家庭のようなあたたかい雰囲気をもって患者にかかわることが，患者の人間性を養ううえで大切だと考えられていた。生活指導を行う看護師は，患者のことを愛称や「○○ちゃん」と親しみを込めて呼んだり，ときには患者

の父親や母親の役割を演じながら接したりしていた。当時は「家庭的な病院」というフレーズが精神科病院のほめ言葉としてあった。

　ところが1970年代以後になると，生活療法および生活臨床は，医療者側の価値観で患者の生活様式を修正し，患者の生活や人権を無視しているのではないかという批判の声が上がるようになった。このころ，精神科病院の不祥事件が社会から注目を浴びるようになったことや，精神保健法の制定など，患者の人権保護が強調されはじめたことなどにもあと押しされ（◯ 26ページ），臨床では生活療法の見直しが求められるようになった。このようにして，昭和後期に向けて少しずつ生活療法は衰退していった。しかし，臨床では生活療法におきかわる支援体系が示されてこなかったことや，長期入院患者の占める割合が高まったことなどから，それ以後の看護場面へ少なからず生活療法の観点は継承されていった。とくに閉鎖病棟においては，生活指導で築かれた細かい取り決めごとなどが，病棟規則として定着した病院が少なくない。

3 当時の看護師の役割

● **代理行為**　かつては精神科病院へ入院する患者は，所持品や行動にかなりの制約を受けていた。所持品については危険防止や盗難防止の観点から，病室内に持ち込めるものが大幅に制限されていた。たとえば歯ブラシなどもナースステーションで預かり，つど手渡しする病院が多かった。衣類についても，自分自身でうまく管理できない，病床収納スペースが限られているなどの理由により，洗濯や保管を看護師側で行うことが多かった。先述（◯ 30ページ）したように，タバコや間食についても，看護師が全員分をまとめて購入し管理することが多かった。タバコは毎日決められた本数を渡していたことから，患者から「配給」とよばれていた時代もある。この背景には，火災や盗難の防止という観点がある。おそらく臨床の看護師らの経験を積み重ね，安全のための方法が具体的に検討されたのであろう。品物所持が限られていたためか，精神科看護の領域では，「詰所預かり」「患者持ち」「私物」などの言葉が普及した。

　金銭については，病院内に売店が設置されるようになって，患者自身が使用する機会が出てきた。しかし，紛失や盗難を防ぐ目的で，開放病棟であっても患者自身で所持せず，事務所やナースステーションで管理する時代が長かった。

　看護師の援助と役割が，患者の嗜好品の細部や金銭管理まで及ぶのは，当時の精神科看護の特徴の1つであった。現在であれば，患者個々の状態に合わせて決められることが，当時は看護師の配置が少なかったことも影響し，患者個人単位よりも病棟単位で援助方法が検討される傾向が強かったのである。

　こうしたことは，本来であれば患者自身，あるいは患者家族の役割であるという認識もあったが，家族の病棟内（病室）入室が奨励されていなかったり，患者が家族と疎遠になったりする状況により，看護師によって行われていたものが少なくない。患者が日常生活を送るうえで不便が生じないよう，日常

生活援助に伴う**代理行為**として，多種多様な役割が看護師によって担われていた。

看護師側で患者の物品を預かることから，患者の持ち物すべてに記名する習慣ができた。また，物品の過不足や紛失を把握するために，衣類台帳や小づかい帳を利用することが一般的だった。小づかい帳は，患者への日常金銭管理の指導という看護目的に加え，看護師の代理購入による支出を患者や家族，あるいは職員間において証明する目的もあった。

● **家族との連絡**　看護師は患者の衣類や金銭が不足すると，家族宛に手紙を書くように患者に指導したり，場合によっては患者のかわりに家族に連絡をとる役割も行ったりしていた。家族の面会が少なく，疎遠になりやすい患者の場合には，看護師が患者と家族の関係をつなぐ重要な役割を担っていた。したがって患者から代理購入を求められた場合には，患者の経済事情や家族の要望などを判断して対応を検討していた。現在の精神科病院においても，長期入院患者の日常生活の援助として看護師による代理行為が行われている施設（または病棟）が少なくない。長期入院患者の場合には，家族と疎遠になったり両親が他界したりしている場合や，患者自身が高齢により自分で行うことが困難になる状況がある。

● **危険防止のための観察**　精神科病院においては医療安全管理（リスクマネジメント）の観点から，観察を重視する傾向が強かった（先述の取り決めごとにもあてはまる）。病室にカーテン類が設置されなかったことや，時代によってはトイレの扉も腰までの高さであるとか，鍵が掛からないようにしていたこともあった。当時は危険防止の観点から，患者のプライバシーよりも「観察のしやすさ」に重点をおく傾向が強かったといえる。看護の役割のなかでも，無断離院や自殺の防止などの視点で，患者点呼や夜間巡視，時代によっては入院患者の持ち物検査などが重要視されていた。

● **身体面の観察**　また患者観察に関する別の視点として，身体面の観察も重要であった。患者は身体的な異常をみずから訴えることが少ないため，集団入浴や更衣をする際には，患者の皮膚などの観察を行うことが，援助に携わる看護師に求められていた。日常生活援助を行う際の身体面の観察が早い時代から重要視されていたことも，精神科看護の特徴といえる。

4 精神科リハビリテーションのはじまり

精神科リハビリテーションの歴史は，19世紀ヨーロッパにおいてピネル P. Pinel が精神障害者を鎖から解放し，道徳療法が行われはじめた時期にさかのぼるが，機能回復を重視した現代的な精神科リハビリテーションが始まったのは，身体におけるリハビリテーションと同じく第一次世界大戦後のことであった。

わが国における精神科リハビリテーションの本格的な始動は，第二次世界大戦後の1960年代前半からである。当初は病院内で行われることがほとんどであったが，入院医療から地域生活へと主体が変化するなかで，しだいに社会復帰関連施設や地域でも行われるようになり，精神障害者の社会復帰を

目ざす取り組みとして発展をとげていった（◉精神科リハビリテーションの内容については，97ページ）。

● **病院内のリハビリテーションの時代（1960年代）**　1960年代に導入された薬物療法の発展を背景として，精神障害者の退院が臨床で現実的な課題となっていった。前述の作業療法やレクリエーション活動が盛んになるにつれて，病院内でのリハビリテーションも広がりはじめた❶。1965（昭和40）年には理学療法士及び作業療法士法が制定され，これらの職種が精神科リハビリテーションに携わるようになった。単身生活を目ざした社会復帰病棟での訓練として**ナイトホスピタル**，生活訓練の場を病院外に移した中間宿舎（**ナイトケア**）や**デイホスピタル**（**精神科デイケア**）などが推進された。

　しかしながら，本来リハビリテーションが目ざすべき社会生活の回復や，環境の改善といった福祉的な問題が取り上げられる機会は少なかった。1957（昭和32）年に発足した病院精神医学懇話会（現在の日本病院・地域精神医学会）において，臨床での実践報告や研究活動が活発になってきた1962（昭和37）年ごろになって，ようやく日本精神神経学会のシンポジウムで社会復帰がテーマとして取り上げられた[1]。

● **社会復帰関連施設のリハビリテーションと地域における組織の整備（1970年代）**　長期入院患者の社会復帰を促進するために，1971（昭和46）年，わが国ではじめての精神障害者社会復帰施設である川崎市社会復帰医療センターが設立された。これ以降，リハビリテーション活動は，各地に設立された社会復帰関連施設においても行われるようになった。こうした社会復帰関連施設は，一定期間の利用によって社会復帰を目ざす通過施設と考えられていたが，実際は利用者のすべてが社会的自立を果たせたわけではない。そのため，退院した精神障害者を地域社会で支える組織が必要とされるようになった。このことが，保健所・家族会・共同作業所・共同住居などを中心に，各地で支援組織を整備することにつながっていった。保健所保健婦による精神障害者の訪問指導件数も徐々に増加の傾向を示すようになった。

　当時の看護師の役割として，精神障害者自身の主体性が引き出されるような援助が求められるようになった。そのため患者の自己決定を促すような援助や，自立した日常生活が送れるような援助が臨床で行われるようになってきた。

　1974（昭和49）年になると作業療法とデイケアの診療報酬が点数化されたことにより，各地の病院でこれらに盛んに取り組まれるようになった。一方，外勤作業や共同住居におけるナイトケアなどには経済的保障が示されず，当時の精神科病院におけるリハビリテーションの位置づけは，必ずしも積極的なものではなかった。

● **社会参加へ（1980年代）**　1980（昭和55）年の国際障害者年を契機にして，WHOは障害概念を整理し国際障害分類（ICIDH）を発表した。わが国においては，精神保健法の改正が検討されはじめた1986（昭和61）年ごろになると，

◻ NOTE

❶生活療法の位置づけ
　文献によっては生活療法を病院内リハビリテーションと位置づけているが，看護の領域で熱心に行われていた生活療法が，リハビリテーション看護の認識に変化したわけではないという指摘もある。

1）江副勉ほか：シンポジウム，社会復帰．精神神経学雑誌64(9)：902-935，1962.

精神障害者は医療の対象者であると同時に，保健や福祉の対象者であるという考え方が広まった。障害者の雇用の促進に関する法律，精神保健法，さらには障害者基本法が改正されたこともあって，ようやく精神科リハビリテーションも医療の枠組みをこえて，福祉の領域に広げられるようになった。この年には診療報酬に訪問看護指導料が創設されたことや，精神保健法の成立によって社会復帰が全面に打ち出されたことに伴い，訪問看護はリハビリテーションのサポートシステムに位置づけられるようになった。また，小規模作業所（授産施設）や共同住居（グループホーム）なども増加し，精神障害者の社会参加がはかられるようになるとともに，看護師の役割として地域で患者の生活を支援することが，ますます求められるようになった。

　1995（平成 7）年に制定された障害者プランでは，リハビリテーションとノーマライゼーションの理念をふまえ，7 か年計画（1996～2002 年）による「障害者対策に関する新長期計画」の重点施策実施計画を策定し，計画期間内に 2～3 万人程度の精神障害者の退院と社会的自立を促進してきた。

3　精神障害者の理解に向けた取り組み

　精神障害者の脱施設化・地域移行には，地域における精神障害に対する知識の普及，理解が必要であり，そのための取り組みも精神保健福祉の重要な要素である。

● **関係団体の取り組み**　1952（昭和 27）年に国立精神衛生研究所（現在の国立研究開発法人国立精神・神経医療研究センター）が設立された。同研究所が 1968（昭和 43）年に発行した「わが国の精神衛生」では，精神衛生とは，「人間の精神的側面を主な対象とする衛生であって，精神的疾病ならびにもろもろの精神的不健康の予防から，精神的健康の保持向上を目的とするものである」と説明している[1]。当時の精神衛生では精神障害の早期発見・予防に焦点をしぼり，そのため個人はもとより，職場や学校，家庭における精神衛生の取り組みが重要視されていた。また，1953（昭和 28）年には，精神保健医療福祉にかかわる 8 団体が参加して日本精神衛生連盟が設立された（現在の日本精神保健福祉連盟）。日本精神衛生連盟は精神衛生全国大会を開催するなどして関係団体の連携をはかるとともに，精神衛生に関する正しい知識の普及を目ざしてきた。

● **家族会の取り組み**　精神障害者の家族を支える全国組織としては，1965（昭和 40）年に発足した全国精神障害者家族連合会が有名である（1967 年に財団法人となった）。通称「全家連」とよばれ，年 1 回の全国大会のみならず，普及啓発を目的とした活動を幅広く展開していた。さらに精神保健福祉に関する政策提言についても，力強い活動を行っていた。ところが，2002（平成 14）年に厚生労働省補助金の目的外使用が発覚し，2007（平成 19）年に解散した。

---

1 ）国立精神衛生研究所：わが国の精神衛生 昭和 43 年版. 1968.

　現在では，後継組織としての公益社団法人全国精神保健福祉会連合会（愛称：みんなねっと）が，立ち後れている精神障害者の自立と社会参加を克服するために，相互支援・学習・社会的運動を行っている。近年では，『家族会運営のてびき』『精神障がい者家族相談事例集』『家族相談ハンドブック』なども発行している。また，精神障害者施策に関する政策提言や，精神障害者を取り巻く社会問題に関する意見表明などを積極的に行っている。

●**精神障害への理解の状況**　このような取り組みの結果，1971（昭和46）年の総理府調査では，「激しく変化する現代社会では誰でも精神障害者になる可能性がある」との質問に対し，「そう思う」と答えた人が60.8%，「どちらともいえない」と答えた人が21.9%，「そう思わない」と答えた人が17.3%であった[1]。また，1983（昭和58）年に宗像らが東京都民を対象に行った精神障害や精神科医療に関する意識調査によると，「精神障害者はできるだけ人里はなれたところに精神科病院を建て隔離収容すべきである」という質問に対し，「そう思う」と答えた人の18.1%に対し，「そう思わない」と答えた人が44.8%と圧倒的に多かった[2]。しかし，「どちらともいえない」と答えた人が36.9%と2番目に多い回答であるところをみると，一般の人々の理解は複雑な状況であったことがうかがえる。

●**マスコミの報道による影響**　一般の人々が精神障害者を隔離収容すべきと感じてしまう背景には，「精神障害者は恐ろしい存在である」という，誤った知識・情報によるイメージ形成が関与している。とくに情報の入手方法が新聞やテレビに限られていた時代には，マスコミの報道が人々に与える影響が大きかった。ライシャワー事件（◉24ページ）が発生した当時は，一部の新聞に「精神障害者野放し」といった，精神科病院への隔離を望むような報道もあらわれる状況であった。

●**こころのバリアフリー宣言**　2003（平成15）年に，厚生労働大臣を本部長とした精神保健福祉対策本部の中間とりまとめが発表された。そのなかで，今後の精神保健福祉施策に関して「入院医療中心から地域生活中心へ」という方向を推し進めていくために，国民の精神疾患および精神障害者に対する正しい理解を普及・啓発する重要性が示された。そこで厚生労働省は，同年10月に心の健康問題の正しい理解のための普及啓発検討会を立ち上げ，普及・啓発のための指針策定と，具体的な方策について検討を行った。翌年3月に公表された検討会報告書[3]には**こころのバリアフリー宣言**が示された（◉図2-5）。

　2002（平成14）年度犯罪白書によると，刑法犯の全検挙者に対して精神障害者が占める割合はわずか0.6%にすぎないにもかかわらず，当時の国民には，前述したように精神障害者は危険であるという誤解が根強かった。この

1）日本精神保健福祉連盟　普及啓発の組織的・戦略的推進に関する研究班（平成19年度厚生労働省科学研究費補助金）：精神保健医療福祉の普及啓発を組織的・戦略的に推進するためのガイドライン．2007．
2）宗像恒次：精神医療の社会学．弘文堂，1984．
3）厚生労働省：心の健康問題の正しい理解のための普及啓発検討会報告書——精神疾患を正しく理解し，新しい一歩を踏み出すために．2004．

「こころのバリアフリー宣言」
～精神疾患を正しく理解し，新しい一歩を踏み出すための指針～

あなたは絶対に自信がありますか，心の健康に？	社会の支援が大事，共生の社会を目ざして
第 1：精神疾患を自分の問題として考えていますか（関心）	**第 5：自分で心のバリアをつくらない（肯定）**
●精神疾患は，糖尿病や高血圧と同じで誰でもかかる可能性があります。 ●2 人に 1 人は過去 1 か月間にストレスを感じていて，生涯を通じて 5 人に 1 人は精神疾患にかかるといわれています。	●先入観に基づくかたくなな態度をとらないで。 ●精神疾患や精神障害者に対する誤解や偏見は，古くからの慣習や風評，不正確な事件報道や情報などにより，正しい知識が伝わっていないことから生じる単なる先入観です。 ●誤解や偏見に基づく拒否的態度は，その人を深く傷つけ病状をも悪化させることさえあります。
第 2：無理しないで，心も身体も（予防）	**第 6：認め合おう，自分らしく生きている姿を（受容）**
●ストレスにうまく対処し，ストレスをできるだけ減らす生活を心がけましょう。 ●自分のストレスの要因を見きわめ，自分なりのストレス対処方法を身につけましょう。 ●サポートが得られるような人間関係づくりに努めましょう。	●誰もが自分の暮らしている地域（街）で幸せに生きることが自然な姿。 ●誰もが他者から受け入れられることにより，みずからの力をより発揮できます。
第 3：気づいていますか，心の不調（気づき）	**第 7：出会いは理解の第一歩（出会い）**
●早い段階での気づきが重要です。 ●早期発見，早期治療が回復への近道です。 ●不眠や不安がおもな最初のサイン。おかしいと思ったら気軽に相談を。	●理解を深める体験の機会をいかそう。 ●人との多くの出会いの機会を持つことがお互いの理解の第一歩となるはずです。 ●身近な交流の中でみずからを語り合えることが大切です。
第 4：知っていますか，精神疾患への正しい対応（自己・周囲の認識）	**第 8：互いに支え合う社会づくり（参画）**
●病気を正しく理解し，あせらず時間をかけて克服していきましょう。 ●休養が大事，自分のリズムを取り戻そう。急がばまわれも大切です。 ●家族や周囲の過干渉，非難は回復を遅らせることも知ってください。	●人格と個性を尊重して互いに支え合う共生社会をともにつくり上げよう。 ●精神障害者も社会の一員として誇りを持って積極的に参画することが大切です。

▶図 2-5　厚生労働省：こころのバリアフリー宣言（2004 年 3 月）

（厚生労働省「心の健康問題の正しい理解のための普及啓発検討会報告書――精神疾患を正しく理解し，新しい一歩を踏み出すために」2004 による）

ような無理解や誤解は精神疾患や精神障害者へ対する偏見となり，精神科病院に入院中の患者の退院や，患者が社会生活を送るうえで大きな障壁になっていた。

　こころのバリアフリー宣言は，全国民を対象として，精神疾患や精神障害者に対しての正しい理解を促すとともに，無理解や誤解なしに行動し，誰もが人格と個性を尊重して互いに支え合う共生社会を目ざすことができるように，基本的な情報を 8 つの柱として整理したものである。それぞれの柱はバリアフリー宣言の基本的考え方に対応し，第 1 から第 4 の柱は「正しく理解する」，第 5 から第 8 の柱は「態度をかえる，行動する」ことを反映したものである。

　「正しく理解する」ためには，精神疾患は，ほかの病気と同じように誰もがかかりうる病気であるため，まず，誰もが自分自身の問題としてとらえる

ことが重要であると強調されている。「態度をかえる，行動する」ためには，当事者とのふれ合いにより理解が深まり行動変容できることが期待されている。誤った知識による先入観を払拭し，正しい知識に基づき，これまでの態度をかえ適切に行動することが重要視されている。

● **シルバーリボン運動**　シルバーリボン運動❶は，統合失調症への理解を求める取り組みとして1993年にアメリカで始まり，現在では脳や心に起因する疾患（障害）およびメンタルヘルスへの理解を促進する運動として，世界規模で展開されている。

わが国では2002年に福島県内に日本事務局が誕生した。現在は，NPO法人シルバーリボンジャパンとして首都圏に拠点をおき，精神保健福祉に関する啓発イベントや勉強会を行っている。

□NOTE
❶シルバーリボン運動が世界で広く知られるようになったのは，2002（平成14）年3月に行われたアカデミー賞の授賞式である。統合失調症をわずらった天才数学者が，病に翻弄されながらものちに克服し，やがて功績を認められノーベル賞を受賞するすがたを描いた作品「ビューティフル・マインド」が，この年の監督賞と作品賞を獲得した。両手でオスカーをかかえたロン＝ハワード監督の胸には，シルバーリボンが光り輝いていた。

B　諸外国の精神保健福祉改革

1960年代前後，精神科病床が増加していったわが国とは対照的に，欧米諸国は精神科病院や精神科病床数を減らす方向に向かった。わが国における本格的な取り組みは，残念ながら欧米諸国に半世紀遅れであったといえる。本節では，精神科病床を減らした国として代表的なイタリアとアメリカを取り上げ，それぞれの精神保健福祉改革がどのような変遷をたどったのかを解説する。

◆ イタリアにおける精神保健福祉改革の概要

■イタリアにおける法制度の変遷

1861年に国家統一を果たしたイタリアの精神科医療制度は，1904年に精神疾患患者を強制入院させるために制定された**法36号**に始まる。この法律は，自傷他害のおそれのある患者を地方警察長官の命令で入院させることを可能とするものだった。すなわち，医学的な診断よりも患者の危険性が入院の必要条件となる強制入院を定めた法律であったといえる。

1909年には法36号の一部改正が行われ，**法615号**が定められた。この改正により，人道的・福祉的配慮が付加され，病院の定床や設備の基準，働く場の確保などが加えられた。しかしながら，この法律は第二次世界大戦後もそのまま運用されつづけたため，結果的に2000床をこえる巨大精神科病院を乱立させることになったと指摘されている[1]。

約60年を経た1968年には**法431号**に改定された。この改定によって自由入院が規定され，入院時には医学的な診断が求められるようになった。

1960年代から1970年代にかけて，北イタリアを中心に**精神科病院解体運動**がおこった。いわゆる脱施設化運動である。トリエステ地方では，医師で

1）ロレンR. モシャー・ロレンゾ ブルチ著，公衆衛生精神保健研究会訳：コミュニティメンタルヘルス——新しい地域精神保健活動の理論と実際. 中央法規出版，1992.

あるフランコ＝バザーリア F. Basaglia らが脱施設化を目ざした改革運動を始め，公立精神科病院を拠点に旧来の精神科病院のシステム改革を開始した。1978 年には「バザーリア法」ともいわれている**法 180 号（自発的および強制による健康診断と治療に関する法律**）が成立したことにより，精神保健福祉改革が本格的に進むことになった。

イタリアにおける改革の焦点

1 改革に向かう背景　イタリアでは 1970 年代中期に，左翼政党が，政治協議事項に「精神病者の解放」と「精神保健法の改革」を盛り込んだ。このことは改革をあと押しすることにつながったといえる。

2 フランコ＝バザーリアの功績　バザーリアは 1960 年代にイギリスのマックスウェル＝ジョーンズ M. Jones の**治療共同体**を訪問し，それを治療モデルとして病院を再編成しようと考えた。しかし，施設症に陥った患者をまのあたりにしたバザーリアは，精神科病院での治療は患者の権利を奪うばかりか，良好な治療に結びつかないと批判した。そして，患者を自由にし権利を与えることが，治療とリハビリテーションの第一の必要条件であると提唱した[1]。

バザーリアは 1971 年に県立サンジョバンニ精神科病院の病院長に就任し，その病院を舞台にトリエステでの精神保健福祉改革を始めた。まず，それまで機能により区分されていた病棟を，患者の出身地区によって区分することで，各病棟の医療チームが退院後のアフターケアを効率的に行えるようにした。地域には精神保健センターを設置し，そこを拠点に患者を地域でケアする方向に移行していった。また，1977 年には総合病院内に 24 時間対応の救急ステーションを開設し，公立精神科病院への入院患者をなくすことにつなげた。その後，1978 年 5 月に法 180 号が可決されたこともあり，ついに1980 年に公立精神科病院は閉鎖された。

3 法 180 号の主要内容
法 180 号のおもな内容は以下のとおりである[2]。

- 公立精神科病院への新規入院をただちに禁止（1980 年以降は再入院も禁止）し，公共の精神科病院を段階的に廃止した。
- 精神疾患の治療は地域精神保健センター（CMHCs）で最初に行うようにした。
- 精神科治療で入院が必要なときは，一般病院の精神科病棟（GHPWs）で行うこととした。また，精神科病棟は 15 床をこえないよう定められた。さらに，病院と地域間の患者治療の継続性を高めるために，病院と CMHCsとの密接な連携をはかることとした。
- 強制入院は次のときだけに行うことにした。すなわち，①緊急の介入を必要とするとき，②患者が必要な治療を拒否したとき，③ほかに選ぶべき地域での治療方法がないとき，もしくは実行できないときである。強制治療

---

1) Burti, L., and Benson, P. R.：Psychiatric reform in Italy：Developments since 1978. *Internationl Journal of Law and Psychiatry*, 19(3-4)：376, 1996.

2) Burti, L., and Benson, P. R.：上掲書.

は 2 人の医師が判定し，初期の継続期間は 7 日間とした。

■イタリアにおける改革の成果と課題

イタリア(トリエステ地方)の精神保健福祉改革では，まず法改正により新規入院を禁止したことが大きな成果につながっている。新規入院をとめたうえで長期入院患者の退院促進を行ったことから，病院スタッフの役割・機能を退院促進に集約することが可能になった。入院患者が退院することでベッドはつぎつぎと空き，最終的には精神科病院を閉鎖できる状態になった。大胆な法改正が，改革の成果をもたらす大きな要因となったことは明らかである。また，伝統的な入院医療から地域を拠点としたサービスに転換したことは，患者の地域生活が実現しただけでなく，精神科病院のスタッフの働く場も地域に移ったということを示している。

イタリアの公立精神科病院における入院患者数は，1978 年の法 180 号の制定後から急速に減少し，ピーク時(1965 年)の 9 万 1700 人から 1989 年には約 80% 減少し 2 万人となった。トリエステでの実践は精神科病院なしで，精神障害者を地域で支えることが可能であることを証明したといえる。

イタリアの精神保健福祉改革の課題としてあげられるのは，南北の地域差があり，全土でみると改革が遅れている地域があることである。トリエステでは精神保健が突出し，ほかの医療が未発達であると指摘する声もある[1]。また，一部の地域，とくに最も貧しい北部では，地域サービスは未発達で整備されておらず，精神科病院が存在しつづけている。

◆ アメリカにおける精神科医療改革の概要

■アメリカにおける法制度の変遷

アメリカの精神科医療は，公的精神科病院(州立・郡立および連邦立)で行われていた。1950 年代まで精神科病院は巨大化の一途をたどり，ピーク時には 2 万床規模の病院まで登場した。ところが 1950 年代末になると，精神障害者の人権擁護と閉鎖的な病院治療への批判が行われ，脱施設化運動が始まった。

■アメリカにおける改革の焦点

1963 年にケネディ J. F. Kennedy 大統領が「精神病および精神薄弱に関する教書」(**ケネディ教書**)を合衆国議会で掲示したことで改革への気運がさらに高まった。教書のなかで強調された点は，従来の入院治療を中心とした医療対策の考え方を改めて，総合的地域社会精神衛生センターの整備・強化によって地域ケアに重点をおくことであった。当時の政策として州立精神科病院の経費削減が進められていたなどの要素も加わり，改革は速いテンポで進んでいった。

■アメリカにおける改革の成果と課題

州立精神科病院の病床数は，1955 年に人口 1 億 6500 万人に対して 55 万 9000 床であったものが，約 40 年後の 1994 年には人口 2 億 5000 万人に対し

---

1)日野秀逸：イタリアの精神医療とトリエステ．ゆうゆう(14)：29-33，1991．

て7万2000床まで減少した。しかしその後の評価としては，地域コミュニティが努力したにもかかわらず，現実的には精神障害者のホームレスが増えたとの批判も多い。ホームレスとなった精神障害者の多くは慢性の重度精神障害者であったと推察される。課題として以下の点が指摘されている[1]。

- 脱施設化運動が，精神障害者の障害の程度に関係なく進められたこと。
- 脱施設化運動以降に育った世代の精神障害者の治療がむずかしいこと。
- 精神障害者が援助を求める施設（精神保健センターなど）の，絶対数が不足していること。
- 慢性の重度精神障害者がかかえている住宅事情の問題に対しての支援が乏しいこと。

　以上のように，アメリカにおける脱施設化運動はさまざまな問題をかかえている。ただし，それらはけっして脱施設化運動そのものに起因するのではなく，精神科病院の実態調査や精神障害者を地域で支える基盤整備が不十分なまま施行されたところに問題があったと考えられている。

◆ イタリアとアメリカの精神保健福祉改革における共通点

　イタリアとアメリカにおける精神科医療改革には共通した部分が多い。まず改革に結びついた要因として，どちらも法律の大胆な改正が行われたことがあげられる。このような行政による誘導は，改革の重要な要素になる。そして，改革の方向性が，入院中心から地域中心のケアへの転換であることも共通している。地域に基盤をおいた医療チームによる支援体制の強化と社会資源の充実は，社会復帰する患者の受け皿としてだけでなく，イタリアが精神疾患の治療の窓口を地域精神保健センター（CMHCs）に移行したように，急性期治療を受ける患者の受け皿としても機能していることに注目すべきである。

◆ わが国の精神保健福祉の変遷との比較

　わが国の脱施設化が欧米諸国のように推進されなかった歴史的要因には，どのようなものがあげられるだろうか。1994年時点で，仙波は次のように指摘していた[2]。

- 脱精神科病院化の最も大きな動機となる経済的要因については，わが国はもともと低医療費であるので，欧米のように積極的な要因とはなりにくかった。全国民医療費における精神科医療費の占める割合は，アメリカの13.6％に比べて約2分の1の6.2％であった。
- 公的大型精神科病院がなく，85％が民間の小規模病院で構成されている。
- 病院と地域・家族との結びつきが強かった。また，医師のパターナリズムが根強かった。
- 社会文化的背景としての社会防衛思想が，精神科病院にその責務を負わせ

1）Hally Richard Lamb 著，藤田定訳：アメリカ合衆国における脱施設化とコミュニティー・ケア．日本の精神科医療——国際的視点から（精神医学レビュー29）．ライフサイエンス，1998．
2）仙波恒雄：脱精神病院化．融道男編：慢性分裂病（精神医学レビュー1）．p.84-86，ライフサイエンス，1994．

る機構にあった。

- 国レベルの地域プログラム推進政策が弱く，そのための予算が少なかった。

　近年，わが国の精神科病院の平均在院日数は短縮の方向に向かってはいるが，諸外国の平均在院日数と比較すると，いまだに大きな開きがあり国際的な批判があるのは確かである（▶ 117 ページ）。欧米の先行例から学べる部分は取り入れ，脱施設化をはかっていかなくてはならない。

✐ work ┃ 復習と課題

❶ 精神病者監護法から，現在の精神保健福祉法にいたるまでの法制度の変遷について，それぞれの時代背景とともにまとめよう。

❷ 第二次世界大戦後，わが国の精神科領域で入院医療が主体となっていったのはなぜかを述べなさい。

❸ なぜ，精神障害者の地域移行が必要とされているのか述べなさい。

❹ クラーク勧告の内容から，当時のわが国の精神科病院がどのようなものであったか述べなさい。

❺ 生活療法とはなにか述べなさい。

❻ 精神科看護師の役割について，戦後と現在を比較し，その違いを述べなさい。

❼ 精神科リハビリテーションの変遷について述べなさい。

❽ イタリアとアメリカの精神保健福祉改革に共通する部分をあげなさい。

参考文献

1. 五十嵐良雄：イタリアの精神医療の変遷とわが国．浅井邦彦編：日本の精神科医療——国際的視点から（精神医学レビュー 29）．p.118，ライフサイエンス，1998.
2. 臺弘編：分裂病の生活臨床．創造出版，1987.
3. 江副勉ほか編：精神科看護の研究．p.174，医学書院，1965.
4. 江副勉ほか：精神科疾患と看護（最新看護学入門 4）．メヂカルフレンド社，1973.
5. 小林辰雄：精神科リハビリテーション看護 1　歴史を振り返るなかで．精神科看護（43）：pp.96-100，1993.
6. 近藤宗一監修：精神科看護基準．p.25，メヂカルフレンド新社，1960.
7. 佐々木日出男・津曲裕次監修：リハビリテーションと看護——その人らしく生きるには．p.76，中央法規出版，1996.
8. シルバーリボンジャパン：シルバーリボン運動公式サイト．（http://www.silverribbon.jp/）（参照 2021-11-30）.
9. 精神保健福祉研究会監修：我が国の精神保健福祉（精神保健福祉ハンドブック），平成 21 年度版．太陽美術，2010.
10. 仙波恒雄：脱精神病院化．融道男編：慢性分裂病（精神医学レビュー 1）．pp.84-86，ライフサイエンス，1994.
11. 田中一明：今さら聞けないこの言葉 5　生活療法．精神科看護 28(5)：79，2001.
12. 遠山照彦：イタリア・トリエステを中心に．峰矢英彦編：精神分裂病者のリハビリテーション（精神医学レビュー 15）．p.91，ライフサイエンス，1995.
13. 外口玉子ほか：精神看護学 1　精神保健看護の基本概念（系統看護学講座 専門分野 25）．pp.178-179，医学書院，1999.
14. 日本ソーシャルワーク教育学校連盟編：精神保健福祉に関する制度とサービス（新・精神保健福祉士養成講座 6）．p.256，中央法規出版，2018.
15. 蜂矢英彦・岡上和雄監修：精神障害リハビリテーション学．p.15，金剛出版，2000.
16. 原田文雄・蜂矢英彦：誰にでもできる精神科リハビリテーション．星和書店，1995.
17. 松下正明ほか編：精神科リハビリテーション・地域精神医療（臨床精神医学講座 20）．pp.139-140，中山書店，1999.
18. 村松常雄：第 2 章ケネディ教書とクラーク勧告．精神科医療と患者処遇（通信教育上級コーステキスト上巻）．日本精神病院協会通信教育部，2002.
19. 八木剛平・田辺英：日本精神病治療史．金原出版，2002.
20. 湯浅弘毅：精神医療論争史——わが国における「社会復帰」論争批判（メンタルヘルス・ライ

ブラリー 3）．pp.56-66，批評社，2000.
21. ロレン R. モシャー・ロレンゾ ブルチ著，公衆衛生精神保健研究会訳：コミュニティメンタル
ヘルス——新しい地域精神保健活動の理論と実際．中央法規出版，1992.

第 3 章

精神保健福祉に関する法律と
施策

本章の目標
- □ 精神保健福祉法と障害者総合支援法の改正のポイントについて理解する。
- □ 精神障害者の地域移行支援・地域生活支援について，精神保健福祉法と障害者総合支援法ではどのように扱われているか学ぶ。
- □ 精神保健医療福祉施策の改革ビジョンの概要と，その後の施策の動向を学ぶ。
- □ 精神障害にも対応した地域包括ケアシステムの理念を理解する。

A 精神障害者支援にかかわる法律

　ここでは，現代の精神障害者支援に最も深くかかわる法律として，精神保健福祉法と障害者総合支援法について解説する。2つの法律の制定の経緯は第2章ですでに述べたため，本節では現行法の概要を中心に解説する。現行法の概要をみると，ともに精神障害者の地域生活への移行を促進する動きがみてとれる。患者の地域移行と地域生活を支援するために，これらの法律の理解は必須である。

1 精神保健及び精神障害者福祉に関する法律（精神保健福祉法）

1 精神保健福祉法の主要項目

● **法の目的（第1条）**　1995（平成7年）に成立した**精神保健及び精神障害者福祉に関する法律**（**精神保健福祉法**）は，精神障害者の福祉の増進および国民の精神保健の向上をはかることを目的としている。そのために，精神障害者の医療および保護を行い，精神障害者の社会復帰・自立・社会経済活動への参加を促進することとともに，国民の精神的健康の保持増進に努めることが規定されている。後述する障害者総合支援法（● 52ページ）と，福祉制度の面で相互に補完する関係となっている。

● **精神保健福祉法における精神障害者の定義（第5条）**　精神保健福祉法の対象となる精神障害者は，統合失調症，精神作用物質による急性中毒またはその依存症，知的障害，精神病質その他の精神疾患を有する者である。

● **精神保健指定医（第18条）**　**精神保健指定医**（以下，指定医）は，厚生労働大臣によって指定される専門医である。医療保護入院や措置入院などの非自発的な入院の要否や入院の継続，法律や規則の定める**行動制限**の要否の決定などを行い，精神科医療が患者の人権に十分配慮したかたちで行われるようにする役割がある。任意入院以外の入院形態をとる精神科病院は，常勤の指定医をおかなければならない。指定医の要件は，①5年以上の臨床経験，②3年以上の精神科診療経験，③厚生労働大臣が定める精神障害に関する診療経験，④所定の研修課程の修了である。

● **入院形態**　精神保健福祉法では，精神科病院に入院するにあたって，次の5つの形態を定めている。

①**任意入院（第20条および第21条）**　精神障害者がみずから同意するかたちで行われる入院である。本人の意思を尊重するという点で，入院は原則的に任意入院で行われるよう努力義務が課せられている。任意入院では，積極的な拒否がなければ同意したとみなしてもよいこととされているが，本人に病識がない場合や認知機能に障害がある場合など，病状を考慮して適切な入院形態を選択する必要がある。任意入院者から退院の申し出があれば，その者を退院させなければならないが，指定医が医療および保護のため入院を継続する必要があると認めたときは，72時間を限度に退院を制限することができる。また，緊急その他やむをえない理由があるときは，指定医にかわり特定医師❶が12時間を限度に退院を制限することができる。

②**医療保護入院（第33条）**　医療および保護のために入院の必要があるが，病識がないなど本人が入院の必要性について適切な判断ができない状態にあり，任意入院を行うことができない場合，指定医の診察と家族等のうちいずれかの者（配偶者，親権者，扶養義務者，後見人または保佐人）の同意によって行われる入院である。家族等がいない場合は，市町村長が同意の判断を行う。

　入院後10日以内に家族等の同意書と，医療保護入院者の入院届および入院診療計画書を，最寄りの保健所を通じて都道府県知事に提出し，精神医療審査会（◉26ページ）の審査を受けなければならない。また，入院後は12か月ごとに指定医による定期病状報告書を提出し，精神医療審査会の審査を受けなければならない。2013年の改正により，医療保護入院者の退院促進体制の整備が求められ，精神科病院の管理者には退院後生活環境相談員や医療保護入院者退院支援委員会の設置などが義務づけられた。

③**応急入院（第33条）**　指定医の診察の結果，ただちに入院させなければ当該精神障害者の医療および保護をはかることができず，また家族等の同意を得ることができない場合において，本人の同意がなくても72時間を限り入院させることができる制度である（特定医師の場合は12時間以内）。なお，前述の移送制度（◉28ページ）において，家族等のうちいずれかの者が入院に同意する場合は医療保護入院となり，家族等の同意がない場合は応急入院となる。

④**措置入院（第29条など）**　自傷他害のおそれがある精神障害者を，都道府県知事の権限により強制的に入院させる制度である。この場合の自傷行為とは，おもに自分の生命や身体を害する行為をさし，浪費や自己の所有物の損壊などは含まれない。一方，他害は，他人の生命や身体を害するだけでなく，自由・貞操・名誉・財産などに害を及ぼす場合も含まれる。精神障害またはその疑いのある者を発見した者は，都道府県知事に対して適切な措置をとるように申請・通報・届出をすることができ，都道府県知事は調査のうえ必要であると認めたときに指定医に診察をさせ，2名以上の指定医が一致して必要と判断した場合に措置入院が行われる。

☐ NOTE

❶特定医師
　医籍登録後4年以上の医療実務経験，および2年以上の精神科診療経験があることが条件である。

　⑤緊急措置入院(第29条の2)　精神障害者による突発的な事故や自殺を防ぐためといった緊急を要する場合に,措置入院の手続きを省略して,指定医1人の診察で72時間に限り措置入院させることができる制度である。

●**精神障害者保健福祉手帳(第45条)**　精神障害のため長期にわたり日常生活・社会生活に制限がある者(ただし初診から6か月以上経過していること)を対象に交付される。手帳を取得すると税制上の優遇措置や福祉サービスが受けやすくなるほか,障害者雇用を利用するときなどに活用できる。居住地の市区町村を通じて都道府県知事に申請する。等級は1~3級に分かれており,2年ごとに更新の必要がある。

●**そのほか**　そのほか精神保健福祉法では,精神保健福祉センター(◎74ページ),精神医療審査会(◎26ページ),精神科病院および精神科救急医療体制,精神科病院における処遇等,相談指導等,精神障害者社会復帰促進センターなどの規定がある。

2　2013年改正のおもなポイント

　これまでの精神保健福祉法では,おもに精神科病院(精神科病床)における精神障害者の医療および保護として,任意入院や医療保護入院といった,入院するための要件や手続きなどが規定されていた。しかし,2013(平成25)年6月に成立した改正精神保健福祉法(2014年4月1日施行)では,精神障害者の早期退院,地域生活への移行を目ざすため,おもに以下の改正が行われた。

　①指針の策定　厚生労働大臣は,「良質かつ適切な精神障害者に対する医療の提供を確保するための指針」を定めることが規定された。

　②保護者制度の廃止　おもに家族がなる保護者には,精神障害者に治療を受けさせる義務等が課せられていたが,家族の高齢化などに伴って負担が大きくなったことなどから,保護者に関する規定が削除された。

　③医療保護入院の見直し　これまでの医療保護入院における保護者の同意要件を外し,家族などのうちいずれかの者の同意を要件とすることとされた。また,精神科病院の管理者の責務として,①医療保護入院患者の退院後の生活環境に関する相談および指導を行う者(退院後生活環境相談員)を設置すること,②精神科病院と地域援助事業者(相談支援事業者など)との連携,③退院促進のための病院内の体制整備(医療保護入院者退院支援委員会の設置)を行うことが義務づけられた❶(◎表3-1)。①~③については次項で詳述する。

　④精神医療審査会に関する見直し　精神医療審査会の委員として,「精神障害者の保健又は福祉に関し学識経験を有する者」が規定された。また,精神医療審査会に対し,退院などの請求ができる者として,入院患者本人とともに,家族等が規定された。

┌ NOTE

❶**精神科病院の管理者の責務**
　厚生労働省の「新たな地域精神保健医療体制の構築に向けた検討チーム(第3ラウンド)」で打ち出された,①医療保護入院は本人の同意によらない入院であるため,人権擁護の観点からも可能な限り入院期間を短くすること,②そのために入院患者の退院支援に責任をもつ人を配置するとともに,入院期限を設定し,設定した期限をこえて入院継続する場合には更新審査を必要とすること,などの考え方を受けたものである。

○**表 3-1　改正精神保健福祉法で精神科病院の管理者に新たに義務づけられたこと**

①医療保護入院者の退院後の生活環境に関する相談および指導を行う退院後生活環境
　相談員を設置すること(第 33 条の 4 関係)。
②医療保護入院者本人またはその家族などに対して，これらの者からの相談に応じ必
　要な情報提供などを行う地域援助事業者を紹介すること(第 33 条の 5 関係)。
③医療保護入院者の退院による地域生活への移行を促進するための体制を整備するこ
　と(第 33 条の 6 関係)。

注)これらの措置は，法令上は医療保護入院者のみを対象として講じる義務が課されてい
　るが，その他の入院形態の患者の早期退院のためにも有効な措置であることから，「任
　意入院者などにも同様の措置を講じることにより，退院促進に努められたい」とされ
　ている。

3　早期退院に向けた精神科病院管理者の新たな役割と体制

　精神科病院では，新規入院患者の約 9 割が 1 年未満で退院している一方で，約 1 割は長期入院へと移行し，依然として約 20 万人の患者が長期入院している(◉ 117 ページ)。その現状をふまえ，2013 年の精神保健福祉法改正でとくに重要とされた，退院促進のための措置として課せられた精神科病院の管理者の 3 つの義務(◉表 3-1)について本項で詳しく解説する。これを課した目的は，新たに長期入院患者を生まないことにある。

◆ 退院後生活環境相談員の選任

　退院後生活環境相談員とは，医療保護入院者が可能な限り早期に退院できるように，患者の退院支援の取り組みにおいて中心的役割を果たす者である。改正精神保健福祉法が施行された 2014(平成 26)年 4 月 1 日より医療保護入院となった患者だけでなく，その時点ですでに医療保護入院している患者全員にも選任することが義務づけられた。

　退院後生活環境相談員の具体的な役割としては，退院に向けた相談支援，地域援助事業者の紹介，医療保護入院者退院支援委員会(◉次ページ)の開催調整や運営，多職種連携のための調整，行政機関を含む院外の機関との調整などがある(◉表 3-2)。配置の目安としては，退院後生活環境相談員 1 人がおおむね 50 人以下の医療保護入院者を担当すること(常勤換算としての目安)とし，医療保護入院者 1 人につき 1 人の退院後生活環境相談員を入院後 7 日以内に選任することが求められている。退院後生活環境相談員になれるのは，精神保健福祉士，保健師・看護師・准看護師・作業療法士・社会福祉士として精神障害者に関する業務に従事した経験を有する者である。そのほかに，精神障害者およびその家族などとの退院後の生活環境についての相談・指導に関する業務に 3 年以上従事した経験を有する者も該当する。

　臨床では看護職員が退院後生活環境相談員として選任されることも少なくない。退院後生活環境相談員として求められる役割を十分に発揮できるように，病院外にも視野を広げて，地域の社会資源❶の情報を収集したり，関係機関との連携をはかるための活動に参加したりすることが重要になってくる。

NOTE
❶**社会資源**
　生活上のニーズを充足するためのさまざまな物資や人材，制度，技能の総称である。とくに精神保健福祉領域においては，人々が精神障害をかかえるなどなんらかの困難や課題に直面した際に，それを軽減・解決するために活用できる物的・人的資源などをさす。

●表3-2 退院後生活環境相談員の業務内容

業務の種類	具体的な内容
入院時の業務	新たに医療保護入院者が入院し，退院後生活環境相談員が選任された場合は，当該医療保護入院者およびその家族などに対して以下についての説明を行うこと。 ・退院後生活環境相談員として選任されたことおよびその役割 ・本人および家族などの退院促進の措置へのかかわり（地域援助事業者の紹介を受けることができることや，本人においては，医療保護入院者退院支援委員会への出席および退院後の生活環境にかかわる者に委員会への出席の要請を行うことができることなど）
退院に向けた相談支援業務	①退院後生活環境相談員は，医療保護入院者およびその家族などからの相談に応じるほか，退院に向けた意欲の喚起や具体的な取り組みの工程の相談などを積極的に行い，退院促進に努めること。 ②医療保護入院者およびその家族などと相談を行った場合には，当該相談内容について相談記録または看護記録などに記録をすること。 ③退院に向けた相談支援を行うにあたっては，主治医の指導を受けるとともに，その他当該医療保護入院者の治療にかかわる者との連携をはかること。
地域援助事業者等の紹介に関する業務	①医療保護入院者およびその家族などから地域援助事業者の紹介の希望があった場合や，当該医療保護入院者との相談の内容から地域援助事業者を紹介すべき場合などに，必要に応じて地域援助事業者を紹介するよう努めること。 ②地域援助事業者などの地域資源の情報を把握し，収集した情報を整理するよう努めること。 ③地域援助事業者に限らず，当該医療保護入院者の退院後の生活環境または療養環境にかかわる者の紹介や，これらの者との連絡調整を行い，退院後の環境調整に努めること。
医療保護入院者退院支援委員会に関する業務	①医療保護入院者退院支援委員会の開催にあたって，開催に向けた調整や運営の中心的役割を果たすこととし，充実した審議が行われるよう努めること。 ②医療保護入院者退院支援委員会の記録の作成にも積極的にかかわることが望ましいこと。
退院調整に関する業務	医療保護入院者の退院に向け，居住の場の確保などの退院後の環境にかかわる調整を行うとともに，適宜地域援助事業者などと連携するなど，円滑な地域生活への移行をはかること。
その他	定期病状報告の退院に向けた取り組み欄については，その相談状況などをふまえて退院後生活環境相談員が記載することが望ましいこと。

◆ 地域援助事業者との連携

　精神科病院の管理者には，患者やその家族の求めに応じて，退院後に利用する障害福祉サービスや介護サービスの事業所を紹介する役割が義務づけられた。これは入院患者が円滑に地域生活に移行できるようにするとともに，精神科病院と地域援助事業者との連携を促進することが目的である。

　地域援助事業者の紹介の方法については，書面の交付による紹介に限らず，たとえば，面会による紹介やインターネット情報を活用しながらの紹介など，入院患者が地域援助事業者と積極的に相談し，退院に向けて前向きに取り組むことができるよう支援することが求められている。

◆ 医療保護入院者退院支援委員会の設置

　医療保護入院者については，入院診療計画書に記載した推定される入院期間を経過して，引きつづき入院を継続する必要があるかどうかの審議を行うため，**医療保護入院者退院支援委員会**（以下，委員会）を設置することが義務づけられた。

　厚生労働省は，入院診療計画書に記載する推定される入院期間について，

原則として1年未満の期間を設定するよう指導している。これは精神科病院の構造改革(◐61ページ)で示された，原則1年未満の入院期間を目ざす方策に向けた体制整備の1つである。

● **審議の対象者**　委員会の審議の対象者は，以下のとおりである。
(1)在院期間が1年未満の医療保護入院者であって，入院時に入院届に添付する入院診療計画書に記載した推定される入院期間を経過する者
(2)在院期間が1年未満の医療保護入院者であって，委員会の審議で設定された推定される入院期間を経過する者
(3)在院期間が1年以上の医療保護入院者であって，病院の管理者が委員会での審議が必要と認める者

委員会での審議は，推定される入院期間を経過する時期の前後，おおむね2週間以内に行うことが規定されている。ただし，入院から1年以上の医療保護入院者を委員会での審議の対象者としない場合もある。たとえば，精神症状が重症であり，かつ，慢性的な症状を呈することにより入院の継続が明らかに必要な病状であることなどを定期病状報告に記載しているケースや，すでに推定される入院期間経過時点からおおむね1か月以内の退院が決まっている場合(入院形態を変更し，継続して任意入院する場合を除く)などである。

● **委員会の出席者**　委員会の出席者は，以下のとおりである。
(1)医療保護入院者の主治医(主治医が精神保健指定医でない場合は，当該主治医に加え，主治医以外の精神保健指定医が出席すること)
(2)看護職員
(3)当該医療保護入院者について選任された退院後生活環境相談員
(4)(1)～(3)以外の病院の管理者が出席を求める当該病院職員
(5)当該医療保護入院者本人
(6)当該医療保護入院者の家族など
(7)地域援助事業者その他の当該精神障害者の退院後の生活環境にかかわる者

(2)の看護職員は，当該医療保護入院者を担当する看護職員が出席することが望ましいとされている。法律で規定された委員会の出席者に，担当看護職員が明記されることはめずらしいが，入院継続の判断に担当看護職員の意見は欠かせないということである。

● **審議内容**　委員会での審議内容は，以下のとおりである。
(1)医療保護入院者の入院継続の必要性の有無とその理由
(2)入院継続が必要な場合の委員会開催時点からの推定される入院期間
(3)推定される入院期間における退院に向けた取り組み

従来，臨床における医療保護入院者の入院継続や退院の可否の判断は，主治医や患者の保護者の意見などが重視される傾向が強く，その結果として，入院が長期化することも少なくなかった。今回の改正により，入院継続の必要性が多職種(本人も含む)により判断されるようになったことは，安易な入院継続や社会的入院を防ぐだけでなく，精神科病院におけるチーム医療の推進に大きな影響を与えるものと思われる。

4　2022年改正のおもなポイント

　2022(令和4)年に「障害者の日常生活及び社会生活を総合的に支援するための法律等の一部を改正する法律」(令和4年法律第104号)が成立した。そのうち精神保健福祉法の改正では，精神科病院における入院長期化の防止と患者虐待の防止を目ざすため，おもに以下の改正が行われた。

　① 医療保護入院の見直し　家族等が同意・不同意の意思表示を行わない場合に，市町村同意により医療保護入院を行うことを可能にした。また，早期退院を目ざすために医療保護入院の入院期間を定めることになった。

　② 入院者訪問支援事業の創設　医療保護入院者等に対して，外部との面会交流の機会を確保するなど，権利擁護をはかることを目的として，入院患者の希望により「入院者訪問支援員」が精神科病院を訪問し面会を行う事業を創設した。

　③ 虐待防止に向けた体制整備　精神科病院の管理者に，職員を対象とした虐待防止に資する研修の実施を義務づけた。また，虐待を受けたと思われる患者を発見した者に，すみやかに都道府県に連絡するよう「通報義務」を規定した。

2　障害者の日常生活及び社会生活を総合的に支援するための法律(障害者総合支援法)

1　障害者総合支援法の概要

　第2章で述べたように，わが国の身体障害者・知的障害者・精神障害者に提供される障害福祉サービスは，2006(平成18)年より3障害を一元化した**障害者自立支援法**に基づき，主体を市町村としてサービスの給付と提供が行われるようになった。

　2012年に障害者自立支援法は改正され，**障害者の日常生活及び社会生活を総合的に支援するための法律(障害者総合支援法)**となり，2013(平成25)年より施行された。

◆ おもな改正内容

● **法の目的(第1条)**　障害者自立支援法で目的とされた障害者の自立にかわり，新たに「基本的人権を享有する個人としての尊厳」が明記されている。また，障害福祉サービスにかかわる給付に加え，地域生活支援事業による支援を明記し，それらの支援を総合的に行うこととしている。

● **障害者の範囲(第4条)**　制度の谷間のない支援を提供する観点から，身体障害者，知的障害者，精神障害者(発達障害を含む)といった障害者の定義に，新たに難病等(治療方法が確立していない疾病その他の特殊の疾病であって政令で定めるものによる障害の程度が厚生労働大臣が定める程度である者)を追加し，障害福祉サービスなどの対象としている。

● **障害支援区分への名称・定義の改正**　障害者自立支援法の「障害程度区分」を「障害支援区分」に改め，その定義を「障害者等の障害の多様な特性その他の心身の状態に応じて必要とされる標準的な支援の度合を総合的に示すものとして厚生労働省令で定める区分」とした。また，障害支援区分では，それまで評価がむずかしかった知的障害者や精神障害者の特性をより反映するため，以下の 6 項目が追加された。

(1) 健康・栄養管理：体調を良好な状態に保つために必要な健康面・栄養面の支援を評価
(2) 危険の認識：危険や異常を認識し安全な行動を行えない場合の支援を評価
(3) 読み書き：文章を読むこと，書くことに関する支援を評価
(4) 感覚過敏・感覚鈍麻：発達障害などに伴い感覚が過度に敏感になること，鈍くなることの有無を確認
(5) 集団への不適応：集団に適応できないことの有無や頻度を確認
(6) 多飲水・過飲水：水中毒になる危険が生じるほどの多飲水・過飲水の有無や頻度を確認

◆ 障害者総合支援法のサービス体系

　障害者総合支援法によるサービスは，介護給付や訓練等給付などを行う**自立支援給付**と，相談支援や意志疎通支援などを行う**地域生活支援事業**とに大きく分けられる（◉図 3-1，表 3-3）。自立支援給付は個別に支給が決定される個人へのサービスである。地域生活支援事業は市町村が整備しておき，必要に応じて障害がある本人・家族・集団に対し柔軟に提供される。

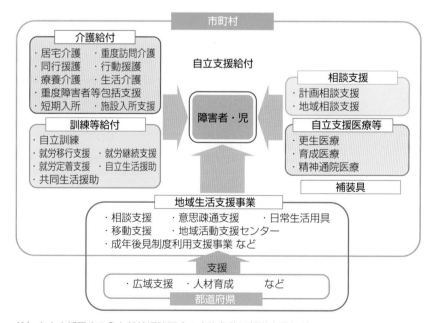

注）自立支援医療のうち精神通院医療の実施主体は都道府県など。

◉**図 3-1　障害者総合支援法のサービス体系**

表3-3　障害者総合支援法におけるおもなサービス

	サービスの種類	内容
介護給付	居宅介護（ホームヘルプ）	自宅で，入浴，排泄，食事の介護などを行う。
	重度訪問介護	重度の肢体不自由者または重度の知的障害もしくは精神障害により，行動上著しい困難を有しつねに介護を必要とする人に，自宅で，入浴，排泄，食事の介護，外出時における移動支援などを総合的に行う。
	同行援護	視覚障害により，移動に著しい困難を有する人に，移動に必要な情報の提供，移動の援護などの外出支援を行う。
	行動援護	知的障害もしくは精神障害により，行動する際に生じうる危険を回避するために必要な支援や外出支援を行う。
	療養介護	医療と常時介護を必要とする人に，医学的管理のもと，食事や入浴，排泄などの介護および日常生活上の相談支援を行う。
	生活介護	つねに介護を必要とする人に，入浴，排泄，食事の介護などを行うとともに，生産活動の機会を提供する。
	重度障害者等包括支援	介護の必要性が非常に高い人に，居宅介護などの障害福祉サービスを包括的に行う。
	短期入所（ショートステイ）	自宅で介護する人が病気の場合などに，短期間，夜間も含め施設で，入浴，排泄，食事の介護などを行う。
	施設入所支援	施設に入所する人に，おもに夜間，入浴，排泄，食事の介護などを行う。
訓練等給付	自立訓練	一定期間，理学療法や作業療法などの身体的リハビリテーションや，生活能力の向上のために必要な訓練，日常生活上の相談支援などを行う。機能訓練と生活訓練がある。
	就労移行支援	一般就労を希望する人に，一定期間，就労に必要な知識および能力の向上のために必要な訓練を行う。
	就労継続支援（A型＝雇用型，B型＝非雇用型）	生産活動の場を提供するとともに，知識および能力の向上のために必要な訓練を行う。雇用契約を結び，一般就労への移行も行うA型と，雇用契約を結ばず，生産活動にかかわることを主とするB型がある。
	就労定着支援	一般就労に移行した人に，就労に伴う生活面の課題に対応するための支援を行う。
	自立生活援助	ひとり暮らしに必要な理解力・生活力などを補うため，定期的な居宅訪問や随時の対応により日常生活における課題を把握し，必要な支援を行う。
	共同生活援助（グループホーム）	夜間や休日，共同生活を行う住居で，相談や日常生活上の援助を行う。また，入浴，排泄，食事の介護などの必要性が認定されている人にはサービスも提供する（2014年4月から共同生活介護〔ケアホーム〕はグループホームに一元化された）。
相談支援	計画相談支援	●サービス利用支援 障害福祉サービス等の申請に係る支給決定前に，サービス等利用計画案を作成し，支給決定後に，サービス事業者等との連絡調整等を行うとともに，サービス等利用計画の作成を行う。 ●継続サービス利用支援 支給決定されたサービス等の利用状況の検証（モニタリング）を行い，サービス事業者等との連絡調整などを行う。
	地域相談支援	●地域移行支援 障害者支援施設，精神科病院，保護施設，矯正施設等を退所する障害のある人，児童福祉施設を利用する18歳以上の人などを対象として，地域移行支援計画の作成，相談による不安解消，外出への同行支援，住居確保，関係機関との調整等を行う。 ●地域定着支援 居宅において単身で生活している障害のある人等を対象に常時の連絡体制を確保し，緊急時には必要な支援を行う。

○表3-3　（つづき）

相談支援	障害児相談支援 （児童福祉法による）		●障害児支援利用援助 障害児通所支援の申請に係る支給決定前に，障害児支援利用計画案を作成し，支給決定後に，サービス事業者等との連絡調整等を行うとともに，障害児支援利用計画の作成を行う。 ●継続障害児支援利用援助 支給決定されたサービス等の利用状況の検証（モニタリング）を行い，サービス事業者等との連絡調整などを行う。
補装具			義肢，装具，補聴器，車椅子などの補装具の購入費または修理費が支給される。
地域生活支援事業	市町村事業	相談支援	障害のある人，その保護者，介護者などからの相談に応じ，必要な情報提供などの支援を行うとともに，権利擁護のために必要な援助を行う。事業内容には，基幹相談支援センター等機能強化事業と，住宅入居等支援事業（居住サポート事業）がある。
		成年後見制度利用支援	補助を受けなければ成年後見制度の利用が困難である人を対象に，費用を助成する。また，法人後見の研修などを行う。
		意思疎通支援	聴覚，言語機能，音声機能，視覚その他の障害のため，意思疎通をはかることに支障がある人とその他の人の意思疎通を支援するために，手話通訳や要約筆記などを行う者の派遣などを行う。
		日常生活用具給付等	障害のある人などに対し，自立生活支援用具など日常生活用具を給付または貸与する。
		移動支援	屋外での移動が困難な障害のある人について，外出のための支援を行う。
		地域活動支援センター	障害のある人が通い，創作的活動または生産活動の提供，社会との交流の促進などの便宜をはかる。
	都道府県事業	専門性の高い相談	支援発達障害，高次脳機能障害など専門性の高い障害について，相談に応じ，必要な情報提供などを行う。
		広域的な支援	都道府県相談支援体制整備事業や精神障害者地域生活支援広域調整等事業など，市町村域をこえる広域的な支援が必要な事業を行う。
		専門性の高い意思疎通支援を行う者の養成・派遣	意思疎通支援を行う者のうち，とくに専門性の高い者の養成，または派遣する事業を行う。

　障害者総合支援法のサービスを利用する際は，次のような手続きが必要となる（○図3-2）。

（1）利用者が市町村や相談支援事業者に相談する（○ 58 ページ）。

（2）市町村の窓口に申請し障害支援区分の認定を受ける。

（3）支給決定にいたる各段階において，障害者の心身の状況，社会活動や介護者・居住などの状況，サービスの利用意向，生活訓練・就労に関する評価を把握する。

（4）利用者は，サービス等利用計画案を指定特定相談支援事業所で作成し市町村に提出し，市町村は提出された計画案や勘案すべき事項をふまえ支給決定する。

（5）指定特定相談支援事業所は支給決定後にサービス担当者会議を開催する。

（6）サービス事業者等との連絡調整を行い，実際に利用するサービス等利用計画を作成する。

（7）サービスが開始される。

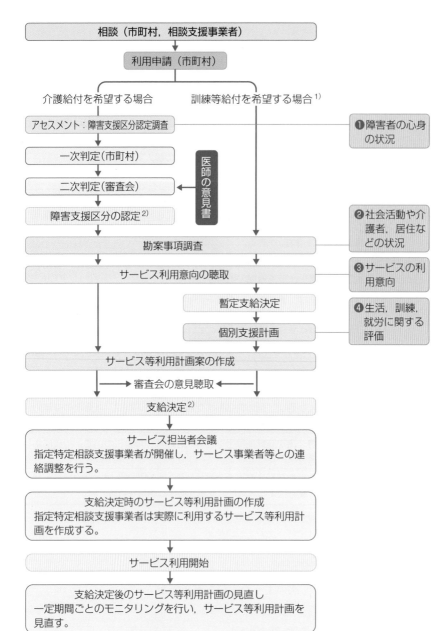

相談（市町村，相談支援事業者）

利用申請（市町村）

介護給付を希望する場合　　　　訓練等給付を希望する場合[1]

アセスメント：障害支援区分認定調査　────────　❶障害者の心身の状況

一次判定（市町村）

二次判定（審査会）　◀────　医師の意見書

障害支援区分の認定[2]

勘案事項調査　────────　❷社会活動や介護者，居住などの状況

サービス利用意向の聴取　────────　❸サービスの利用意向

暫定支給決定　────────　❹生活，訓練，就労に関する評価

個別支援計画

サービス等利用計画案の作成

─▶　審査会の意見聴取　◀─

支給決定[2]

サービス担当者会議
指定特定相談支援事業者が開催し，サービス事業者等との連絡調整を行う。

支給決定時のサービス等利用計画の作成
指定特定相談支援事業者は実際に利用するサービス等利用計画を作成する。

サービス利用開始

支給決定後のサービス等利用計画の見直し
一定期間ごとのモニタリングを行い，サービス等利用計画を見直す。

1）市町村によっては，障害支援区分認定調査を経て暫定支給決定される場合がある。
2）不服がある場合は都道府県に不服申し立てをすることができる。

●**図 3-2　サービス利用までの流れ**

◆ 障害者の地域移行に向けた改正点

　精神障害者の地域移行と地域定着を行うための支援❶についても，障害福祉サービスとして，2012 年から障害者自立支援法に基づく個別給付によるサービスの1つとして行われており，その後は障害者総合支援法に移行している（●52 ページ）。

　障害者総合支援法の改正における，地域移行支援・地域定着支援のための

NOTE

❶地域移行支援と地域定着支援

　本項でいう地域移行支援・地域定着支援は，障害者総合支援法によるサービスの一種（地域相談支援：
● 57 ページ）をさす。精神障害者の地域生活への移行は，医療機関側からの支援（医療機関から押し出す支援；退院支援とほぼ同義）と地域援助者側からの支援（医療機関から引っぱり出す支援）をさす。「地域移行支援」はこちらの意味で使われることが多くなってきている）があり，障害者総合支援法によるサービスとしての地域移行支援・地域定着支援は，地域援助者側をおもな実施者として設けられたしくみである。

変更点には次のようなものがある。

□1　**重度訪問介護の対象拡大**　重度訪問介護の対象者を,「重度の肢体不自由者その他の障害者であって常時介護を要するものとして厚生労働省令で定めるもの」とし, 重度の肢体不自由者に加え, 重度の知的障害者・精神障害者が対象として拡大された。

□2　**共同生活介護の共同生活援助への一元化**　共同生活を行う住居でのケアが柔軟にできるよう, 共同生活介護(ケアホーム)を共同生活援助(グループホーム)に統合し, 障害者の地域移行を促進するために, 地域生活の基盤となる住まいの場の確保を促進した。

□3　**地域移行支援の対象拡大**　地域生活への移行のために支援を必要とする者を広く地域移行支援の対象とする観点から, 障害者支援施設等に入所している障害者, または精神科病院に入院している精神障害者に加えて, その他の地域における生活に移行するために重点的な支援を必要とする者であって厚生労働省令で定める者を追加した。

□4　**地域生活支援事業の追加**　市町村が実施する地域生活支援事業の必須事業として, ①障害者に対する理解を深めるための研修・啓発, ②障害者やその家族, 地域住民などが自発的に行う活動に対する支援, ③市民後見人などの人材の育成・活用をはかるための研修, ④意思疎通支援を行う者の養成を追加した。

　また, 都道府県が実施する地域生活支援事業の必須事業として, ①意思疎通支援を行う者のうち, とくに専門性の高い者を養成, または派遣する事業(手話通訳者, 要約筆記者, 触手話および指点字を行う者の養成・派遣など), ②意思疎通支援を行う者の派遣にかかわる市町村相互間の連絡調整など広域的な対応が必要な事業を追加した。

● **サービス基盤の計画的整備**　障害福祉計画で必ず定める事項に「サービスの提供体制の確保に係る目標」などを追加し, 基本指針や障害福祉計画について, 定期的な検証と見直しを法定化した。また, 市町村は障害福祉計画を作成するにあたって, ニーズ把握などを行うことを努力義務化した。さらに, 自立支援協議会の名称について, 地域の実情に応じて定められるよう弾力化するとともに, 当事者や家族の参画を明確化した。

2　障害者総合支援法による地域移行支援・地域定着支援

　障害者総合支援法による地域移行支援・地域定着支援は, 厚生労働省が示した「精神保健医療福祉の改革ビジョン」(● 61 ページ)における, 「入院医療中心から地域生活中心へ」という基本的方策の実現をはかるための重要な取り組みである。

● **変遷**　厚生労働省は, 2003(平成 15)年度から 2005 年度まで実施したモデル事業を経て, 2006 年度から精神障害者退院促進事業を全国 16 の自治体で開始した。その後, 2008 年度には名称を精神障害者地域移行支援特別対策事業として, 全都道府県で取り組みが行われ, さらに, 2010 年度からは精

◎表 3-4　障害者総合支援法における相談支援

事業内容	目的	相談窓口
○計画相談支援 ・サービス利用支援 ・継続サービス利用支援 （基本相談支援も行っている）	サービス等利用計画の作成	指定特定相談支援事業所 （事業者指定は市町村長が行う）
○地域相談支援(◎表 3-5) ・地域移行支援 ・地域定着支援 （基本相談支援も行っている）	地域生活への移行に向けた支援	指定一般相談支援事業所 （事業者指定は都道府県知事が行う）
○基本相談支援 ・福祉サービス利用援助，社会資源活用，ピアカウンセリング，権利擁護援助　など ○基幹相談支援センターなどの機能強化 ○住宅入居などの支援	そのほか一般的な相談（市町村が行う相談支援）	市町村 （または市町村から委託された指定特定相談事業所・指定一般相談支援事業所）

注）障害児相談支援については省略している。

神障害者地域移行・地域定着支援事業とリニューアルした。そして，2012年度に障害者自立支援法（現障害者総合支援法）に盛り込まれ，地域移行支援と地域定着支援として，個別給付されるようになった。サービスの種類としては地域相談支援に該当する。

● **相談支援**　障害者総合支援法による障害福祉サービスの提供は，相談支援から始まる。相談支援には次のような種類がある（◎表 3-4）。

　1 計画相談支援　サービスを利用するにあたって必要となる，サービス等利用計画の作成に向けた相談支援である。指定特定相談支援事業所の相談支援専門員❶が作成し，これを作成しないとサービスが利用できない。

　2 地域相談支援　入院患者，または入所者の地域移行支援・地域定着支援に向けた相談支援である。指定一般相談支援事業所で行われる。

　3 障害児相談支援　障害児がサービスを利用するにあたって必要となる，障害児支援利用計画の作成に向けた支援と利用状況のモニタリングなどが行われる。

　4 基本相談支援　上記以外の一般的な相談支援で，市区町村，あるいは指定特定相談支援事業所，指定一般相談支援事業所で行われる。

　前述のように，障害者総合支援法による地域移行支援・地域定着支援は地域相談支援のサービスとして行われる。具体的な相談支援対象者やサービス内容は◎表 3-5 のとおりである。

● **地域移行支援・地域定着支援の流れ**　ここでは医療機関に入院している精神障害者を地域移行支援につなげる場合について簡単に解説する（◎図 3-3）。基本的には◎図 3-2 と同様の流れになる。

　まず，利用者となる精神障害者を市町村の相談窓口や相談支援事業所につなげることから始まる。市町村で申請が受理されると，指定一般相談支援事業所と指定特定相談支援事業所が介入し，アセスメントなどを行う。地域移

□ NOTE

❶相談支援専門員

　障害のある人が自立した日常生活や社会生活を送ることができるように，全般的な相談支援を行う者。市町村の指定を受けた指定特定相談支援事業所では，相談支援専門員が福祉サービスを利用する障害者のサービス等利用計画をつくる。また，都道府県の指定を受けた指定一般相談支援事業所の相談支援専門員は，地域移行支援や地域定着支援を行う。なお，精神保健福祉法における地域援助事業者とは，相談支援専門員の配置される事業者（一般相談支援事業者および特定相談支援事業者）と介護支援専門員（ケアマネジャー）の配置される事業者（居宅介護支援事業者など）をさしている。

◯表 3-5　地域相談支援の対象・内容・期間

	地域相談支援	
	地域移行支援	地域定着支援
対象	・精神科病院（精神科病院以外で精神病室が設けられている病院を含む）に入院している精神障害者 ・障害者支援施設，のぞみの園もしくは療養介護事業所に入所している障害者 ・生活保護施設（救護施設および更生施設），刑事施設（刑務所，少年刑務所，拘置所）および少年院，更生保護施設などに入所している障害者	居宅において単身または家庭の状況などにより同居している家族による支援を受けられない障害者
内容	住居の確保その他の地域生活に移行するための活動に関する相談，外出の際の同行，障害福祉サービスの体験的な利用支援，体験的な宿泊支援その他必要な支援を行う。	常時の連絡体制を確保し，障害の特性に起因して生じた緊急事態に相談，その他の便宜を供与する。
期間	6か月以内。市区町村が必要と認める場合は6か月以内で更新可。さらなる更新についても同様。	1年以内。必要に応じて更新可。

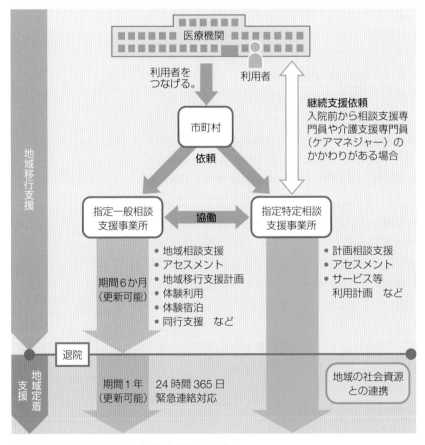

◯図 3-3　地域移行支援・地域定着支援の流れ

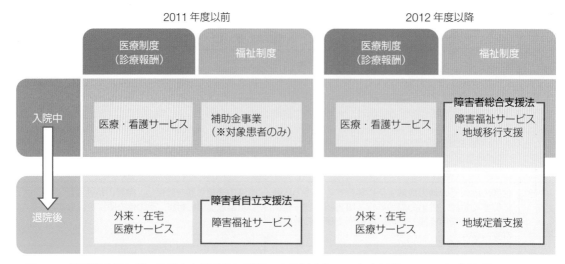

◉**図 3-4　精神科病院などの入院中と退院後に利用できる制度（2011 年度以前と 2012 年度以降）**

行支援は障害者総合支援法のサービスの一種であるため，サービス開始前に指定特定相談支援事業所によってサービス等利用計画が作成される必要がある。市町村の障害支援区分認定や，サービス等利用計画案の受理を経て支給が決定すると，サービス担当者会議の開催，サービス等利用計画の確定となる。指定一般支援相談事業所は，地域移行支援計画を作成し，同行支援など退院に向けた濃密な支援を行い，退院後には地域定着支援が実施される。

● **個別給付化によるメリット**　地域移行支援・地域定着支援が障害者総合支援法による自立支援給付となったことにより，入院患者が利用できる制度は大きく変化した（◉図3-4）。2011 年度以前は，入院中は原則的に医療制度に基づく医療・看護サービスの提供が主体であり，補助金事業による地域移行支援の対象者は，都道府県のなかで選出された一部の入院患者に限られていた。退院後，外来・在宅医療サービスとあわせて，障害者自立支援法などに基づく障害福祉サービスが提供されていた。しかし，2012 年度に個別給付化されたことで，入院中でも，条件を満たす入院患者であれば地域移行に向けた障害福祉サービスを利用することが可能になった。個別給付化された地域移行支援・地域定着支援を活用することで，患者と病院には次のようなメリットがある。

　1 患者のメリット　①自分に合ったサービスを医療・福祉の中から検討することができ，選択肢が広がる，②地域移行に向けた準備段階から，退院後の地域生活まで継続した支援が受けられる，③入院中から地域生活を支援する事業者と顔見知りになり，早期に関係づくりが行える。

　2 病院のメリット　①医療と福祉との連携能力が高まる，②地域の事業者とともに活動することで，地域生活支援の視点や社会資源についての理解が深まる，③医療だけで退院に導くことがむずかしかったケースに対し，地域移行支援に向けた取り組みが強化される❶。

● **今後の課題**　現状では，個別給付化された地域移行支援などの利用はあ

―| NOTE
❶**地域移行支援の推進**
　精神科病院に入院している患者は，医療的な課題だけではなく，住居の確保や地域での生活面などに課題がある場合が多く，病状がある程度回復しても，医療サービスだけでは退院に導くことが困難なケースが少なくない。入院患者の地域移行を支える制度が医療と福祉の 2 本だてになったことで，これまで医療サービスだけでは支援が十分にいきとどかなかった部分へのアプローチが可能になった。

まり進んでいない。その要因のひとつとして医師や看護師などの医療機関の職員が，制度について十分な知識・理解をもっていないことがあげられる。医療と福祉との連携をはかり，長期入院患者の地域移行を進めるためには，医療機関の職員が福祉制度に関する理解を深めることが重要である。

B 施策の動向

第2章で解説したとおり，わが国の精神科領域では長きにわたり入院医療中心の施策が行われてきた。その結果，2000年を迎えても，諸外国と比較して長期入院患者の割合がきわめて高く，国内外から改善の必要性を指摘された。そこでわが国は，欧米諸国に約半世紀遅れて，精神保健医療福祉の改革にのりだすことになった。わが国における施策検討の流れと，検討内容が反映された施策・法律の成立状況を ◐図3-5 に示す。

1 精神保健医療福祉の改革ビジョン

改革に向けた具体的な取り組みとして，2004(平成16)年に厚生労働省が示した**精神保健医療福祉の改革ビジョン**(以下，改革ビジョン)がある。改革ビジョンでは「入院医療中心から地域生活中心へ」という方策を打ち出し，その実現のために，精神保健医療福祉体系の再編と基盤強化を10年間で進めるとされた。

改革ビジョンの第1期(2004〜2009年)の重点施策は，国民意識の変革，精神科医療体系の再編，地域生活支援体系の再編の3本柱であった。第2期(2010〜2014年)の重点施策には，精神科医療の質の向上に向けた施策が加わり，精神保健医療体系の再構築，精神科医療の質の向上，地域生活支援体制の強化，普及啓発の重点的実施の4本柱になった。

2 障害者制度改革としての精神科医療の見直し

2006(平成18)年に国際連合が採択した**障害者権利条約**の批准に向け，わが国でも国内法の整備が行われた(わが国は2014年に批准)。その一環として，精神障害者の尊厳と権利の保障を整えるため，障害者制度改革の観点からも精神科医療の見直しが求められるようになった。

2009(平成21)年12月には，内閣府に設置された障がい者制度改革推進本部で精神障害者の医療について検討が行われ，改革ビジョンや，のちの精神科医療・看護にかかわる施策決定，法改正に大きな影響を与えた。2010年6月に閣議決定された「障害者制度改革の推進のための基本的な方向について」では，精神障害者の医療にかかわる検討課題がいくつかあがった。それにより，非自発的入院である医療保護入院のあり方が検討されて，2013年の精神保健福祉法改正へとつながっていった(◐48ページ)。

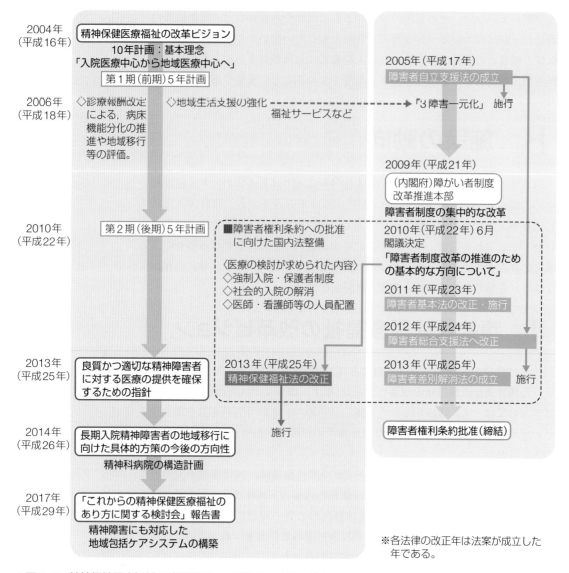

◎ 図 3-5　精神保健医療福祉の改革ビジョン策定後の施策の流れ

3　精神科病院の構造改革

　2013（平成25）年の精神保健福祉法改正において，厚生労働大臣が「良質かつ適切な精神障害者に対する医療の提供を確保するための指針」（以下，指針）を策定することを規定した。翌年に公示された指針には，精神病床の機能分化を進め，精神障害者の居宅等におけるサービス提供と医療の提供を確保する事項が盛り込まれた。

　さらに2014（平成26）年に，厚生労働省がとりまとめた長期入院精神障害者の地域移行に向けた具体的方策に係る検討会では，**「長期入院精神障害者の地域移行に向けた具体的方策の今後の方向性」**として，従来の地域移行支援の取り組みに加えて「病院の構造改革」を目ざすことが打ち出された。病

院の構造改革では，長期入院精神障害者の地域移行を進めるとともに，当該病棟の人員と医療機能(医療財源も含む)を，将来的には救急・急性期と外来・在宅部門に集約するという方策を進めることとされた。それを実現するために，新たに入院する精神障害者の入院期間は，原則1年未満を目ざす方策を進めることが打ち出された。

　また，段階的な地域移行支援を行うために，長期入院精神障害者の退院により空いたベッド(病棟単位)の居住系施設への転換が認められた。

4 精神障害にも対応した地域包括ケアシステムの構築

　2017(平成29)年2月に厚生労働省は「これからの精神保健医療福祉のあり方に関する検討会」報告書をとりまとめた。本検討会では，改革ビジョンから受け継がれた「入院医療中心から地域生活中心へ」という政策理念に基づく施策をより強力に推進するための，新たな政策理念の明確化が最重要課題となり，新たな地域精神保健医療体制のあり方が検討された。そこで打ちだされた新たな政策理念が，**精神障害にも対応した地域包括ケアシステム**(以下，地域包括ケアシステム)の構築である。

◆ 地域包括ケアシステムの理念

　地域包括ケアシステムでは，精神障害者が地域の一員として，安心して自分らしく暮らせるよう，医療，障害者福祉・介護，社会参加，住まい，地域のたすけ合い，教育が包括的に確保されることを目ざしている。

　地域包括ケアシステムには，これまでの施策とは大きく異なる点がある。従来の施策は，精神障害者の地域移行支援を柱として，入院患者と，地域で生活する精神障害者に焦点があてられてきた。一方，地域包括ケアシステムは，精神障害の有無や程度にかかわらず，誰もが安心して自分らしく暮らすことができる地域づくりを理念としていることから，その視点は，地域住民を含めたものに広がった。

●**あらゆる人が共生できる社会の構築**　近年，精神科病院においては長期入院患者の高齢化が進み，生活援助に加えて身体ケア・管理を要する患者が増えている(◯ 117ページ)。新規入院患者については早期退院が進む一方で，短期間での再発・再入院が大きな課題となっている。また，地域生活を送るために必要な住居を確保できず，依然として退院に結びつかない患者もいる。従来からの課題である長期入院患者の地域移行を進めるには，精神科病院や地域援助事業者による努力だけではもはや限界であるといえる。

　今後，さらに地域移行を進めるためには，自治体(市町村)を含めた地域精神保健医療福祉の一体的な取り組みの推進に加えて，地域住民の協力を得ながら，差別や偏見のない，あらゆる人が共生できる包摂的(インクルーシブ)な社会を構築する必要がある。そのために，地域包括ケアシステムの理念に基づく政策の推進が求められている。

◆ 地域包括ケアシステムの構築に向けて

　地域包括ケアシステムの理念のもと，長期入院患者の地域移行支援や，新たな長期入院患者を生み出さないための支援の確立を行うことは，今後も重要な課題である。また，地域住民が精神疾患になったときに，安心して利用できる精神科医療・看護を提供可能な体制づくりに力を注ぐことが必要である。さらに今後は，精神障害のある人もない人も安心して暮らせる**共生社会**の実現が大きな目標になる。

● **地域包括ケアにおける看護師の役割**　これまで看護師はおもに，病気や障害がある入院患者とその家族に対して援助を行ってきた。これからは入院患者のみならず，精神障害をもちながら地域で生活を送っている人，さらには，現在は精神障害がない地域住民も視野に入れた取り組みの意義や可能性が出てきている。地域において，精神科医療が誰にとっても必要な医療資源であることをふまえて取り組む必要がある。

● **地域包括ケアに必要な支援体制**　精神障害の程度にかかわらず安心して生活できる地域づくりには，病状・意思疎通・行動・日常生活・社会活動において，通常よりも手厚い支援を要する人や，複数の側面において支援を要する人を地域で支えるための支援体制が求められる。そのためには**地域完結型医療❶**を基本とした，地域での継続医療体制の構築が重要なポイントとなるだろう。単に患者がかかえる医療面・生活面の課題解決を目標とするのではなく，どのようにすれば地域で支えることができるのかを目標として，支援体制を構築することが重要である。とくに病状面の観察や援助，服薬管理などについて支援を要する場合は，入院看護に従事する看護師のみならず，外来看護や訪問看護に従事する看護師との連携体制(看-看連携)の構築を目ざす必要がある。

□NOTE
❶地域完結型医療
　地域にあるさまざまな医療資源や社会資源を活用して病気の治療・管理に対応する医療提供体制である。

✎ work 復習と課題

❶ 精神保健福祉法は2013年にどのような改正が行われたか。また，改正により課せられた，精神科病院の管理者への3つの義務について説明しなさい。

❷ 障害者自立支援法から障害者総合支援法へ改正されたことで，おもにどのような変更があったか述べなさい。

❸ 障害者総合支援法による地域移行支援・地域定着支援について，それぞれ対象・内容を説明しなさい。

❹ 精神保健医療福祉の改革ビジョンの概要について説明しなさい。

❺「長期入院精神障害者の地域移行に向けた具体的方策の今後の方向性」について，長期入院精神障害者本人に対する支援にはどのようなものがあるか述べなさい。

❻「長期入院精神障害者の地域移行に向けた具体的方策の今後の方向性」について，病院の構造改革にはどのような方策があるか述べなさい。

第 4 章

精神保健福祉活動の展開に
必要な知識と技術

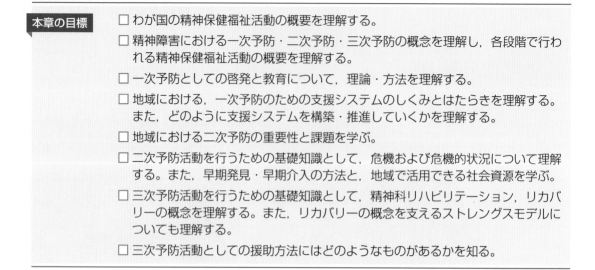

本章の目標

□ わが国の精神保健福祉活動の概要を理解する。

□ 精神障害における一次予防・二次予防・三次予防の概念を理解し，各段階で行われる精神保健福祉活動の概要を理解する。

□ 一次予防としての啓発と教育について，理論・方法を理解する。

□ 地域における，一次予防のための支援システムのしくみとはたらきを理解する。また，どのように支援システムを構築・推進していくかを理解する。

□ 地域における二次予防の重要性と課題を学ぶ。

□ 二次予防活動を行うための基礎知識として，危機および危機的状況について理解する。また，早期発見・早期介入の方法と，地域で活用できる社会資源を学ぶ。

□ 三次予防活動を行うための基礎知識として，精神科リハビリテーション，リカバリーの概念を理解する。また，リカバリーの概念を支えるストレングスモデルについても理解する。

□ 三次予防活動としての援助方法にはどのようなものがあるかを知る。

　第2章では，入院医療が主体であったわが国の精神科領域が，地域生活中心へと変化をとげつつあることを，歴史的変遷を追って解説した。また，現在の法制度がどのようであるのかを述べた第3章からも，精神障害者の地域生活への移行・定着が推し進められていることがわかるだろう。

　本章では，第5章と第6章で地域移行支援・地域生活支援の全体像と看護師の役割を学ぶ前段階として，看護師が精神保健福祉活動を展開するにあたって必要となる基本的な知識と技術について解説する。

　第1章(◉9ページ)で解説したように，精神的健康を目ざして行われる活動全般が**精神保健福祉活動**であるといえる。精神保健福祉活動は，治療を目的とする精神医療と異なり，とくに予防や健康の増進にも重点がおかれる。これからの精神障害者へのケアを考えるとき，長期入院患者の解消とともに，新規の長期入院患者を生み出さないことが大切であることはいうまでもない。そのためには，新たな発症を予防するだけでなく，早期から適切な支援を行って重症化させないことや，再発防止も含めた広い意味での予防・健康増進の視点にたったアプローチが重要である。また，精神保健福祉活動は，個人に対する活動にとどまらず，教育機関や職場，地域なども含めた社会全体を対象とする。

　このような，予防や健康増進を中心とする精神保健福祉活動は，以下に示すカプランG. Caplanの考え方[1]に基づくと理解しやすい。

一次予防：精神障害が発生することを予防する活動
二次予防：精神障害の発生に対して早期発見，早期介入をする活動
三次予防：精神障害をもった人に対する回復と再発防止を支援する活動

　このカプランの3段階にそって，各活動を支える考え方と技術を紹介する。

1）カプラン著，新福尚武監訳：予防精神医学．朝倉書店，1970．

A　精神障害の予防のために —— 一次予防

精神障害の発生を予防する一次予防のための精神保健福祉活動には，基本的に以下の2つの目標がある。

(1) 人々が健康問題を回避し，よりよい適応に向けて健康問題に対処することを支援する。

(2) 人々の機能を高めるために環境因子を調整する。

1　精神保健福祉に関する啓発と教育

健康問題を回避し対処するためには，個人や集団が，精神的健康に対して，なにが問題となり，どのような対処ができるかを知らなければならない。また，地域社会全体において，現在どのような健康問題があるかを知ることも，対処のためには重要な情報となる。

たとえば，現代社会においてインターネットの普及は著しく，もはやネット環境のない生活が想像できないほどである。一方で，インターネットへの依存，いわゆる**ネット依存**が問題になってきている（ ◗ 68ページ，column「ネット依存」）。このような問題があることを知れば，インターネットを自分がどのように利用し，生活がどのように影響を受けているか意識するようになる。

正しい知識をもっていれば，自身が精神的健康をくずしたときだけでなく，他者の変調にもいち早く気づき，どのように対処すればよいか，どこへ相談すればよいかがわかる。また，啓発や教育は，精神障害者への偏見を是正し，相談や受診へのハードルが下がるといった効果もある。精神障害は誰にでも生じる可能性があるということがわかり，精神障害者への偏見が減ることは，精神障害者だけでなくすべての人の心の健康につながる。

このように，健康問題の存在を知り，それに対処するための知識と方法を広めるための手段のひとつとして，健康教育が行われる。

1　健康教育とは

健康教育は，「個人が個々にあるいは集団で行動するにせよ，彼ら個人の健康と他人の健康に影響を与える問題を十分知ったうえで意思決定できるように支援するプロセス」[1]と定義されている。また，日本の健康教育を50年以上牽引してきた宮坂は，「一般の人たちが，個人としてあるいは集団として，健康な生活を送るために努力するのを，または努力するように援助することである」[2]としている。

一次予防における健康教育の目的は，最終的には，予防に向けた保健行動

---

1) Karen Glanz ほか編，曽根智史ほか訳：健康行動と健康教育——理論，研究，実践．p.8，医学書院，2006.
2) 宮坂忠夫：健康教育の変遷・現状・今後の課題．保健の科学 42(7)，508-513，2000.

の変化であり，そのために，上述した定義に示される，①知識（問題を十分に知る），②意思決定，③実行力（努力する）の3つの力を獲得することを目ざす。専門職は対象者に対し，この3つの力を引き出すように援助することになる。

健康教育は，家庭，学校，地域，職場などのさまざまな場で行われている。対象は，幼児から高齢者までを含むすべての人や集団であり，看護師，保健師はもちろん，教員，養護教諭，栄養士，医師，薬剤師，助産師など，およそ健康にかかわるすべての専門職が役割を担う。また，ここでは一次予防における健康教育について解説するが，二次予防，三次予防で用いられることもある。

2 学習援助型の健康教育

健康教育に関して，これまでさまざまなモデルが提唱されてきた（▶ column「健康教育の発展過程」）。専門家の知識を一方的に伝えるだけでは対象者の保健行動が変化しないことから，専門家主導型から双方向の学習（学習援助型）へと教育方法が移行してきた。対象者の状況に合わせ，対象者が学習してみようと思えるように**エンパワメント** empowerment❶し，学習の環境を整えることが，専門職には求められるようになった。

NOTE

❶エンパワメント
　権威や権限を与えるというのがもともとの意味である。看護の分野では，患者が自身の健康と生活をみずからコントロールできると思えることで，潜在力を発揮していく過程をあらわす概念として用いられている。

---

column　ネット依存

　総務省による2017年の通信利用動向調査では，わが国のインターネット個人利用率（人口普及率）は79.8％であり，2001年の利用率46.3％と比較して大幅に増えている。同調査によればインターネットの利用目的は，電子メールの送受信，天気予報・地図・交通情報・ニュースサイトの利用のほか，無料通話アプリ・ソーシャルネットワーキングサービス（SNS）・動画投稿サイトの利用，ブログの閲覧，商品・サービスの購入・取引など多岐にわたっている。簡便に利用できるスマートフォンの普及などもあり，インターネットはわが国の生活基盤としてほぼ定着しているといえよう。インターネットを通じた，距離的・時間的制約にとらわれないコミュニケーションは，専門職どうしの情報共有や正しい知識の普及，患者どうしのピアサポートなど，精神保健福祉領域においても有効活用されている。

　一方で，インターネットの利用時間の増加に伴い，つねにインターネットにふれていないと不安に感じるといったネット依存とよばれる問題や，それに伴う現実の社会生活への影響も指摘されている。総務省情報通信政策研究所で行った，小学4年生から25歳までの社会人2,609名に対するアンケート[1]では，「自分はネット依存だと思う」と回答した人の割合は全体の28.0％と3割近くに上った。また，ネットを利用するために犠牲にしている時間がある人は57.2％，そのなかで睡眠時間を犠牲にしていると回答した人は37.1％であった。もちろん，これらのアンケート結果が直接的に治療・支援の必要性に結びつくわけではないが，今後もインターネットの普及が進んでいくことをふまえ，実態の把握や予防活動が必要であると考えられる。

1）情報通信政策研究所：青少年のインターネット利用と依存傾向に関する調査　調査結果報告書，総務省. 2013-06（https://www.soumu.go.jp/iicp/chousakenkyu/data/research/survey/telecom/2013/internet-addiction.pdf）（参照 2021-07-16）.

◆ 行動変容ステージモデル

　学習援助型の健康教育を実施する際には，学習者の準備段階にそった支援の提供が必要である。**行動変容ステージモデル** stage of change model は，そのために役だつ考え方である。このモデルによれば，行動変容のプロセスは対象者の関心の程度や実行の状況によって，以下の5つのステージに分けられる（◐図4-1）。各ステージは直線系ではなく，行きつ戻りつしながら進む。

（1）前熟考期：6か月以内に行動変容に向けた行動をおこす意思がない時期
（2）熟考期：6か月以内に行動変容に向けた行動をおこす意思がある時期
（3）準備期：1か月以内に行動変容に向けた行動をおこす意思がある時期
（4）実行期：明確な行動変容が観察されるが，その持続がまだ6か月未満である時期
（5）維持期：行動変容が観察され，その期間が6か月以上続いている時期

▉ 行動変容ステージにそった援助方法

　1 前熟考期　この時期にある人は2つの場合が考えられる。1つは，問題の存在に気づいていない，あるいは将来問題になっていくことに気づいていない場合である。もう1つは，がんばってみたが，うまくいかないためすっかりあきらめてしまった場合である。なにかをやってみようと思えなくなるほど，意欲を失っている。この時期の援助には，意識の高揚，感情的体験，環境の再評価といった方法が考えられる。

---

column　健康教育の発展過程

　健康教育は，おもに感染予防という公衆衛生学の側面から始まった。感染を防ぐためには，予防に関する知識の普及が必要であり，その手段として健康教育がたいへん有効だったのである。ついで，「知識の普及が健康・栄養問題について好ましい態度を形成し，好ましい習慣につながる」という KAP モデルが登場した。KAP は，知識（knowledge），態度（attitude），習慣（practice）の頭文字である。たとえば，禁煙が肺がん予防に有効であるという知識を伝えることで，禁煙の態度へとつながり，習慣化するといった考え方である。

　しかし，知識の普及だけでは行動の変化につながらないことがわかり，健康教育は次の段階へと移行する。それが，ヘルスビリーフモデル health belief model である。これは，初期の「知識があれば人は保健行動をおこす」と思われていたことから発展し，「病気や予防行動の効果に対する，それぞれの人の『とらえ方』が保健行動に影響する」ことを示した。たとえば，「どれくらい肺がんにかかりやすいと思うか」や「禁煙が肺がん予防にどれくらい効果的だと思うか」，あ

るいは「禁煙することのストレスはどれくらいか」などによって，禁煙がなされるかどうかは決まるということである。

　1980年代には，プリシードフレームワーク PRECEDE framework が示された。この枠組みの特徴は，健康教育の成果を QOL によって評価し，はたらきかけにあたっては，個人の知識や態度・信念だけでなく，個人を取り巻く周囲の人や，社会資源，規則なども含んだことである。禁煙の例でいえば，禁煙したかどうかを健康教育の成果とせず，その人の QOL の改善によって評価するということになる。また，そのための手段として，本人だけではなく周囲へのはたらきかけや社会資源の活用も，健康教育の一環として組み込むようにする。

　1990年代に入ってからは，健康教育の理念自体が大きく変化した。専門職が教育し，対象者が一方的に受けとる関係から，対象者が学びの主体となり，専門職は対象者が主体的に学べるように支援するという関係（学習援助型）へと変化がおこった。

前熟考期	• 〈意識の高揚〉行動変容することのメリットを知らせる情報提供。 • 〈感情的経験〉行動変容しないと「いけない」と思え、変容したときにはよい感情が生じるという予測。 • 〈環境の再評価〉まわりへの影響を考える機会の提供。
熟考期	• 〈自己再評価〉行動変容しようとしている自分と、しようとしない自分を評価し、変容することによる利益を具体化する。
準備期	• 〈自己の解放〉行動変容がうまくできるという信念とその信念を実行する。また、変容の目標を明確にして、実行までの具体的な計画を一緒に考える。
実行期	• 〈行動置換〉不健康な行動を健康な行動におきかえる。 • 〈援助関係の利用〉まわりからのサポートを活用する。 • 〈強化マネジメント〉ご褒美を出す。 • 〈刺激の統制〉不健康な行動のきっかけを除去し、健康的な行動へつながる刺激を増やす。
維持期	• サポートを維持する

▶**図4-1　行動変容ステージモデルの各期に応じたはたらきかけ**
(Prochaska, J. O. and Velicer, W. F.: The transtheoretical model of health behavior change. *American Journal of Health Promotion*, 12(1)：38-48, 1997 をもとに作成)

　意識の高揚では、関心がもてるように、目ざす行動に関連する情報提供をする。**感情的体験**では、このまま行動をかえないとどのような事態がおこるかを、映像などを通して体験したり、行動変容をした人の体験にふれる機会をもったりする。行動変容した生活を体感して、「自分にできそう」という**自己効力感**❶をもつのである。**環境の再評価**は、行動をかえないことによる周囲への影響を考える方法である。

　②**熟考期**　行動をかえることの利益には気づいているが、かえることの困難さや不利益を天秤にかけ、迷っている時期である。この時期に有効な援助は、**自己の再評価**といわれる。健康行動をとっている自分と不健康な行動をとっている自分の両方を具体的にイメージすることで、行動変容による利益を示す方法である。よい状態のイメージを共有することや、同じ方向を目ざす仲間の存在が有効となる。

　③**準備期**　行動変容はまだおこっていないが、関係する講座に参加したり、必要な情報をみずから収集したり、物を買ったりするなど、動きだす様子がみられる時期である。この時期には、変化できる自分への信頼をもち、変化することを他者に宣言する、**自己の解放**が有効だといわれている。行動変容した自分を具体化することと、行動変容までの具体的な計画を一緒に考えるといった援助によって、変化できる自分への信頼を支えることができる。

　④**実行期**　行動が変化しているが、まだ変化してから6か月未満の時期である。変化が維持されるように、強化マネジメント、行動置換、援助関係の利用、刺激の統制といった援助手法が用いられる。

▭NOTE
❶**自己効力感**
　ある課題行動について、自分にはそれを行うことができるという、自己に対する自信や意欲をいう。

　強化マネジメントは，自分へのプレゼントをするなど，がんばっている自分への褒美を計画することである。**行動置換**は，不健康な行動を健康な行動におきかえていくことである。たとえば，ストレスで過食するかわりに，リラクセーションとしてゆっくり入浴するといった方法がある。**援助関係の利用**は，周囲のサポートを活用する方法である。たとえば，1人で運動するのではなく，一緒に運動する仲間を見つけることなどである。**刺激の統制**は，不健康な行動のきっかけとなる刺激を取り除いて，健康な行動へつながる選択肢を増やすようにすることである。

　⑤ **維持期**　行動変容が6か月以上続いている時期である。自分から環境にはたらきかけ，自分にとっての環境をよりよくしたり，環境にある資源をみずから活用したりできるようになる。

3 健康教育の方法

　健康教育の方法を検討するにあたっては，目的，対象者の規模，学習方法のタイプ，教材などさまざまな方向から考える必要がある。各方法の特徴を知り，健康教育の目的にそって選択することで，対象者の保健行動を支援することができる。ここでは，学習方法の種類と対象者の規模から，どのような方法があるかを理解しておこう。

◆ 学習方法の種類

　代表的な学習方法として，系統学習と問題解決学習がある（●表4-1）。
　系統学習とは，学習内容を段階的に配置し，順序だてて学習させる指導方式のことである。現在のほとんどの義務教育，そして看護学の講義は，この方法で行われている。教える側が学ぶべきことを決め，知識の伝達を行い，対象者は確実に知識を獲得することを求められる。
　一方，**問題解決学習**とは，対象者みずからが問題を見つけ解決していくこ

●表 4-1　系統学習と問題解決学習のおもな特徴

	系統学習	問題解決学習
主体	専門家主体	対象者主体
対象者の態度	受動的	能動的
専門家の役割	知識の伝達	問題・課題の提示
学習内容と構成	専門家が準備・設計する。	対象者の問題意識と解決のプロセスにより構成する。
学習の過程	原理の理解→問題解決	問題解決→原理の理解
評価	正しい知識の獲得	解決していくプロセス
メリット	短時間で多くの情報伝達ができる。	動機づけが得られ，自発的な学習が可能である。
デメリット	関心・意欲・態度が引きおこされにくい。	場あたり的になる。 基礎的，系統的な知識・技能が習得されにくい。
精神保健福祉における健康教育の具体例	子育て支援プログラム	市民から依頼があって行われる健康講座・健康相談

とを主眼とする。対象者自身が問題を主体的・能動的に解決しようとし，試行錯誤する過程から法則の理解や原理を見いだしたり，技術を身につけたりする学習方法である。

　系統学習と問題解決学習は，対極にある学習方法と考えられている。しかし，目的によって，これらを組み合わせることも効果的である。

◆ 対象者の規模による健康教育の方法

　対象者の規模によっても，効果的な健康教育の方法は異なる。

　個人が対象の場合，多くは相談のかたちをとる。対面して相談にのる場合もあれば，オンラインや電話による相談方法もある。

　小集団（お互いに顔を見合わせることができコミュニケーションがとれる範囲の集団）では，同じ目的を共有しやすく，専門家と対象者，および対象者どうしの相互作用が容易なため，問題解決学習が効果的に行える集団規模といえる。対象者どうしのダイナミクスが生じ，ほかの規模の集団に比べると行動変容につながりやすい。また，対象者どうしの交流が生み出され，学習の継続へと結びつきやすい。

　大集団や多くの対象者への周知を目的とする場合は，講演会やパンフレット，ウェブサイトなどが利用される。これらは，伝え手と受け手の相互作用がむずかしいかわりに，受け手にとっては，必要な情報を適時かつ手軽に入手できるという点で利便性が大きい。

4 精神保健福祉における健康教育の実際

● **こころの健康出前講座**　精神科看護師たちが実際に実施している健康教育の一例として，**こころの健康出前講座**を紹介する。この活動は，日本精神科看護協会が実施している公益事業のひとつである。活動の目的は，地域住民の心の健康に対する理解を深め，心の健康の維持増進をはかるとともに，精神疾患の正しい知識やかかわり方を知ることで精神障害者に対する偏見を減らすことである。講座は，少規模集団（5名程度）から大規模集団までに対応している。一般市民，企業，学校，福祉施設などあらゆる領域の人を対象に，幅広いテーマで講座が行われている（●表4-2）。豊富な専門知識と経験をもつ精神科看護師たちが，対象者の希望にできる限り応じて行う，学習援助型の健康教育である。

● **社会の意識づくり**　そのほか，地域住民に対して行われる健康教室や，職場における集団健診，学校での授業などさまざまな機会を利用し情報提供を行っていくことも大切である。また，学校や職場で相談を受けることがあると考えられる人（たとえば教師や管理職）への研修を行うことや，専門機関との連携をはかることは，精神保健福祉に関する啓発・教育だけでなく，次項で解説する支援システムの構築にもつながる。このような活動を通じて，精神的健康について気軽に話し合い，支え合うことのできる意識が社会のなかにつくられていく。

◯ **表 4-2　過去に実施されたこころの健康出前講座の対象およびテーマ別タイトル**

対象者	タイトル	テーマ	タイトル
小学生	・心の健康教室 ・心とからだの健康 ・心のことを勉強しよう ・自分も友達も大切にできたらいいね ・思春期の心の健康 ・第 2 次性徴について	メンタルヘルス	・心の健康バランスをくずさないために ・ストレスとうまく付き合い心の健康づくりに取り組もう ・睡眠について：睡眠薬などの付き合い方，よい眠りとは ・よりよい人間関係を築くためのコミュニケーションスキル ・怒りをコントロールする：アンガーマネジメント ・災害：そのときどうする？
中学生	・思春期の心の健康 ・あなたの心，元気ですか ・心とからだのバランス ・薬物乱用防止		
高校生	・日常生活の心とからだのバランス ・タバコとからだの健康 ・〈薬物乱用防止教室〉薬物が及ぼす精神・身体の影響とは ・若い世代にも知ってほしい認知症	病気を知る	・心の病気との付き合い方 ・身近な心の病を知ろう ・身近な精神疾患を理解する ・統合失調症・気分障害ってどんな病気？ ・アルコール依存症について ・精神疾患をもつ人の理解とかかわり方 ・うつ病：日常生活であらわれやすいサイン ・精神科と精神疾患に関する特徴 ・ストレスマネジメント：ストレスと精神疾患 ・うつ病や自殺のサインに気づく
大学生 専門学生	・うつ病：日常生活であらわれやすいサイン ・うつ病について：よいときとわるいときの対応 ・ストレスとじょうずに付き合う方法		
家庭・ 学校	・子どもの心とからだの健康を知る ・中学生の心とどう向き合うか ・不登校児童生徒の対応について ・家族への心のケア ・心健やかに生きるコツ ・心の発達と健康：子育て最中の保護者の心の健康 ・教職員の心身の健康保持増進	認知症	・認知症の予防：元気に過ごすために ・認知症を支える人の現状と地域におけるサポートの視点 ・認知症の介護にいかす ・家族介護教室
職場	・働く人の心を軽くするメンタルヘルス ・働く女性のメンタルヘルス ・うつ病にならないための対策・なったときの対応・復職支援 ・管理者向け職場のメンタルヘルス ・精神疾患になってしまった従業員に対する接し方 ・上司のかかわり方・同僚のかかわり方 ・リカバリーで就労支援	支援者への支援	・精神障害者とその家族の支援 ・障害支援者への支援 ・支援者のメンタルヘルスのために ・介護者の心の健康 ・高齢者を対象にした家族の心のケア

（日本精神科看護協会：こころの健康出前講座講師ガイド ver. 7＜http://www.jpna.jp/kokoronohi/demae-file.html＞＜参照 2021-07-16＞をもとに作成）

2　精神保健福祉に関する支援システム

　次に，人々の機能を高めるために行われる，環境因子調整の手段のひとつとして，精神保健福祉に関する社会資源と，その有機的なつながりである支援システムの構築と推進について解説する。

1　支援システムとは

　道路，鉄道，上下水道，電気，ガス，あるいは学校や病院などは，ふだん

は意識されないが，私たちの社会に欠かせない公共の施設である。また，私たちは日常的に買い物をしたり，飲食店で食事をしたりするが，このようなことがあたり前にできるのも，生産・流通から消費へとつなぐしくみがあるからである。このような施設やしくみは，広く法律や施策によって整備されていることで，安全かつ安定的な運用がなされている。以上のように，さまざまな要素が組み合わさりシステムとして機能することによって，私たちの社会はなりたち，生活がまもられている。

　保健医療福祉領域においても同様に，疾患やけがの予防から治療，その後の地域生活への移行・定着までを支援するシステムがある。それは，私たちの健康をまもり，社会のなかで個人がよりその人らしく暮らしていくために主体的に活用できる**社会資源**が，有機的・重層的に結びついたものである。以下に，とくに精神障害の一次予防につながる支援システムと，それを構築する社会資源について解説するが，このような社会資源は二次予防や三次予防においても重要であることに留意してほしい（▶とくに地域移行支援・地域生活支援で活用できる社会資源については，123ページ）。

2 支援システムを構成するおもな社会資源

◆ 精神保健福祉を担うおもな専門機関

　精神保健福祉はおもに精神保健福祉センター，保健所，市町村・市町村保健センターといった行政機関によって担われている（▶図4-2）。

●**精神保健福祉センター**　精神保健福祉センターは，精神保健福祉法に基づいて都道府県および政令指定都市に設置される行政機関である。1965（昭和40）年の精神衛生法改正の際に設置された（当時は精神衛生センターという名称であった；▶21ページ）。精神保健福祉活動の中核的機関として住民の精神的健康の保持増進をはかるとともに，精神障害の予防や精神障害者の地域移行・地域定着にいたるさまざまな課題について，専門的かつ総合的に対応している機関である。

　おもな業務としては，①保健所と精神保健関係諸機関に対する技術指導と技術援助，②同機関の職員に対する教育研修，③精神保健福祉に関する広報普及，④調査研究，⑤精神保健福祉相談（複雑または困難なもの），⑥協力組織の育成，⑦精神医療審査会の事務，⑧精神障害者保健福祉手帳および自立支援医療の判定事務である。規模によっては，診療やリハビリテーション，精神科救急情報センターなどの機能が加えられている場合もある。勤務している専門職も精神科医，精神保健福祉士，臨床心理技術者，保健師，看護師，作業療法士など幅広い。

　精神障害を予防するための活動としては，精神保健福祉に関する正しい知識を広めるために，各種広報誌・リーフレットの発行や，住民を対象とした講演会の開催などを行っている。また，精神疾患，アルコール・薬物乱用，引きこもりなどのメンタルヘルスに関連する問題について，来所や電話による相談に応じ，とくに複雑・困難な事例に対応している。さらに，精神保健

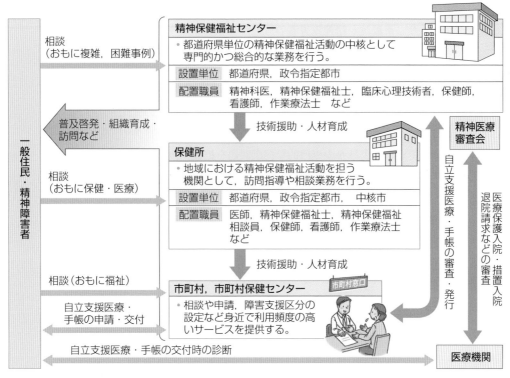

● 図 4-2　**精神保健福祉を担うおもな専門機関**

福祉にかかわる協力組織やボランティアの育成，協力機関・団体への側面的な援助も行っている。

● **保健所**　地域保健法に基づいて，都道府県や政令指定都市，中核市などに設置される行政機関であり，管轄する地域の住民の心身の健康を支える。精神保健福祉業務については，1965（昭和 40）年の精神衛生法改正によって，精神保健行政の第一線機関と位置づけられたが，1999（平成 11）年の精神保健福祉法改正により業務の一部が市町村に移管された。

　おもな精神保健福祉業務は，①管内の精神保健福祉に関する実態把握，②精神保健福祉相談，③患者家族会などの活動に対する援助と指導，④教育・広報活動と協力組織の育成，⑤関係諸機関との連携活動，⑥医療と保護に関する事務，⑦社会復帰および自立と社会参加への支援，⑧ケース記録の整理および秘密の保持など多岐にわたる。とくに近年は市町村や市町村保健センターなどとの役割分担によって，自治体ごとに多様となっているのが現状である。

　精神障害を予防するための活動としては，管轄地域の住民のメンタルヘルスに関する実態を把握し，課題に即した教育・広報活動を実施している。また，保健師による相談や訪問活動，専門医による精神保健福祉相談など個別支援を行っており，必要に応じて早期に医療につなぐ役割を担っている。そして，精神保健福祉センターと同様に，精神保健福祉にかかわる協力組織やボランティアの育成，協力機関・団体への側面的な援助も行っている。

● **市町村・市町村保健センター**　上述したように，1999（平成11）年の精神保健福祉法改正により，市町村が精神障害者の対人サービスの第一線機関となった。地域保健法に基づく基本方針においても，精神障害者の社会復帰策のうち身近で利用頻度の高いサービスは，市町村保健センターなどにおいて保健所の協力を得て実施することが望ましいとされている。

　市町村保健センターは，各市町村に設置される行政機関で，すべての年代における幅広い健康レベルの地域住民を対象に，総合的なサービスを提供する拠点である。保健所がより広域かつ専門的な健康問題を把握・援助するのに対し，市町村保健センターは，当該地域に根ざして地域住民の健康づくりを行う対人保健サービスの場である。

　おもに，健康相談，保健指導，健康診査などの事業を展開し，たとえば，乳幼児健診や子育て支援事業，児童虐待予防事業，うつ病予防・自殺予防対策，高齢者の生きがいづくりのための事業などは，地域住民のメンタルヘルスの維持・向上や，精神障害の予防・早期発見に寄与している。

◆ 精神保健福祉を担うおもな専門職

　多様な援助が必要となる精神保健福祉の領域では，関係する専門職も多く存在する。それぞれの役割と専門性を理解し，多職種チームとして協働することが重要となる。ここでは，看護職以外で一次予防にかかわるおもな専門職の役割について解説する。

● **医師**　精神保健福祉センターや保健所の所長は要件を満たした医師であることが規定されており，診療にかかる業務全般を行うほかに管理者として運営を行う役割がある。また，一定の実務経験ののち，精神保健福祉法で定める要件を満たし，厚生労働大臣によって指定された**精神保健指定医**（● 46ページ）は，措置入院・医療保護入院といった患者の意思によらない入院や行動制限のための診察などを行う。

● **精神保健福祉士 psychiatric social worker（PSW）**　医療機関，社会復帰施設，行政機関などで，精神障害者の社会復帰を促進するために，住居，職業，経済生活面などの福祉分野の相談・援助を行い問題解決をはかる専門職である。そのほかにも，家族会や自助組織の育成，地域の関連機関との連絡調整など広範囲の職務がある。

● **臨床心理技術者**　心理士やカウンセラーなどとよばれる職種で，日本臨床心理士資格認定協会が認定する**臨床心理士**がよく知られている。2017（平成29）年には公認心理師法が施行され，心理職初の国家資格である公認心理師が誕生した。精神保健福祉領域においては，おもに心理相談や各種の心理検査法を用いた心理的評価，個別あるいは集団における心理相談や心理療法などの業務に携わる。

● **作業療法士 occupational therapist（OT）**　おもに病棟や精神科デイケア（● 125ページ）などで作業療法の計画・実施・評価を行い障害者の心身の機能回復に向けたリハビリテーションを行う職種であるが，地域に出向き健康教育を行うこともある。

● **精神保健福祉相談員**　精神保健福祉センターや保健所などで，精神障害者やその家族の相談に応じ，必要に応じて訪問・指導を行う。免許資格ではなく，都道府県知事などが精神保健福祉士などの一定の資格をもつ者のなかから任命する。

◆ 専門機関・専門職以外のおもな関係機関・協力組織

　精神保健福祉活動においては，いわゆる専門機関や専門職種ではない人々による柔軟なかかわりやはたらきかけがたいへん重要である。住民としての視点は，専門職が見落としがちな実際の生活場面からの視点を補ってくれることもある。

● **町内会**　各地域で住民どうしが地域社会生活を支え合う自主的な地区組織で，自治会ともよばれる。住民どうしの交流を目的とした催事や，地域内の清掃活動などによる環境整備，住民による自主防災組織としての防災訓練などを行っている。たとえば，住民の高齢化が進むある団地の町内会では，高齢者の引きこもり・認知症・孤独死の予防を目的として，団地内の独居高齢者を把握し，声かけ活動を実施している。このような住民どうしのインフォーマルな支援は，住民のメンタルヘルスの維持・向上につながる。また，保健所や市町村保健センターなどの行政機関が精神保健福祉施策を住民の協力を得て展開していく際には，町内会と連携し，住民の意見を取り入れて保健事業の企画などに活用していくことが望ましい。

● **民生委員**　民生委員の職務は民生委員法に規定されている。おもな活動としては，①住民の生活状態を適切に把握する，②援助を必要とする人が能力に応じて自立した日常生活を営めるように相談・助言を行う，③保健福祉サービスを適切に利用するために必要な情報提供を行う，④社会福祉事業者や関連行政機関と連携し，住民の福祉の増進をはかる，などである。民生委員の活動には，精神保健福祉に関連する内容も含まれ，担当地区の住民のメンタルヘルスに関連する状況を把握し，同じ住民の立場で相談を受けたり，必要に応じて保健師などにつなげたりする役割がある。

● **精神保健ボランティア**　社会福祉協議会や精神保健福祉センター，保健所などが主催して精神保健ボランティアを養成している。精神保健ボランティアの活動内容はさまざまであり，同じ市民という立場から精神障害者やその家族を支援するほか，精神保健福祉に関する正しい理解を広く一般に促進して，精神障害への差別や偏見を緩和することも活動の目的となっている。

3　精神保健福祉に関する支援システムの構築・推進

　精神障害を予防し，メンタルヘルスを維持・向上していくためには，これまで紹介してきたさまざまな社会資源が有機的に連携し，総合的な支援システムとして構築・推進されていくことが重要である。

● **地域のアセスメントと課題（ニーズ）の発見**　支援システムの構築にあたっては，まず当該地域の課題（ニーズ）を発見するために，アセスメントを行う必要がある。精神保健福祉に関連するさまざまな統計資料のほか，公共

○ 表4-3 保健・医療・福祉の連携の構成要素

構成要素	下位項目
連携に対する知識・能力の向上	他機関（職員を含む）に関する情報の収集，他領域の知識習得および研修の機会，自機関内の連携に対する意欲の度合いなど
日常的な援助業務における連携の具体的手段	連絡，送致，交渉・獲得，同行訪問，意見交換・事例検討会（カンファレンス）など
他職種との関係性	専門職間の目的の一致，連携に対する意欲や動機，他職種に対する理解度，専門職間の信頼関係，キーパーソン・リーダーシップ，組織の策定過程など
情報の共有	書式の統一，定期的な情報交換，情報管理・共有システムの整備など

（右田紀久恵ほか：社会福祉援助と連携〔21世紀への架け橋　社会福祉のめざすもの　第3巻〕. p.112, 中央法規出版, 2000 による）

施設，公的サービス，住民組織，職種・職域組織，生活に関連する産業，地域の特性や強みなどの情報から地域の状況を多角的に評価し，支援のためのアプローチや新たな社会資源を開発していく際の参考にする。さらに，保健師への個別相談や民生委員が把握している情報などからとらえた個人の課題が，ほかの住民にもあてはまるかを分析し，住民共通の地域の課題として一般化することもある。

● 地域内の情報交換，関係機関との連携体制づくり　発見された課題は，住民や精神保健福祉にかかわる関係者らと共有する。その後，目標を設定し，それを達成するための具体的な方法の計画・実施をしていく（システムの構築）。

　実施においては，まずそのシステムを一緒につくっていく人々の間で，連携できる体制を構築することが必須である。連携を構成する要素には，情報共有，連絡，調整，協働といったものがある（○表4-3）。連携体制構築のどの段階にあるのかをふまえたうえで，どのような相手と，なにを目的に，いつ，どのように連携するのか選択していく。しかし，一朝一夕に円滑な連携ができるものではない。日ごろから地域レベルでの連絡会議や研修会などを通して顔つなぎができていることや，定期的な事例検討会などを通して課題と役割分担を認識していることなど，日常的なコミュニケーションによる情報の共有や信頼関係の積み重ねが重要である。また，実践活動を行っていくと失敗はつきものであるが，その失敗こそがシステムを発展させるためのチャンスとなると考え，日ごろからそのような意識がもてるような雰囲気づくりも必要である。そして，担う人がかわっても支援システムを継続できるように，若手や次世代を育てていくことも大切であろう。

● 住民との連携・協働　連携の主体には，専門職者だけでなく，住民，民生委員，精神保健ボランティアなども含まれる。しかし，専門職が仕事として行うフォーマルな支援とは異なり，住民が担うインフォーマルな支援は基本的にはボランティアであり，個人の価値観や自発性，住民どうしの関係性などに影響されるため，そのあり方は多様である。この点を十分に理解したうえで，住民と専門職との連携・協働の場を構築していく必要がある。専門職としては，単純に住民どうしの支え合いがあるほうがよいという理由ではなく，非専門職である住民との連携・協働が，なぜ必要なのか，どのように

◎表4-4　精神保健政策と精神保健福祉法に共通する倫理原則

①参加	⑦自律性と力を引き出すこと
②治療によって患者が受ける利益	⑧家族の関与
③治療の選択	⑨尊厳
④無差別平等	⑩行動制限の最小化
⑤利用のしやすさ	⑪権利擁護
⑥安全性	⑫判断能力

（グラハム ソーニクロフト・ミケーレ タンセラ著，岡崎祐士ほか監訳：精神保健サービス実践ガイド．pp.44-45，日本評論社，2012 をもとに作成）

有効なのかを十分に考慮しなければならない。また，住民の主体性を支えるという観点から，住民みずからが地域のなかの課題を発見・共有し，専門職とともに必要なシステムを構築していくという，住民主体の活動を支援することも重要となる。

● **支援システムの基盤となる原則**　歴史的な背景からも，とくに精神保健福祉領域では，支援の対象となる人々の人権を保障するという観点を忘れてはならない。それは日々の業務だけでなく，支援システムを構築していく際も同様であるため，早い段階で**倫理原則**を明らかにしておくことが必要となる。倫理原則は，さまざまな国や団体が考案しており国際的な合意はなされていないが，各国・各団体が示す原則の比較から，精神保健福祉領域において共通する，12 の基盤となる倫理原則が示されている（◎表4-4）。

　また倫理原則以外に，以下の9つの原則，すなわち，①**自律性**，②**連続性**，③**有効性**，④**利用しやすいこと**，⑤**包括的であること**，⑥**公平性**，⑦**成果を出し説明をする責任**，⑧**連携がとれていること**，⑨**効率性**，を考慮することも必要である（◎表4-5）。これらのうち，地域における支援システムを構築・推進していくうえでとくに重要となるのは，チームで情報共有がなされ一貫したケアやサービスが長期間にわたり継続して提供されること（②）や，利用者や家族などがいつでもどこでも必要に応じてケアやサービスを受けられること（④），さまざまなレベルの症状に対応し，ニーズに合わせて選択できるケアやサービスがあること（⑤），チームで一貫した支援計画がたてられ各機関・各専門職が連携して支援を提供していること（⑧）である。

B　早期の対応と地域生活をつなぐために ——二次予防

　本人や周囲が精神の不調に気づかない，あるいは気づいてもためらいや確信のなさなどから相談せず，治療が必要なほどわるい状態になっても未治療のまま経過すると，結果的に自殺などの深刻な状況に陥ってしまうことがある。このような，潜在的な精神障害者や危機状況にある人を早期発見・早期介入していく取り組みが二次予防である。

▶表4-5　地域でサービスを展開するときの基本原則

原則	定義
①自律性 Autonomy	症状や障害があっても，自分自身で選択し決定できる能力。自律性は効果的な治療やケアによって促進されるべきである。
②連続性 Continuity	患者を支援するにあたり，(ⅰ)支援チーム内およびチーム間で情報が共有され一貫したケアを提供できること(横の連続性)，(ⅱ)長期にわたって途切れなく継続した支援ができること(縦の連続性)。
③有効性 Effectiveness	地域・個人レベルで，サービスやケアが実生活に即し有用であると証明されていること。
④利用しやすいこと Accessibility	利用者やケアラーが，いつでもどこでも必要に応じてケアが受けられること。
⑤包括的であること Comprehensiveness	以下の2つの側面をあわせもつサービスのこと。 (ⅰ)横方向の包括性：幅広い重症度の精神疾患，幅広い患者特性(性別，年齢，人種，診断)をカバーするサービスかどうか。 (ⅱ)縦方向の包括性：外来・コミュニティケア・デイケア・急性期入院・長期居住施設・サービス間の連携など，あらゆるタイプのケアを有しているか，また優先順位の高い患者から利用できるか。
⑥公平性 Equity	サービス資源を公平に分配すること。ニーズが拮抗した場合の優先順位のつけ方，サービス資源の分配方法を明確にしておくこと。
⑦成果を出し説明をする責任 Accountability	精神保健サービスは，患者・家族・一般の人々と複雑に影響し合う関係にあり，その間に生じる機能の1つ。誰もがサービスは理にかなった方法で責任を持って実施されることを期待している。
⑧連携がとれていること Co-ordination	患者個々に対し一貫した治療計画がたてられているサービスのこと。それぞれの計画には明確な目標があり，過不足なくニーズに応じた有効な支援が行われるべきである。横の連携では，サービス内およびサービス間で情報共有され，短期的に適切なケアが行われることを意味する。縦の連携では，スタッフや関係機関が互いに関係を持ちながら，長期にわたってケアを行うことを意味する。
⑨効率性 Effciency	ある水準の結果を出すために要する資源が最小限に抑えられている，あるいは同じ資源で最大限の結果を出すというサービスのこと。

(グラハム ソーニクロフト・ミケーレ タンセラ著，岡崎祐士ほか監訳：精神保健サービス実践ガイド. p.47，日本評論社，2012による)

1　地域における早期支援の重要性と課題

1　早期支援の重要性

　精神疾患は患者数が増加傾向にあり(▶13ページ)，医療計画の5大疾病に含まれている(▶5ページ)。精神疾患の早期発見・早期治療・早期支援は，地域で取り組むべき重要な課題である。

● **精神病未治療期間(DUP)の短縮**　精神疾患に罹患した人の多くは，治療が必要なほどわるい状態にもかかわらず未治療のまま経過することもある。精神病の発症から治療開始までの期間は**精神病未治療期間** duration of untreated psychosis(**DUP**)とよばれる。DUP が長いほど治療が困難になり予後がわるくなると指摘されており，早期の段階で介入が行われないと危機的状況(▶次ページ)にいたることがある。一方，早期の適切な介入により DUP を短

縮することで，より早期の回復，入院の減少，心理・社会的スキルの維持が可能になるとされている[1,2]。また，精神疾患を発症してから最初の数年である臨界期に適切な治療を継続的に受け，状態を良好に維持できれば，その後の経過も良好となる可能性が高まることも明らかにされている。

　そのため精神疾患に対しても，身体疾患と同様に，治療が必要な精神疾患の**早期発見**と**早期介入** early intervention といった予防的なアプローチが注目されている。発症後できる限り早い時期から，治療とともに手厚い心理・社会的支援を提供することで，よりよい経過を得られる。

2 早期支援の課題

　本人や家族はなんらかの異常を感じていても，精神疾患に関する知識・理解の不足や社会的な偏見・差別によって，どうしてよいかわからずにいたり，精神疾患だと認めることや精神科医療施設への受診をこばんだりする場合がある。本人，家族，周囲の人々が早期に異変・徴候に気づき，相談できるようにするためには，精神疾患に対する正しい情報提供，スティグマへの対策，利用しやすいサービスの展開など，さまざまな課題がある。

● **早期支援で生じうる倫理的問題**　精神疾患に対する早期支援は疾患の予防や良好な予後のために重要であるが，倫理的問題も指摘されている。早期発見・早期治療による，過剰診断・過剰治療の懸念や，行動上の問題や社会的適応の問題を「疾患」とみなし固定してしまうことへの批判，精神疾患に関するスティグマの問題などである[3]。これらの倫理的問題に対しても十分に配慮した支援でなければ，本人・家族の不安やためらい，抵抗を払拭（ふっしょく）することはむずかしい。

2 危機的状況に対する早期介入

　ここでは，発症につながる危機的状況とはなにかについて解説し，その後，早期発見と早期介入（**危機介入**）の方法について解説する。

1 危機的状況とはなにか

　危機理論の創始者のひとりであるカプラン G. Caplan によれば，危機とは「人生の重要な目標をおびやかすような障害に直面して，過去において習得した問題解決の方法によってはそれを乗りこえることができないときに引きおこされる一時的な状態」と定義されている[4]。

● **危機の特徴と段階**　危機の特徴は研究者によりさまざまな観点から論じられているが，ミラー K. Miller は文献から共通する危機の基本的特徴を，時

1）French, P.・Morrison, A. P. 著，松本和紀・宮腰哲生訳：統合失調症の早期発見と認知療法．pp.3-7，星和書店，2006.
2）Jackson, H. J.・McGorry, P. D. 編，水野雅文ほか監訳：早期精神病の診断と治療．医学書院，pp.15-25，2010.
3）石原孝二，佐藤亮司：統合失調症の「早期介入」と「予防」に関する倫理的問題——「早期介入」の多義性と ARMS をめぐって．社会と倫理 27：135-151，2012.
4）Gerald Caplan 著，山本和郎訳：地域精神衛生の理論と実際．医学書院，1968.

間，行動の変化，主観的側面，相対的側面，有機的緊張の観点から示している（●表4-6）。

　さらにカプランは危機について，急性の一時期（4〜6週まで）にみられる状態とし，その過程を4段階に分けてその特徴を説明している（●表4-7）。

●**危機のタイプ**　危機には，必然的で予測可能な**発達的危機**と，偶発的で突発的な**状況的危機**の2つのタイプがある。これらは同時に生じていることもあれば，偶発的にみえる病気や事故が過去の発達上の課題とかかわっているなど両者が深く関連している場合もある。

　①**発達的危機**　乳幼児期，学童期，思春期，青年期，中年期，老年期といった成長発達過程の各段階における課題を，乗りこえ適応しようとする際に生じる心理的葛藤によるストレス状態である。したがって，発達的危機は，成長発達に伴って誰もが通り抜けるものであり，具体的には，受験，就職，結婚，退職，老いなどがあげられる。発達的危機においては，危機的状況を乗りこえることで次の段階へ成長していくが，乗りこえられないときに不適切な対処がなされると，その後の発達過程のなかで別の危機としてあらわれることもある。

　②**状況的危機**　誰もが必然的に経験するものではなく，予期せず偶発的に生じる状況に伴う危機のことであり，社会的危機と偶発的危機に分けられ

●**表4-6　危機の要素と特徴**

要素	特徴
①時間	慢性というよりは急性であり，非常に短い期間から，長期間にわたる。短くて約1週間，長くて6〜8週間継続する。
②行動の変化	ふだんと比較して明らかに非効果的な行動をする。行動は内的緊張を緩和しようとするが，問題を解決できるかどうかわからないまま試行錯誤する。建設的な行動は減少し，フラストレーションが高まる。
③主観的側面	解決できないと思われる問題に直面すると，無力感を経験する。人生の重要な目標に対する脅威や危険を知覚し，不安，おそれ，罪悪感，防衛的反応を伴う。
④相対的側面	共通の状況下におかれていても，危機的状況の知覚はその人特有のものであり，他者や他集団にとっても危機であるとは限らない。
⑤有機的緊張	危機に陥っている人は，不安に関連したさまざまな身体的緊張を経験する。これらの身体反応は即時的／一時的かもしれないし，長期間にわたるかもしれない。

(Miller, K.: The Concept of Crisis : Current Status and Mental Health Implications. *Human Organization*, 22(3) : 195-201, 1963 をもとに作成)

●**表4-7　危機の4段階と各段階の特徴**

第1段階	緊張が高まり，いつものやり方で危機を解決しようとする。
第2段階	いつものやり方では解決できず失敗し，緊張がさらに高まる。新たな解決方法を模索する。
第3段階	試行錯誤の結果，適切な対処によって解決にいたれば回復に向かい，問題解決能力も高まる。しかし，解決にいたらない場合は，緊張がさらに継続し，不安や抑うつ状態に陥ることもある。
第4段階	緊張や不安が低下し表面的には安定するが，問題が未解決のままのため再び危機的な状況となると精神的な健康がそこなわれることもある。

(Gerald Caplan 著，山本和郎訳：地域精神衛生の理論と実際. 医学書院，1968 をもとに作成)

る。**社会的危機**とは，離婚や親しい人との別離，失業やそれに伴う困窮など，生活上のできごと(ライフイベント)による喪失体験から自尊心の低下や不安などが生じて，社会的・心理的・身体的安寧がおびやかされる状況をさす。一方，**偶発的危機**は，大地震や津波などの自然災害，紛争，交通事故，火事，突然の病気，犯罪被害など，ショックなできごとに思いがけなく遭遇した際に生じる。とくに大きな災害や事故の場合は，広くその地域の人々の日常生活に支障をきたす状況となる。

● **危機が内包する2つの意味**　危機は，ただちに精神的な問題へ直結するとは限らず，個人や集団が危機を乗りこえることができれば成長の機会になりうる。一方で，発達上の課題をうまく乗りこえられなかったり，危機的状況への対処が遅れたり不適切だったりすると，精神疾患を発症するなどメンタルヘルス上の問題につながることもある。そのため，適切なアセスメントのうえ，必要に応じて早期に介入することが重要である。

2 早期発見・早期介入のための方法

● **問題解決の3つの決定要因**　アギュレラ D. C. Aguilera は，契機となる強いストレス状況を知覚したときに，危機あるいは危機回避にいたるプロセスに影響を及ぼす問題解決決定要因として，**できごとの知覚**，**社会的支持**(**ソーシャルサポート**)，**対処機制**の3つをあげている(▶図4-3)。3つの決定要因により問題が解決し，均衡状態が回復して危機が回避される(▶図4-3のA)が，決定要因のうちのどれかが欠けていると問題解決にいたらず，不均衡が継続して危機的状況に陥る(▶図4-3のB)。

　すなわち，ストレスフルなできごとに遭遇した場合に，危機に陥るか，予防・回避されるかは，個人がそのできごとをどうとらえているか(できごとの知覚)，問題解決に向けたサポート資源が身近にあるか(社会的支持)，適切なストレス対処方法を身につけているか(対処機制)によって異なる。危機の契機となるできごと自体を排除することはむずかしい場合もあるため，これらの要因をアセスメントして，必要に応じて予防的介入，あるいは軽減・回復のための適切な介入をすみやかに行うことが重要となる。

● **危機介入支援の視点**　これらをふまえると，精神保健福祉活動における危機介入としては，まずアセスメントによって対象となる人々の危機的状況を早期に発見する必要がある。そして，直面しているストレスフルなできごとにその人自身で適切に対処することで成長の機会となるように，その人の対処能力を高めることや，身近なサポート資源を活用できるように支援する視点が重要である。

● **危機介入のステップ**　アギュレラは危機介入のステップとして以下の4段階を提示している。

　①第1段階：**個人と問題のアセスメント**　危機介入の必要性を把握するために，危機の契機となったできごとや問題解決に影響を与えている要因などについて情報を収集しアセスメントし，介入が必要な状態を早期に発見する段階である。

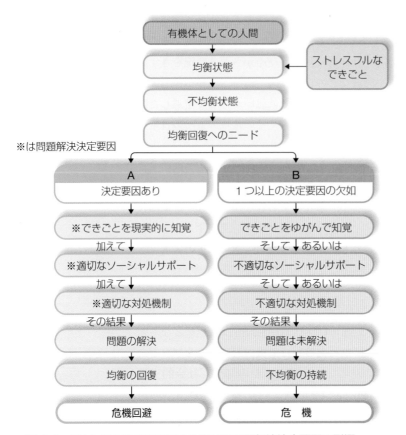

※は問題解決決定要因

有機体としての人間
↓
均衡状態 ← ストレスフルなできごと
↓
不均衡状態
↓
均衡回復へのニード

A	B
決定要因あり	1つ以上の決定要因の欠如
↓	↓
※できごとを現実的に知覚	できごとをゆがんで知覚
加えて ↓	そして ↓ あるいは
※適切なソーシャルサポート	不適切なソーシャルサポート
加えて ↓	そして ↓ あるいは
※適切な対処機制	不適切な対処機制
その結果 ↓	その結果 ↓
問題の解決	問題は未解決
↓	↓
均衡の回復	不均衡の持続
↓	↓
危機回避	危　機

▷**図4-3　ストレスフルなできごとにおける問題解決決定要因の影響**
（ドナ C. アギュララ著，小松源助・荒川義子訳：危機介入の理論と実際．p.25，川島書店，1997による，一部改変）

- 契機となるできごとはなにか（問題はなにか）：現在自覚している問題はいつから生じているか，なにかショックなできごとがあったか，日常生活上の変化があったかなどについて，質問や言動の観察を行い，危機の契機となったできごとを明確にする。そして，その危機が個人的な危機なのか，組織的な危機なのか，あるいは地域社会を巻き込むような危機なのかを判断する。
- 心身の健康状態：危機的な状況にある人は▷表4-8のような行動を示すことがあるため，これらがあらわれているかを観察あるいは質問して把握する。希死念慮や自傷他害のおそれがある場合，児童虐待など命にかかわる危険があると判断された場合は，本人の合意が得られていなくても早急に介入する。危機的状況のなかにある人は，自分からは支援を求めることができない場合もあることに留意し，心身の健康状態を注意深くアセスメントする必要がある。
- できごとをどのように知覚しているか：危機の契機となったできごとを本人がどのように知覚しているか，危機的状況をどのようにとらえているかを確かめ，認識（受けとめ方）のゆがみの程度をアセスメントする。認識がゆがんでいると，自分で問題を解決したり，他者にたすけを求めたりする

○**表4-8　危機のあとにみられる一般的行動**

怒り	集中力の低下	社会的引きこもり	気の短さ
猜疑心	頭痛	無関心	悲哀感
物質乱用	不安定さ	疲労感	無力感
腰痛	学業上の問題	自殺念慮	悪夢
恐怖感	絶望感	退屈	自己不信
生き残ったことへの罪悪感	しびれ	フラッシュバック	不眠感
泣きつづける	ショック	仕事の困難さ	過食または拒食
忘れっぽさ	侵入的な考え	性的活動の減退	

（ゲイル W. スチュアート・ミシェル T. ララィア著，安保寛明・宮本有紀監訳：精神科看護——原理と実践，原著第 8 版. pp.308-314，エルゼビア・ジャパン，2007 をもとに作成）

ことができずに危機的状況に陥ることがある。

- 身近に支援してくれる資源はあるか：力になってくれる人の存在，家族関係，現在のサポートの状況などについて質問し，個人を取り巻く環境と支援の状況を把握する。専門家だけでなく，家族や友人など身近で支えてくれる人物の存在はストレスに対処するための重要な資源となる。一方，身近な人たちとの関係がうまくいっていなかったり，適切なサポートを受けられないような状況におかれていたりすると，対処が不適切なものとなり，問題解決にいたらず危機的状況に陥ることもある。

- どのような強みと対処行動をもっているか：これまでに危機的状況やストレスにどのように対処したか，誰かに相談することができたか，不安をどのように解消してきたかなどについて質問することで，個人の強み（**ストレングス**；● 102 ページ）と過去の対処方法を把握し，アセスメントする。個人の強みや過去の対処方法は，危機介入の方法として活用することができる。

②**第 2 段階：危機介入の計画**　アセスメントをふまえて，危機以前の均衡状態に回復することを目的に，誰が，いつ，どこで，なにを，どれくらいの頻度で実施するかといった具体的な危機介入の計画をたてる。

③**第 3 段階：介入**　立案した計画に基づき危機介入を実践する。危機介入の方法には，環境調整，普遍的支援，一般的アプローチ，個別的アプローチの 4 つのレベルがある[1]。**環境調整**は，たとえば，職場で過度のストレス状況にある場合に，一時的な休職や配属の変更によってストレッサーから離れたり除去したりするアプローチである。**普遍的支援**は，受容，共感，ケアリングなどを通して，看護師が援助者であるということを伝えるアプローチである。**一般的アプローチ**は，不安や緊張の解消によって適応に導くことを目ざす援助方法である。たとえば，配偶者と死別した喪失体験によって危機的状況に陥った場合に，喪の仕事❶に焦点をあてて介入するなど，危機を体験した個人の内面ではなく，危機がたどる特有の経過に焦点化する。**個別的アプローチ**は，一般的アプローチでは対応しきれないような危険度の高い状

□ **NOTE**
❶**喪の仕事**
　愛着のある対象との死別後に生じる悲哀や罪責感の心理的処理過程。

---

1 ）ゲイル W. スチュアート・ミシェル T. ララィア著，安保寛明・宮本有紀監訳：精神科看護——原理と実践，原著第 8 版. pp.308-314，エルゼビア・ジャパン，2007.

況で用いられる方法で，たとえば配偶者と死別した喪失体験から自殺の危険が高まっている状況に対応するものである。

④ **第4段階：事後の評価**　危機介入の最後の段階は評価である。介入によって危機以前の均衡状態を回復しているか，おびやかされていた個人のニーズは満たされているか，個人の問題は解決したか，できごとを現実的に認知できているか，適切な対処機制が強化されたか，適切なソーシャルサポートを得ることができたかなどについて，対象者とともにふり返り，評価する。その際，対象者が今後も将来の危機にうまく対処できるように，対象者自身の肯定的な変化とそれに有効的に影響した対処方法に焦点をしぼる。通常，危機介入は1か月以内に終了するが，それ以降の中期的・長期的な支援プランにつなげるために，日常的なケアやサポートを行う人々に引き継ぐ。

3　早期支援に活用できる社会資源

　精神障害の発生を早期に発見し，重症化する前に介入へとつなげるためには，まずは，本人や周囲が精神の不調を訴えることができ，必要があれば医療へとつなぎ，連携して支えてくれる社会資源が必要である。また近年は，医療職が積極的に出向いて早期発見・早期介入につなげるアウトリーチの必要性も高まっている(◐ 129ページ)。

1　地域における相談窓口

　精神疾患に対する抵抗感などから，人々がなんらかの精神的不調を感じたとき，最初に相談したり受診したりする先は精神科医とは限らない。精神保健福祉に関する地域のおもな相談窓口としては，精神保健福祉センター，保健所，市町村の窓口などがある(◐ 75ページ)。各機関の二次予防における役割には次のようなものがある。

---

column　**学校における心の健康問題への早期支援**

　学校は，子どもの心身の健康問題の早期発見と早期対応をはかるうえで大きな役割を担っており，日々の健康観察や保健指導などの適切な実施が求められる。心の健康に関しては，学習指導要領に基づき，心も身体と同様に発達すること，心と体は相互に影響し合うこと，不安や悩み，ストレスに対して適切な対処方法があることなどを児童・生徒が理解できるようにすることを目標に保健教育が実施されている。

　また，文部科学省は教職員向けに，メンタルヘルスに関する健康観察の方法と問題への対応の手引きを作成・普及している[1]。学級担任や養護教諭，特別支援教育コーディネーター，スクールカウンセラー，学校医などすべての学校関係者が，健康観察の重要性や目的，心の健康に関する観察の視点や対応のあり方について，理解を深められるように構成されている。統合失調症，うつ状態，リストカットなどのおもな問題のほか，発達障害と関連障害，虐待と性被害などを含め，事例を多数あげて組織的対応の進め方を解説している。

1）文部科学省：教職員のための子どもの健康観察の方法と問題への対応──メンタルヘルスを中心として．(https://www.mext.go.jp/a_menu/kenko/hoken/1260335.htm)(参照 2021-07-16).

●**市町村**　母子保健や生活保護など，精神障害の早期発見と関連深い事業
を行っていることが多い。受け付ける相談は障害福祉サービスに関すること
などが中心であるが，市町村保健センターでは心の健康相談窓口を設けてい
ることもある。

●**保健所**　前述のとおり精神保健福祉行政の中心的な機関であり，二次予
防においても重要な役割を担っている。電話や来所による相談のほか，保健
師などの専門職が居宅に訪問し，相談・指導などの危機介入を行うこともあ
る。また，医療保護入院のための移送の実務なども行う。

●**精神保健福祉センター**　相談のなかでも複雑・困難事例を扱う。二次予
防に関するものとして，訪問指導や精神科デイケア（◐ 125 ページ）などの実
施のほか，精神科救急情報センターが設置されていることもある。

●**その他**　内科医など一般のかかりつけ医や学校医・産業医などの医療関
係者，保健師や精神保健福祉士など行政の専門職，養護教諭やスクールカウ
ンセラーなど学校関係者が，地域の人々の精神的不調を早期に発見し治療開
始へと導けるよう，サービスの整備や取り組みの構築が求められる（◐ col-
umn）。

2 アウトリーチ（訪問）支援

　本人や家族の側から相談に出向いたり，受診したりすることがむずかしい
現状では，**アウトリーチ**（訪問）支援が重要である。厚生労働省は 2018（平成
30）年度から精神障害者を対象としたアウトリーチ支援事業を開始している
（◐ 129 ページ）。この事業では，医療・福祉サービスにつながっていない段
階のいわゆる精神疾患が疑われる未治療・未受診者もアウトリーチ支援の対
象としている。

　未治療・未受診の対象者は，経済的な問題をかかえていたり，家族や近隣
住民との間でトラブルが生じたりして，日常生活上の危機にあり，地域生活
の維持・継続が困難な状況にあることが多い。そのため，医療だけでなく，
保健・福祉などさまざまな領域の多職種チームで支援することが必要となっ
てくる。また，対象者本人は自分の状況を危機的とはとらえておらず，医療
や支援を求めていない場合がある。家族や近隣住民，行政機関や警察署など
関係諸機関からの相談によってアウトリーチ支援が開始されることが多いた
め，対象者の人権に十分に配慮したうえで，ていねいに時間をかけてかかわ
り，医療やサービスへの不安や不信を取り除くことが重要である。

4　危機のタイプに応じた早期支援

　ここでは，早期支援がとくに重要な状況な場面として，若者の精神疾患，
自殺，認知症，災害を取りあげ，それぞれの問題の現状と，早期発見・早期
介入のアプローチについて述べる。

1 若者の精神疾患に対する早期支援

精神疾患の発症リスクは，思春期〜青年期が最も高いといわれている。精神症状は発達上の危機と関係しており，思春期〜青年期においては，おもに自我障害や自立挫折にかかわる諸症状がみられる[1]。

自我障害とは，自分が他人や外界と区別された存在であることが認識できない状態である。自分の意思ではなく誰かに支配されているように感じる**させられ（作為）体験**や，自分が自分でないように感じる**離人症**など，おもに**統合失調症**の症状としてあらわれる。**自立挫折**にかかわる諸症状は，**引きこもり**が代表的である（◐ 255 ページ）。

また，この時期の発病は学業，仕事，対人関係，結婚に悪影響をもたらし，その後の経済的・社会的状況を左右するなどの特徴がある（◐表 4-9）。そのため，若者の精神的不調を早期に発見し，治療開始へと導き，支援することが重要である。

◆ こころのリスク状態（ARMS）への介入

統合失調症をはじめとする精神疾患の若者を発病早期から積極的に支援する取り組みは，1990 年代前半からオーストラリアやイギリスで開始され，現在は世界各国で展開されるようになっている。わが国においても，精神病の発症危険状態である**こころのリスク状態** at-risk mental state（**ARMS**）の基準[2]を満たす若者に対して，精神疾患への発展を予防するための支援が試みられている（◐ plus）。

症状による苦痛のため本人や家族などが支援を求めている場合には，ARMS の段階から介入を開始するべきであり，当事者のニーズに即した心理・社会的支援を行うことが大切である。できるだけ薬物を使わない介入を心がけ，とくに抗精神病薬の使用は一部の症例を除き避け，使用する場合も少量・短期間とするべきとされている（◐表 4-10）。

plus	**こころのリスク状態（ARMS）への介入の例**

わが国での取り組み例の 1 つである東邦大学医療センター大森病院では，ARMS を対象とした早期介入による発病の予防と発症後間もない初回エピソードの統合失調症に対する積極的なリハビリテーションを主目的とした外来，デイケアを開設している[3]。また，三重県立こころの医療センターでは，ユースメンタルサポートセンターを設立し，地域を基盤とした活動として医療機関・地域関係機関・市民などを対象とした広報啓発，学校を基盤とした活動として学校へのアウトリーチコンサルテーション，臨床を基盤とした活動として若者支援外来での診療を行っている[4]。これらの活動は，大学病院など限定的であるため，今後は，地域における実現可能なモデルやガイドラインの作成が求められている。

1）原田憲一：精神症状の把握と理解（精神医学の知と技）．p.15，中山書店，2008.
2）Yung, A. R., et al.：Psychosis prediction：12-month follow up of a high-risk（"prodromal"）group. *Schizophrenia Research*, 60(1)：21-32, 2003.
3）舩渡川智之ほか：デイケア施設を活用した包括的早期介入の試み：イルボスコ．精神神経学雑誌 115(2)，154-159，2013.
4）原田雅典ほか：三重県立こころの医療センターにおける早期介入の試み．精神神経学雑誌 115(2)，160-167，2013.

○**表4-9　若者の精神疾患の特徴**

- 精神疾患の75%は24歳以下で発症し，萌芽的症状を入れると大半は12〜24歳で発症する
- 精神疾患をかかえた若者の25%しか専門的治療を受けていない
- 若者は精神疾患によって差別や偏見を体験し，ときに自殺問題に発展する
- 精神疾患は学業，仕事，対人関係，結婚に悪影響をもたらし，結果的にその個人の生涯にわたる経済的・社会的状況を決定する

(Patel, V., et al.：Mental health of young people：a global public-health challenge. *Lancet*, 369 (9569)：1302-1313, 2007 をもとに作成)

○**表4-10　こころのリスク状態(ARMS)への介入指針**

- 治療関係の成立と維持に焦点をあてる
- 問題指向的アプローチを基本とする
- 焦点となる問題に応じて，薬物療法，ケアマネジメント，認知行動療法的技法，支持的技法，家族介入を組み合わせる
- 治療セッションには十分な時間をかける
- 統合失調症への発展を前提とせず，回復に焦点をあてた治療を心がける

(松本和紀ほか：精神病発症危険群への治療的介入——SAFE こころのリスク外来の試み．精神神経学雑誌111(3)：298-303, 2009 による)

2　自殺対策

◆　自殺の現状

　わが国の年間の自殺者は，1998(平成10)〜2011(平成23)年まで毎年3万人をこえ，厚生労働省と警察庁による報告では，2021(令和3)年中における自殺者の総数は2万1,007人であった[1]。自殺者を年齢階級別にみると50歳代が17.2%と最も高く，ついで40歳以上が17.0%，70歳代が14.3%となっている。性別では男性の自殺者の割合が高く(66.4%)，無職者の割合が高い(55.4%)。自殺の多くは多様かつ複合的な原因および背景を有するさまざまな要因が連鎖するなかでおきており，自殺の原因・動機について明らかなものは，健康問題，経済・生活問題，家庭問題，勤務問題の順に多いとされる。

◆　自殺予防における早期発見・早期介入

● **自殺の危険因子と保護因子**　自殺にいたる背景は複雑多様であり，さまざまな危険因子がからみ合っている(○表4-11)。統合失調症やパーソナリティ症，アルコール依存症，うつ病などの精神疾患が危険因子となることも多い。また，自殺は当事者だけの問題にとどまらず，家族や職場などへの影響も大きい。そのため，自殺の徴候の早期発見，ハイリスク者への早期介入には，保健，医療，福祉はもとより，教育，労働，司法などの多くの領域における社会資源を活用する必要がある。これらの領域が連携し，自殺と関連する危険因子を減らし，保護因子(○表4-11)を強める活動を行っていく。

---

1 ）厚生労働省社会・援護局総務課自殺対策推進室，警察庁生活安全局生活安全企画課：令和3年中における自殺の状況．2022-03-15(https://www.npa.go.jp/publications/statistics/safetylife/jisatsu.html)(参照 2022-09-20).

▶表4-11　自殺の危険因子と保護因子

危険因子	保護因子
個人的因子	・家族や地域の支援と強い結びつきがあること ・問題解決、対立解決、非暴力的な不和解決のスキルをもっていること ・自殺を思いとどまらせ，自己を守ることを支持するような個人的・社会的・文化的・宗教的な信条があること ・自殺手段へのアクセスが制限されていること ・精神的・身体的疾患に対して支援を求め，良質なケアにアクセスしやすいこと
・自殺企図の経験 ・精神疾患 ・アルコールあるいは薬物の乱用 ・絶望 ・孤立感 ・社会的支援の欠如 ・攻撃的傾向 ・衝動性 ・トラウマあるいは虐待の経験 ・急性の精神的苦痛 ・重大な身体的あるいは慢性的な疾患（慢性疼痛を含む） ・自殺の家族歴 ・神経生物学的要因	
社会文化的因子	
・支援を求める行動に関連するスティグマ ・ヘルスケアにアクセスする際の障壁（とくにメンタルヘルスや物質乱用の治療） ・特定の文化的・宗教的な信念（たとえば，自殺は個人的な葛藤を解決するための崇高な手段であるという信念） ・メディアなどを通じて自殺行為に接したり，自殺者の影響を受けたりすること	
状況的因子	
・失業と経済的損失 ・人間関係あるいは社会性の損失 ・自殺手段に容易にアクセスできること ・伝染するような影響力をもつ地域的な自殺のクラスター ・ストレスの多いライフイベント	

(World Health Organization：Public health action for the prevention of suicide：a framework. 2012 ＜ https://apps.who.int/iris/handle/10665/75166 ＞＜参照 2021-07-16 ＞をもとに作成)

● **情報収集・アセスメント**　まずは情報収集とアセスメントによって，当事者の死にたい気持ち（**自殺念慮・希死念慮**）を早期に発見することが重要である。「死にたい」という直接的な言葉だけでなく，「いなくなりたい」「ずっと眠っていたい」という間接的な言葉や，自殺するための道具をさがす，アルコールの摂取量が増えるなどの行動のほか，わずかな情動の変化なども自殺を示唆することがあるので注意をはらわなければならない。「死にたい」という訴えの背景には，なにかしら悩みや苦痛が存在し，それから逃れるために「死にたい」と発している場合も多い。すなわち，「死にたい」という気持ちを話してくれるということは，「生きたい」「たすけてほしい」という思いがある可能性も示している。そのため，時間をかけて本人の訴えを傾聴し，悩みに対して共感し理解を示す，同じ立場にたって問題解決を考えるといった対応を示すことで，死にたい気持ちを緩和させることが期待できる。安易な励まし，批判，助言などは逆効果となるので避けるべきである。

● **危機介入**　情報収集・アセスメントによって自殺の危険性が高いと判断される場合には，精神医療の早期受診へとつなぐ，あるいは家族などの身近な人や保健所・警察といった関連機関へ要請し安全を確保する，自殺の手段を遠ざける，自殺以外の選択について一緒に考えるなどさまざまな援助を行う。大切なのは，多職種・多機関の連携によって，当事者と援助者が孤立しないことである。とくに医療機関においては，**自傷行為**や**自殺企図**で当事者が受診にいたることもあり，早期の危機介入が必要となる。リストカットや大量服薬などの自殺手段によってあらわれる身体症状の治療にはじまり，再企図の予測や現在の自殺念慮の評価，当事者の周囲の社会環境の評価などを行って今後の方針を決める。

　身体的にも精神的にも危険性が低い場合には外来治療を検討するが，その際に重要となるのは治療の継続性である。外来受診先の精神医療機関や受診日時について患者・家族と具体的に話し合うこと，また，不調時の警告サイン・対処法について具体的に検討しておくことなどを通じて，アドヒアランス（● 113ページ）を促進させる。

◆ 社会における自殺予防のアプローチ

　ここまで二次予防を中心に述べてきたが，当然ながら，アクセスしやすい精神医療の整備や，インターネットなどを通じた啓蒙活動，援助者の養成といった一次予防の活動も重要である。わが国においては，このような一次予防も含めた，国をあげての自殺対策が推進されている。

　2006（平成 18）年，自殺の防止と自殺者の親族の支援を目的とした**自殺対策基本法**が施行された。この法律では，自殺を個人の問題ではなく社会全体の問題としてとらえ，国や自治体の責務を明確にして自殺対策に取り組むことを掲げている。同年，自殺予防に向けての政府の総合的な対策を支援するため**自殺予防総合対策センター**（現在の名称は，**自殺総合対策推進センター**）が設置された。また，翌 2007（平成 19）年には，自殺対策基本法に基づく指針として，内閣府によって**自殺総合対策大綱**が策定された。自殺総合対策大綱は約 5 年ごとに見直しが行われており，2017（平成 29）年の見直しにおいて，「自殺総合対策大綱〜誰も自殺に追い込まれることのない社会の実現を目指して〜」が閣議決定された。そのなかで，地域レベルの取り組みの強化，若者の自殺対策と勤務問題による自殺対策のさらなる推進を掲げている。そして，自殺死亡率を先進国の水準まで減らすことを目ざして，2026（令和 8）年までに 2015（平成 27）年に比べて自殺者数を 30％以上減少させることを目標としている。地域において自殺対策を推進するためには，国・地方公共団体・各種関係団体・学校・民間団体などのさまざまな取り組みの連携と協力が必要性とされている。

　また，自殺予防の観点から，うつ病対策にも政策上の力点がおかれた。厚生労働省は 2010（平成 22）年に，自殺・うつ病等対策プロジェクトチームを設置し，自殺に関する統計データを分析して，5 つの対策方針を打ち出している（●表 4-12）。民間団体の「いのちの電話」も実践的対策を続けている。

表4-12　厚生労働省における自殺・うつ病などへの対策

柱1　普及啓発の重点的実施

当事者の気持ちに寄り添ったメッセージを発信する

- 睡眠キャンペーンの継続的実施
- 当事者が相談しやすくなるようなメッセージの発信
- うつ病を含めた精神疾患に関するウェブサイトの開発
- 「生きる支援」の総合検索サイトの拡充
- 都道府県などに対する効果的な自殺対策の周知
- ハローワークにおける失業者への情報提供方法の充実

柱2　ゲートキーパー機能の充実と地域連携体制の構築

悩みのある人を，早く的確に必要な支援につなぐ

〈うつ病などの精神疾患にかかっている方を対象に〉
- 都道府県・市町村における精神保健体制の充実
- かかりつけ医と精神科医の地域連携の強化

〈主として，求職中の方を対象に〉
- ハローワーク職員の相談支援力の向上
- 都道府県などが行う心の健康相談などへのハローワークの協力
- 求職者のストレスチェックおよびメール相談事業の実施
- 生活福祉・就労支援協議会の活用

〈主として，ひとり暮らしの方を対象に〉
- 地域における孤立防止などのための支援

〈生活保護を受給している方を対象に〉
- 生活保護受給者への相談・支援体制の強化

柱3　職場におけるメンタルヘルス対策・職場復帰支援の充実

1人ひとりを大切にする職場づくりを進める

- 管理職に対する教育の促進
- 職場のメンタルヘルス対策に関する情報提供の充実
- 職場におけるメンタルヘルス不調者の把握および対応
- メンタルヘルス不調者に適切に対応できる産業保健スタッフの養成
- 長時間労働の抑制などに向けた働き方の見直しの促進
- 配置転換後などのハイリスク期における取り組みの強化
- 職場環境に関するモニタリングの実施
- 労災申請に対する支給決定手続きの迅速化
- うつ病などによる休職者の職場復帰のための支援の実施
- 地域・職域の連携の推進

柱4　アウトリーチ(訪問支援)の充実

1人ひとりの身近な生活の場に支援を届ける

- 精神疾患の未治療・治療中断者などへのアウトリーチの充実

柱5　精神保健医療改革の推進

質の高い医療提供体制づくりを進める

- 「認知行動療法」の普及などのうつ病対策の充実
- 自殺未遂者に対する医療体制の強化
- 治療を中断した患者へのフォロー体制の確立
- 精神保健医療改革の方向性の具体化

(厚生労働省「自殺・うつ病等対策プロジェクトチーム報告」2010による)

3　認知症への対応

◆ 認知症の現状

老年期にいたると，加齢に伴う心身機能の低下，社会や家庭における役割の変化や喪失，さらに配偶者や身近な友人たちの死といった体験により，誰もが危機的状況に対峙しなくてはならない。とくに，精神保健福祉に関連する危機としては，3つのD，すなわち**認知症** dementia，**うつ病**(**うつ状態**)depression，**せん妄** delirium が重要である(妄想 delusion を加えて4つのDとすることもある)[1]。

とくに認知症は，2012(平成24)年の時点でわが国の65歳以上の高齢者における有病率が15%(462万人)であったが，2025年には約5人に1人になるとの推計もあり[2]，今後も増加が見込まれている。

1) 服部英幸：高齢者うつ病とアルツハイマー病に伴ううつ状態の比較検討．老年期認知症研究会誌 18：15-18，2011．
2) 内閣府：平成29年版高齢社会白書．

◆ 認知症の早期発見・早期介入の重要性

　正常圧水頭症や脳腫瘍，慢性硬膜下血腫などにより認知症があらわれている場合，脳外科治療で改善する可能性があり，早期発見・早期介入が重要となる。一方，アルツハイマー病などの場合は，現時点では進行をとめる治療法はないものの，薬物療法によって進行を遅らせることは可能であるため，できるだけ健康に生活できる時間をのばすために，やはり早期からかかわることが重要となる。また，早期から疾患への理解を深めることで，生活上の障害を軽減することも可能である。認知症に関するおもな相談窓口としては，地域包括支援センターのほか，公益社団法人認知症の人と家族の会などがある。

◆ 認知症に関する施策

　厚生労働省が2012（平成24）年に取りまとめた「今後の認知症施策の方向性について」では，認知症の治療やケアについて「施設に入所するか精神科病院に入院する」という従来の考えを改め，「認知症になっても本人の意思が尊重され，できる限り**住み慣れた地域のよい環境で暮らし続ける**ことができる社会」（太字筆者）の実現が目ざされた[1]。その考えに基づき，同年，**認知症施策推進5か年計画（オレンジプラン）**が，また2015年には**認知症施策推進総合戦略（新オレンジプラン）**が策定された。新オレンジプランでは，認知症への理解を深めるための普及・啓発として，**認知症サポーター**の養成と活動を支援することや，若年性認知症施策の強化など7つの柱によって構成されている。さらに2019年には**認知症施策推進大綱**がとりまとめられ，認知症を誰もがなりうるものととらえ，「共生」と「予防」を両輪とした施策が進められている。以下に，二次予防にかかわる代表的な取り組みを解説する。

● **認知症ケアパスの作成と普及**　認知症の人やその家族が，医療・介護サービスへのアクセス方法や，どのような支援を受けることができるのかについて，早めに理解することはその後の生活の安定につながる。認知症による生活機能障害の進行状況に合わせて，適切なサービス提供の流れを示したものが**認知症ケアパス**である。各市町村で地域の実情に応じた認知症ケアパスの作成と普及を進め，具体的なサービス機関名やケアの内容が，あらかじめ認知症の人とその家族に提示されるようにすることが目ざされている。

● **認知症初期集中支援チーム**　認知症を早期に診断し対応するために，認知症初期集中支援チームのモデル事業が全国各地で開始されている。認知症初期集中支援チームは，地域包括支援センターなどに配置され，アセスメント，体調管理，環境改善，家族支援などの初期支援を包括的・集中的に行い，自立生活のサポートを行う。そして，かかりつけ医や認知症疾患医療セン

1）厚生労働省認知症施策検討プロジェクトチーム：今後の認知症施策の方向性について，厚生労働省．2012-06-18（https://www.mhlw.go.jp/file/06-Seisakujouhou-12300000-Roukenkyoku/0000079273.pdf）（参照 2021-12-21）．

ターと連携して，早期からの的確な診断・治療，介護を確保する。さらに，適切なケアマネジメントと地域ケア会議の開催により，地域で認知症の人に対する包括的な医療・介護サービスの提供を行い，地域での生活を可能とする。

● **認知症サポート医の養成** 認知症の診断は初期ほどむずかしいが，かかりつけ医の認知症対応力向上や，認知症にかかわる地域医療体制構築の中核的な役割を担う認知症サポート医を養成することで，早期段階における対応を進めることが期待される。

　以上のような取り組みによって，早期診断・早期対応を軸とし，認知症や身体合併症があらわれても，医療機関・介護施設などでの対応が固定化されないよう，最もふさわしい場所での適切なサービス提供が重要である。

4 災害と精神保健福祉

◆ 災害がもたらすストレス要因

● **トラウマ** 災害などの非日常的で強いストレスを体験した際に，その体験が，過ぎ去ったあとも記憶のなかに残り，繰り返し精神的な影響を与えつづけることがある。このような精神的な衝撃を，**トラウマ** trauma（**精神的外傷**）とよび，トラウマを引きおこした体験を**トラウマ体験**，トラウマ体験による精神的な変調をきたした状態を**トラウマ反応**という（●表4-13）。トラウマ反応の多くは一過性に経過し，症状が軽くすむ人もいれば，一部には**急性ストレス障害** acute stress disorder（**ASD**）や**心的外傷後ストレス障害** posttraumatic stress disorder（**PTSD**）とよばれる精神的後遺症を発症する人もいる。

　トラウマ反応は異常な状況に対する正常な反応であり，誰にでもおこりうるものである。しかし，トラウマ反応を呈している被災者は，社会や人間に対する基本的な信頼感の喪失や疎外感から孤立しがちで，感情のコントロールができずに対人関係がうまくいかなくなるなどして，援助を求めることができずに回復が遅れてしまうことがある。そのため，ニーズに応じた早期のケアが必要となる。

● **対象喪失** 災害においては，家族・友人・恋人など，その人にとって重要な対象の死去や別離，あるいは自身の心身の健康や財産・職場の喪失などが生じる。このような**対象喪失**は，トラウマ体験の一種でもある。災害直後は，あまりに強い衝撃や混乱のため麻痺しているが，しだいに現実的な問題としてとらえられるようになり，**悲嘆❶**や怒り，自分だけが生き残ったことへの罪悪感（サバイバーズギルト）などが生じる。

● **環境変化** 災害によって，仕事や学業，社会活動が継続できなくなったり，居住地からの避難を余儀なくされたりするなど，これまでの生活の破綻・断絶がおこる。あるいは，避難所での集団生活や，交通連絡手段の麻痺による移動制限などもストレスの要因となる。また，ふだんであれば，家族や友人に愚痴を聞いてもらう，趣味に没頭するなどしてストレスへの対処が可能であるが，災害時にはむずかしく，ストレスが増加する一方になる。

NOTE
❶悲嘆
　対象喪失によっておこる一連の正常な心理過程を悲哀または喪 mourning といい，悲哀に伴う正常な情緒反応を悲嘆 grief という。

○表 4-13　トラウマ体験への多様な心理的反応

種類	内容	影響
PTSD 症状	• トラウマ体験が本人の意思と関係なく気持ちに「侵入」 • 刺激に敏感で落ち着かず, 眠れない「過覚醒」 • トラウマ体験が意識から切り離され体験の記憶や実感が乏しくなる「麻痺」	短期間で自然に軽快する場合もあるが, 一部は慢性化。また, 潜伏期間を経て発症することもある。
感情の変化	• 抑うつ, 悲哀, 怒り, 焦り, 無力感 • 罪責感(サバイバーズギルトなど) • 不安の身体症状として不眠, 食欲低下, 動悸, 震え, 発汗, 呼吸困難, しびれ	• 行動の一貫性のなさ • 対人関係への感情の投影 • 必要な治療, 支援の拒否 • 自傷行為 • 援助者への怒りの転移 • スケープゴートさがし
対人関係の変化	• 社会と自分への信頼の喪失 • 体験の意味づけの困難 • 生活基盤の破壊による活動範囲の狭まり	• 職業への支障 • 交友関係の減少 • 経済的困難の増大 • 家族葛藤の増幅
付)一般的な精神疾患*	• 気分障害, 不安性障害, 短期精神病性障害, 転換性障害, 妄想反応 • 既往の精神疾患の再発または治療中断による悪化 • アルコール類の不足による依存症患者の離脱症状など	

* 一般的な精神疾患については, トラウマ反応それ自体ではないが, トラウマ状況をきっかけとして生じうる。
(金吉晴編：心的トラウマの理解とケア, 第 2 版. p.5, じほう, 2006 による, 一部改変)

◆ 災害時の精神保健福祉活動

● **災害派遣精神医療チーム(DPAT)**　2011(平成 23)年の東日本大震災の際には, 厚生労働省が都道府県などと調整を行い, **こころのケアチーム**が派遣され, 被災地にて多くの救護・支援活動が行われた。一方で, あらかじめ定まった組織的活動ではなかったなどの課題が残った。これを受け厚生労働省は, 2013(平成 25)年に災害派遣精神医療チーム disaster psychiatric assistance team(DPAT)を設立した。DPAT は, 被災者・支援者などに対して精神科医療および精神保健活動を行うチームで, 各都道府県などによって組織され, 原則として被災地域内の災害拠点病院, 精神科の基幹病院, 保健所, 避難所などに設置される DPAT 活動拠点本部に参集し, その調整下で活動する(○表 4-14, 15)。

● **災害精神保健医療情報支援システム(DMHISS)**　災害精神保健医療情報支援システム disaster mental health information support system(DMHISS)は, DPAT の派遣要請, 被災地の情報提供, 活動記録と次のチームへの引き継ぎなどを担う, インターネットを介して行われるシステムである。DPAT の派遣調整は基本的には **DMHISS** を用いて行われる。

● **サイコロジカル-ファーストエイド(心理的応急処置：PFA)**　サイコロジカル-ファーストエイド psychological first aid(PFA)とは, 災害直後の被災者・支援者などに対して, トラウマ体験によって引きおこされる初期の苦痛を軽減し, 短期・長期的な適応機能と対処行動を促進することを目的とした対応をまとめたものである(○表 4-16)。被災者にとって非侵入的なアプローチとされている。

◗ 表 4-14　DPAT の活動 3 原則：SSS(スリーエス)

Self-sufficiency：自己完結型の活動	移動，食事，通信，宿泊などはみずから確保し，自立した活動を行うこと。またみずからの健康管理(精神面も含む)，安全管理はみずからで行うこと。
Share：積極的な情報共有	被災・派遣自治体の災害対策本部や担当者，被災地域の支援者，および他の保健医療チームとの情報共有，連携を積極的に行うこと。
Support：名脇役であれ	支援活動の主体は被災地域の支援者である。地域の支援者を支え，その支援活動が円滑に行えるための活動を行う。ただし，被災地域の支援者は被災者でもあることに留意すること。

(厚生労働省委託事業 DPAT 事務局：DPAT 活動マニュアル ver. 2.1〈https://www.dpat.jp/images/dpat_documents/3.pdf〉〈参照 2021-12-20〉による)

◗ 表 4-15　DPAT の活動内容

1. 本部活動	7. 支援者(地域の医療従事者，救急隊員，自治体職員など)への専門的支援
2. 情報収集とニーズアセスメント	8. 精神保健医療に関する普及啓発
3. 情報発信	9. 活動記録
4. 被災地での精神科医療の提供	10. 活動情報の引き継ぎ
5. 被災地での精神保健活動への専門的支援	11. 活動の終結
6. 被災した医療機関への専門的支援(患者避難への支援を含む)	

(厚生労働省社会・援護局：災害派遣精神医療チーム(DPAT)活動要領〈https://www.mhlw.go.jp/stf/seisakunitsuite/bunya/0000164413.html〉〈参照 2021-12-20〉をもとに作成)

◗ 表 4-16　PFA の活動内容と目的

活動内容	目的
①被災者に近づき，活動を始める	被災者の求めに応じる。あるいは，被災者に負担をかけない共感的な態度でこちらから手を差しのべる。
②安全と安心感	当面の安全を確かなものにし，被災者が心身を休められるようにする。
③安定化	圧倒されている被災者の混乱をしずめ，見通しがもてるようにする。
④情報を集める—いま必要なこと，困っていること	周辺情報を集め，被災者がいま必要としていること，困っていることを把握する。そのうえで，その人に合った PFA を組み立てる。
⑤現実的な問題の解決をたすける	いま必要としていること，困っていることに取り組むために，被災者を現実的に支援する。
⑥周囲の人々とのかかわりを促進する	家族・友人など身近にいて支えてくれる人や，地域の援助機関とのかかわりを促進し，その関係が長続きするよう援助する。
⑦対処に役だつ情報	苦痛をやわらげ，適応的な機能を高めるために，ストレス反応と対処の方法について知ってもらう。
⑧紹介と引き継ぎ	被災者がいま必要としている，あるいは将来必要となるサービスを紹介し，引き継ぎを行う。

(アメリカ国立子どもトラウマティックストレス・ネットワーク・アメリカ国立 PTSD センター著，兵庫県こころのケアセンター訳：災害時のこころのケア　サイコロジカル・ファーストエイド　実践の手引き，原書第 2 版. pp.26-27, 医学書院，2011 をもとに作成)

C 能力の再構築と再発防止のために ——三次予防

　入院医療中心から地域生活中心への過渡期にあるなかで，退院促進，脱施設化を進めるための三次予防の活動が重要性を帯びてきている。精神障害をもったとしても，社会機能を維持しその人の望む地域生活を送れるよう，早期発見・早期介入に加えて，回復と再発防止に向けた取り組みが求められている。

1 精神科リハビリテーションとリカバリー

　三次予防で重要となるのは**リハビリテーション**である。身体に障害を負ったために歩けなくなった人が，再び歩けるようになるためにリハビリテーションをするように，精神保健福祉領域においても，**精神科リハビリテーション**が行われる。また，近年，精神科リハビリテーションの方向性を導く考え方として，**リカバリー**という概念が広まりつつある。精神科リハビリテーションとリカバリーについて理解し，それらの関係を考えてみよう。

1 精神科リハビリテーション

◆ リハビリテーション

　リハビリテーション rehabilitation という言葉は，たとえば歩行訓練のような，機能回復訓練そのものをさすこともあれば，「機能の回復」や「能力の最大限の発揮」のように，訓練が目ざしている目的を意味することもある。2017 年，WHO はリハビリテーションを「さまざまな健康状態にある個人の機能を，環境との相互作用によって最適化し，障害を軽減するように設計された一連の介入」と定義している。障害を個人に帰するのではなく，環境との相互作用によるものだととらえ，リハビリテーションは環境も含めた介入であることを示している[1]。

　また，ここでいうさまざまな健康状態には，妊娠，加齢，ストレスといった状況も含むとしている。疾患によらずあらゆる健康状態にある人の機能に焦点をあてる。ライフコースや疾患の段階すべてにおいて，障害が引きおこされうるあらゆる人々を含み，人々が可能な限り自立して活動できるようにすることに重点をおいている[2]。

　WHO は，2018 年の世界保健デーのテーマにユニバーサル-ヘルス-カバレッジ universal health coverage（UHC）を掲げた。UHC とは，世界中のすべて

1）WHO：Rehabilitation in health systems.　p.1, 2017.
2）WHO：Rehabilitation in health systems guide for action.　p.2, 2019

の人が，経済的な困難を感じることなく，必要な質の高い保健医療サービスを受けられる状態をさす[1]。リハビリテーションは，健康増進，疾病の予防，治療および緩和ケアとともに重要な1つの要素として位置づけられている。

◆ 精神科リハビリテーションとは

　精神障害をもつ人たちは，1993（平成5）年の障害者基本法成立によって，はじめて行政施策のなかで障害者と位置づけられた。それまでは，身体障害者や知的障害者とは異なり，医療の対象ではあっても，福祉の対象としては考えられてこなかった。精神障害者は医学的保護のもとにおく必要があり，その医学的保護からの回復＝社会復帰ととらえられており，リハビリテーションも医療の範疇で行われていた。しかし第2章でみてきたように，長期入院患者の社会復帰が促進されていくなかで，しだいに精神障害者は医療の対象としてだけではなく，福祉の対象としてとらえられるようになり，精神科リハビリテーションも福祉領域へと広がっていった（● 34ページ）。

　ボストン大学精神科リハビリテーションセンター所長としてアメリカの精神科リハビリテーションを牽引してきたアンソニー W. Anthony は，精神科リハビリテーションの使命を以下のように定義している[2]。

> 長期精神障害をかかえる人の機能回復をたすけ，専門家による最小限の介入で彼ら自身が選択する環境において落ち着き，満足するようにすることである。

　さらに，こうした使命を果たすためのおもな方法として，当事者の社会生活技能の増進と環境の支援開発をあげている。精神障害をもつ人の生きにくさは，社会の偏見や理解のなさによって生じるところが多分にあるため，個人の努力だけではなかなか解消しない。よって，精神科リハビリテーションは，単に個人の機能の回復を目ざすだけではなく，その人が暮らす環境も含めてよりよい状態に改善しようとする活動となる。

　このような精神科リハビリテーションは，医学の一領域である精神科で行われるリハビリテーションの枠をこえ，多くの専門家の協働による取り組みが必要となる。そのため，より本質をとらえた呼称として**精神障害リハビリテーション**とよばれることもある。

● **精神科リハビリテーションの特徴**　精神障害と身体障害を比較することで，精神科リハビリテーションの特徴がよくわかる（●表4-17）。たとえば脳卒中では，治療によって症状が落ち着いたあと，麻痺や失語などの障害に対してリハビリテーションが行われる。しかし，精神障害においては，たとえば統合失調症であれば，急性期が過ぎても幻覚や妄想などの陽性症状が持続したり再発したりする。したがって精神科リハビリテーションは，治療のあとに行うのではなく，治療を続けながら同時に行われる必要がある。治療に

1）UN：UN official page on UHC Day（https://universalhealthcoverageday.org/about/）（参照 2021-10-27）
2）W. アンソニーほか著，高橋亨ほか訳：精神科リハビリテーション. p.14，マイン，1993.

●表 4-17　精神障害と身体障害のおもな特徴

	精神障害	身体障害
障害の可視化	見えにくい	見えやすい
障害状況の理解	理解しにくい	理解しやすい
周囲からの理解や援助	得にくい	得やすい
症状の変動	変動する	固定している
関係性や環境の影響	受けやすい	受けにくい
リハビリテーションの評価	評価しにくい	評価しやすい

よって症状の安定を保つことが，精神科リハビリテーションを有効に進める条件の１つといえる。

　精神障害は，身体障害のように目で見て確かめにくく，固定したものでもない。よって，本人も自分の障害を自覚しにくく，他者からのフィードバックが重要なガイドとなる。また，症状は場面や状況によって揺れ動き，活動や参加に影響を及ぼす。なじみの場所では症状が落ち着き，患者はもてる力を発揮できるが，慣れない相手やはじめての場所・経験，突発的なできことなど，負荷がかかる場面においては，症状が強くなったり，できることができなくなったりする。精神科リハビリテーションを進めるにあたっては，関係性や環境からの影響がとくに大きいことを理解しておく必要がある。

2　リカバリー

　かつて精神科リハビリテーションは，援助者が障害者の機能を査定し，回復のゴールを判断してきた。しかし，本来，回復する主体は障害者自身である。1990 年代以降，このような援助者主導のリハビリテーションから，精神障害者（当事者）主導へとパラダイムシフトがおこっている。その代表な考え方の１つが**リカバリー** recovery である。リカバリーの考え方は，これからの精神保健福祉の中核を担うといわれている。

◆　リカバリーの定義

　リカバリーは，「人々が生活や仕事，学ぶこと，そして地域社会に参加できるようになる過程であり，ある個人にとってはリカバリーとは障害があっても充実し生産的な生活を送ることができる能力であり，他の個人にとっては症状の減少や緩和である」と定義されている。

　リカバリーは，もともと「取り戻すこと」あるいは「回復」という意味がある。ここでいう回復は，「病気が治ること」や「薬を飲まなくてもよくなること」だけではない。リカバリーの目的は，病気が治ることだけではなく，たとえ治らなくても自分の望む生き方を追求することである。精神障害者は服薬なしで暮らすことを望めない場合もある。しかし，病気が治らなくても，症状とうまく付き合いながら生活することは可能である。リカバリーは，機能の回復とその人の人生への満足や幸・不幸は別物であり，障害があっても

希望をもって生きることができることを示した考え方である。

◆ リカバリーの歴史

　リカバリーはアメリカで生まれた概念であり，背景にアメリカの精神保健福祉改革がある。1950年代，アメリカは精神障害者の脱施設化を推し進めたが，地域の支援体制が十分でなかったため，結果として路頭に迷う当事者を生み出した（● 41ページ）。しかし，地域に出た当事者たちは，1980年代より，地域において精神障害からの回復がありうるということを手記などで発表するようになった。アンソニーが「リカバリー視点の種は，脱施設化の時代の影響によってまかれた」[1]と述べているように，これがリカバリー運動のはじまりである。2003年には，「精神保健に関する合衆国大統領の新自由委員会 president's new freedom commission on mental health」によって，これまでの精神保健が当事者不在のシステムであったことの反省がなされ，リカバリーモデルは精神保健福祉政策の骨格として位置づけられた。これによりリカバリーは，政策から実践までを貫く１つの指針になったといえる。

◆ リカバリーの４つの段階

　マーク=レーガンは，リカバリーの過程を４つの段階として示している[2]。
　各段階と期待される援助者の役割について，事例を交えて説明する（●図4-4）。

　①希望　第１段階は，当事者自身が希望や具体的なビジョンをもつことである。落ち込んだときにこそ，「なんとかできる」とか「いまは苦しいけど，よくなる」といった希望をもつことで，なにかをしてみようという力が

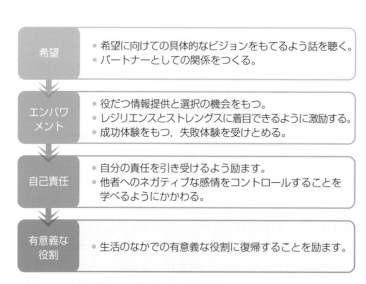

●図4-4　リカバリーの過程にそった支援

1）Anthony, W. : Recovery from mental illness : The guiding vision of the mental health service system in the 1990s. *Psychosocial Rehabilitation Journal*, 16(4) : 11-23, 1993.
2）マーク レーガン著，前田ケイ監訳：ビレッジから学ぶリカバリーへの道. 金剛出版，2005.

生まれてくる。このとき，その希望を実現できるかどうかを判断するのではなく，希望を実現するためにいまなにができるかを具体的にすることが重要である。援助者は，当事者が希望を見つけられるよう話をよく聴き，希望を実現するための過程を一緒に歩くパートナーとして存在することが求められる。

　当事者は，現実に向き合うほどに「具体的なビジョン」をもちにくくなったり，なにをしたいのかわからなくなったりする。なにかをしたいと思っている気持ちを支え，具体的なビジョンをさがすには，一緒にそれに付き合ってくれる存在が必要となる。

　②**エンパワメント**　希望をもつためには，当事者が自身の可能性と能力を信じられるようになることが必要である。そのためには，希望の実現に役だつ情報と選択肢があること，自身のレジリエンス（◉次ページ，plus）とストレングス（強み）に着目していけるようになること，周囲がその人の可能性を信じていることを伝えつづけること，これらを通して少しずつ成功体験をもつことが重要である。

　③**自己責任**　自分で，希望に向かってある選択をするということは，その選択の責任をとるということでもあり，失敗のリスクがあったとしても挑戦していくことを意味する。そのため，この段階は当事者にとって最も厳しく，変化をおこそうとする勇気が求められる段階となる。援助者はストレスやリスクから当事者を保護するのではなく，当事者自身が責任を引き受けられるように励ますことが重要である。

　あわせて，これまで周囲に向けていた非難や怒りといった，ネガティブな感情をコントロールすることも学べるようにかかわる。自分におこった不幸を周囲のせいにしている限り，自分の人生を取り戻すことはできないからである。

　希望をもち，周囲からのエンパワメントを受けてリカバリーへの道を歩きはじめた当事者は，たとえ困難な道のりであったとしても責任を引き受けることを選択する。このとき，援助者自身も自分の内にある失敗へのおそれやリスクを回避したくなる気持ちと向き合い，責任を引き受けてリカバリーしようとする当事者を支えつづける覚悟が求められる。

　④**生活のなかの有意義な役割**　患者としてではなく，病気になる前には仕事・友人・家族などのなかであたり前のように担っていた有意義な役割を回復することがリカバリーには不可欠である。ふだんの生活にこそ，リカバリーの要素はあり，最終的にコミュニティのメンバーとしての自分が見いだされる。

3　精神科リハビリテーションとリカバリーの関係

　リハビリテーションの活動の主体は専門家ではなく当事者であり，リハビリテーションによって回復するのは当事者自身である。それをふまえると，当事者が希望をもち，自分の人生に責任をもち，望む生活を追求できるようになるというリカバリーの考え方は，リハビリテーションの目標に位置づけ

られる。また，リハビリテーションはリカバリーを志向してはじめて，当事者主体のものとなる。そのため，リカバリーはリハビリテーションの土台であるともいえる。

　リカバリーという考え方の登場により，援助者は，当事者をこれまで考えられていたような受け身の存在ではなく，自身のゴールに向けて主体的に選び決定する力をもっており，その結果を引き受けられる人だと理解するようになった。

　自分の人生を引き受け，歩みを自律的に進める当事者に対し，援助者はリハビリテーションの高い知識と技術の習得はもちろんのこと，当事者を尊敬し，パートナーとして治療計画を一緒にたてるような根本的な態度の変更が求められている。それにより，リカバリー志向のリハビリテーションは，はじめて内実の伴ったものになるのである。

2 リカバリーを支えるためのストレングスモデル

1 ストレングスモデルとは

　ストレングス strength には，「強み」「力」「長所」といった意味がある。当事者のもてるストレングスに焦点を合わせ，それらを資源として活用しながら，少しずつリカバリーを実現していくケアマネジメントの方法を**ストレングスモデル**という。

　このモデルは，問題解決型の医学モデルに対するものとして，カンザス大学のラップ C. A. Rapp を中心とした研究グループによって開発された（◉図4-5）。ストレングスモデルにおいて，ストレングスには，「個人の性質・性格」「才能・技能」「環境のストレングス」「関心・願望」が含まれる[1]。

　個人の性質・性格は，たとえば「努力家」「ユーモアがある」「やさしい」などがあてはまる。**才能・技能**は，「ピアノがひける」「英語が話せる」「料理

---

plus	レジリエンス

　レジリエンスは，ストレスとともにもともとは物理学の概念であった。丸いボールが外力によってゆがむ現象をストレスといい，その外力によるゆがみをもとに戻そうとする力がレジリエンスである。「はね返す力」「弾力性」「回復力」ともいう。このような力は人間の心にもみられ，別れや失敗，屈辱，後悔など，思うようにいかないことがあっても，人はそのような逆境をはね返して生きていこうとする力をもっている。レジリエンスの定義はいまのところ統一されていないが，多く引用される定義としての「困難で脅威的な状況にもかかわらず，うまく適応する過程，能力，結果」[2]があげられる。

1）チャールズ A. ラップ・リチャード J. ゴスチャ著，田中英樹監訳：ストレングスモデル　リカバリー志向の精神保健福祉サービス，第3版. pp.130-135, 金剛出版，2014.
2）Masten, A. S. et al.：Resilience and development：Contributions from the study of children who overcome adversity. *Development and Psychopathology*, 2：425-444, 1990.

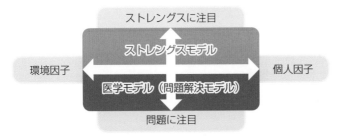

◉図4-5 ストレングスモデルと医学モデル

（チャールズ A. ラップ・リチャード J. ゴスチャ著，田中英樹監訳：ストレン
　グスモデル　リカバリー志向の精神保健福祉サービス，第 3 版．p.7，金剛
　出版，2014 による．一部改変）

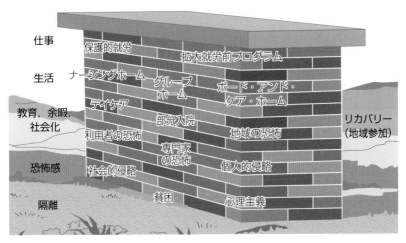

◉図4-6 リカバリーのベルリンの壁

（チャールズ A. ラップ・リチャード J. ゴスチャ著，田中英樹監訳：ストレングスモデル リカ
　バリー志向の精神保健福祉サービス，第 3 版．p.27，金剛出版，2014 による）

が得意である」など能力にかかわることがらである。**環境のストレングス**と
は，その人を取り巻き，かつその人が活用できる資源である。財産や人間関
係，地域資源などから見つけることができる。たとえば，「土地がある」「め
んどうをみてくれる兄がいる」「近所に安心して何時間も座っていられる場
所がある」などである。**関心・願望**は，最も重要なカテゴリーである。たと
えば「結婚したい」「パソコンを覚えたい」「ひとり暮らしをしたい」などが
その人の希望につながる。

　ラップらは，当事者のリカバリーを抑圧している要因として，①心理主義，
②貧困，③恐怖感，④専門家の対応，⑤これまで提供されてきた精神保健
サービスをあげ，これらを**リカバリーのベルリンの壁**とよんだ（◉図4-6）。
心理主義とは，当事者のあらゆる性質・反応・行動を精神疾患のせいにして，
原因を当事者に帰し，環境の影響を無視する考え方である。貧困には，金銭
的なものだけでなく，余暇・教育・人間関係・雇用の機会の制限なども含ま
れる。恐怖感には，当事者だけでなく援助者がもつ失敗や再発へのおそれや，

地域住民・社会がもつ精神障害者との接触といった恐怖感も含まれており，このような恐怖感は，保護という名の隔離環境を生み出す。専門家の対応とは，たとえば失敗への非難などである。さらに，グループホームやデイサービスなどのさまざまな精神保健サービスも，保護であるとしながら精神障害者が社会とつながる可能性を閉ざし，孤立や疎外を助長するものとなっていたと指摘している。

　ラップらは，これまで行われてきた，安全ではあるが閉鎖的な精神保健福祉活動の視点から，当事者や環境のなかにすでに存在しているストレングスに視点を移し，実践モデルとして体系化したのである。

2　ストレングスモデルの6つの原則

　ストレングスモデルは次の6つの点を原則とする[1]。
（1）精神障害者はリカバリーし，生活を改善し高めることができる。
（2）焦点は欠陥ではなく個人のストレングスである。
（3）地域を資源のオアシスとしてとらえる。
（4）当事者こそが，支援過程の監督者である。
（5）当事者と援助者の関係性が根本であり本質である。
（6）援助者の仕事の主要な場所は地域である。
　6つの原則の基本哲学ともいえる位置づけにあるのが原則（1）である。援助者は原則（1）に絶対的な信頼をおき，まず援助者がリカバリーの第1段階である希望をもつ必要がある。一方，ほかの原則は，原則（1）を基盤としながら，原則（1）を一層強化するようにはたらく。6つの原則に網羅されるストレングスモデルの特徴について説明する。

◆ 焦点はストレングスに合わせる

　人は障害があってもなお，なにかしらの力をもっている。ストレングスが0の人はいないのである。もし0であるなら，その人は生きていることはできない。生きているということがすでにストレングスであるといえる。ストレングスは誰にでも必ずあると知っていることで，援助者は希望をもつことができ，それをいかす工夫をすることができる。

　解決すべき問題があっても，焦点をストレングスからずらさないのが原則である。問題解決志向でたてられた計画と，ストレングスに焦点を合わせてリカバリー志向でたてられた計画はまったく異なったものになる。たとえば，外出に消極的な人であっても，おいしいものを食べたいという願いのためには，外出をするかもしれない。結果的に外出に向けたセルフケアも整いはじめ，問題はおのずと小さくなり，自立の方向へ導かれていくのである。

◆ 地域資源についての考え方

　前述したように，ストレングスモデルでは，環境のもつストレングスにも

1）チャールズ A. ラップ・リチャード J. ゴスチャ著，田中英樹監訳：前掲書．pp.67-86.

着目する。とくに地域資源は，たとえば学校や集会所など，その地域の住民たちもふつうに利用できるものである必要がある。なぜなら，援助者，あるいは精神保健福祉のために特別につくられた資源は，「ベルリンの壁」を再び増やすことになるからである。地域住民が利用している資源を，当事者も利用することで，地域への参加の機会を増やし，地域住民としての普通の生活を取り戻すことを可能にする。援助者は，原則（6）にあるように，施設にいるのではなく資源のオアシスである地域に出かけ，当事者のストレングスをいかせるような地域にある資源を発掘する役割を担うのである。

◆ 当事者と援助者が一緒にケアプランをたてる

　原則（4）にあるように，当事者こそが支援過程の監督者であるため，ケアプランは当事者と援助者が一緒にたてる必要がある。中心になるのは当事者の希望であり，その希望を実現するための計画をたてる。ケアプランをたてるうえで大事なポイントは，①具体的に書くこと，②当事者の言葉で書くこと，③対話をして書くこと，④定期的に更新することである。

3 ストレングスモデルによるアセスメント

　ラップらは，ストレングスに焦点を合わせるためのアセスメント（**ストレングスアセスメント**）を行うためのシートを開発しており，わが国でも普及してきている[1]。このシートは，ストレングスを①日常生活状況，②経済/保険，③職業/教育，④支援者との関係性，⑤健康，⑥レジャー/余暇，⑦スピリチュアリティ（個人の内的強さ）の7つの生活領域から考え，過去・現在・未来の時間軸に合わせてアセスメントできるようになっている。

　ここでは具体的な事例によってストレングスモデルによるアセスメントを考えてみることにしよう。

> **事例** **統合失調症をかかえながらひとり暮らしをしているＡさん**
>
> 　Ａさんは60代女性で統合失調症をかかえながらひとり暮らしをしている。地域の保健師からの依頼で，Ａさんへの訪問看護が始まった。
>
> 　Ａさんは被害妄想があるため，近隣住民と口論になることも多く，自宅へ引きこもりがちで，昼夜逆転の生活を送っている。通院は数回しか続かず，内服も続けられなかった。生活保護を受給しているほか，要支援2の認定を受けており，ホームヘルパーが週に1回来ている。

　このような事例を問題解決型のモデルで考えた場合は，
- 妄想によって近隣住民とトラブルをかかえている。
- 病識がなく，薬の必要性が理解できていない。
- 不規則な生活を送っている。

などが問題としてあがるだろう。

1）チャールズ A. ラップ・リチャード J. ゴスチャ著，田中英樹監訳：前掲書．pp.136-141.

▶表4-18 Aさんのストレングスアセスメントシート

現在のストレングス： いまのストレングスは？	希望・願望： なにがしたいか？ なにがほしいか？	過去の資源： どんなストレングスをいままで 使ってきた？
日常生活状況		
・家事ができる。 ・「いやがらせ」があるけどなんとかしのいで毎日を暮らせる。	・隣人にいやがらせされずに安心して暮らしたい。	・ひとり暮らしを40年も続けてきた。
経済/保険		
・生活保護を受けている。 ・要支援2の認定を受けている。	・お金の心配をしないで暮らしていきたい。	・芸子として長年生計をたてていた。
職業/教育		
・芸子として積み上げた技能がある，接客の知識もある。	・なにか私にできることはないだろうか（できることがあればやりたい）。	・かつては芸子として10年以上の就労経験がある。
支援者との関係性		
・ケアマネジャーにはよくしてもらっている。 ・クリニックの先生はやさしい。 ・訪問看護師さんも来れば家には入れてあげる。 ・近所に送り迎えしてくれるデイケアがあるけど行ったことはない。	・デイケアに参加したい。	
健康		
・大きな病気はしたことない。 ・健康に気をつけて暮らせる。	・健康でいたい。	・通院しようとした。 ・内服しようとした。
レジャー/余暇		
・外出までに時間はかかるけど，やろうと思えば外出はできる。	・近所の自家焙煎のお店について「コーヒーがおいしそう」	・もともとは活発だった。 ・日本舞踊を踊ったり，歌も歌った。
スピリチュアリティ		
・正義感が強い ・がまん強い		

注)アセスメントシートの空欄は，当事者にかかわりながら少しずつ書き足していけばよい。すべてのストレングスがわかっていなくても，その時点で見いだされているストレングスをいかして援助しつづけることが大事である。空欄は，看護師の気づいていないストレングスに気づくたすけとなる。
（事例提供：前大阪大学大学院 熊崎恭子氏）

　しかし，ストレングアセスメントシートを用いると▶表4-18のようになる。ストレングスアセスメントシートがあることによって，トラブルや問題に注目していた視点がAさんのストレングスに移り，ストレングスに注目することで「統合失調症のAさん」ではなく，Aさん個人が浮かび上がってくる。

> **事例（つづき）**
> 　Aさんは，訪問看護師に対してはじめは警戒心が強かったが，ほかの支援者ともよい関係が築けていたように，看護師の訪問もしだいに楽しみに待つ

ようになった。

　ある日，Aさんがつぶやいた「コーヒーが飲みたい」という希望に焦点を
あて，看護師は「一緒においしいコーヒーを飲みに行くのはどう？」と誘い，
コーヒーを飲みに行く計画をたてた。近所には，あまり込み合っておらず，
引きこもっているAさんが外出を体験するにはぴったりの喫茶店（地域住民
も利用するふつうの資源）があった。何度か一緒にコーヒーを飲みに行って
いるうちに，「ひとりはさびしい」や「昔は踊りをやったりしていた」とい
う話が出てきた。

　「ひとりはさびしい」というAさんに対し，信頼しているケアマネジャー
から送り迎えつきのデイケアがあることを紹介してもらうと，Aさんは
「行ってみたい」と希望し，通うようになった。Aさんは好きな踊りや歌を
デイケアで披露したところ，デイケアの人たちからも喜んでもらえ，さらに
希望をもつことができた。デイケアに通うために生活リズムが整うようにな
り，また，夜眠れるよう薬を飲むようにもなった。しだいに近所とのトラブ
ルも減っていった。

　このかかわりは，Aさんから自然に出てきた希望や願望を，援助者が
「どうやったら実現できるか」一緒に考え，Aさんのもつストレングスを
使って実現していった事例である。問題解決をしようとしたわけではないが，
Aさんの希望を中心にすえることで，地域にあるふつうの資源（喫茶店）が
ストレングスへ変化するなど，結果的に問題は自然に小さくなった。希望を
実現するために，その人がすでにもっているストレングスや資源を利用しよ
うと考えをめぐらせることがリカバリーへの道を開くのである。

3 リカバリーを支えるための援助方法

　ここまで，三次予防活動を行うための基礎知識として，精神科リハビリ
テーションとリカバリーの概念，また，リカバリーを支えるためのストレン
グスモデルについて述べてきた。本項では，リカバリーを支えるための具体
的な取り組みについて，総覧的に解説する。なお，地域移行支援・地域生活
支援と密接にかかわる，三次予防として活用できる社会資源については，第
5章B(◐ 123ページ)で解説している。

1 ACT（包括型地域生活支援プログラム）

● **ACTとは**　ACT（包括型地域生活支援プログラム assertive community
treatment）は，重度の精神障害をかかえた人であっても孤立することなく，
安心して住み慣れた地域で暮らしていけるよう，多職種チームが24時間体
制でかかわる支援プログラムである。1970年代にアメリカで始まり発展し
てきた。わが国では，2002（平成14）年から厚生労働科学研究として開始さ
れ，2003年以降に全国各地での取り組みが始まった。

　ACTの特徴は，前述したような，①従来の精神保健・医療・福祉サービ
スでは地域生活の継続が困難であった重度の精神障害をかかえた人を対象と

表4-19 ACTで提供されるサービス

①薬の処方と提供	⑦日常生活の支援
②病気と服薬を利用者が自己管理するための支援	⑧身体的健康に関する支援
③個別の支持的療法	⑨経済的サービスに関する支援
④危機介入	⑩就労支援
⑤入院期間中の継続支援	⑪家族支援
⑥住居サービスに関する支援	⑫社会的ネットワークの回復と維持のための支援

（西尾雅明：ACT入門——精神障害者のための包括型地域生活支援プログラム．p.32，金剛出版，2004による）

する，②多職種チーム（看護師，ソーシャルワーカー，作業療法士，職業カウンセラー，精神科医など）によってサービスが提供される，③24時間・365日体制で危機介入に対応する，といったもののほか，④集中的なサービスが提供できるように10人程度のスタッフからなるチームの場合は，100人程度に利用者数の上限を設定する，⑤チームスタッフ全員で1人の利用者のケアを共有・支援する，⑥必要なサービスのほとんどを，チームで責任をもって直接提供する，⑦利用者が実際に暮らしている場所でより効果的な支援をするために積極的に訪問（アウトリーチ）する，⑧原則として援助は無期限，などがある[1]。

● **リカバリーを支援**　ACTの目標は，精神疾患やそれに関連する問題解決ではなく，その人自身のリカバリーの過程を支援することである。そのため，従来の精神医療の枠組みにおける問題点ではなく，希望，興味や関心，意欲，得意なことなど個人がもつストレングスに着目することで，個人の動機を高め，その人に合った個別的なサービスを提供するものである。提供されるサービスは利用者の生活全般にわたるため，医療的支援のほか，精神障害に対するリハビリテーション，社会的支援などが含まれる（●表4-19）。提供されるサービスはあらかじめ設定されているのではなく，利用者のニーズや希望にそって個別的に組みたてることが原則である。

2 WRAP

WRAP（wellness recovery action plan）は，精神的な困難があっても元気に生活を楽しむために自分自身でつくる症状への対処プランで，元気回復行動プランともよばれる。当事者であるコープランドM. E. Copelandは，「人々はどのようにみずから困難を切り開き，元気でありつづけるのか」についてアメリカで大規模な調査を行った。その結果，心に困難をかかえていてもさまざまな工夫によって元気で暮らしている人たちが多くいることがわかり，それらの工夫をより使いやすく体系的にまとめたものがWRAPになった。

WRAPでは，この調査で明らかになった「希望」「責任」「学ぶこと」「権利擁護」「サポート」という，リカバリーに大切な5つの概念（リカバリーキーコンセプト）を基本にプランを作成・実施する。プラン作成は，元気に暮らしていくための工夫（元気に役だつ道具箱）をつくることから始まる。元

1）西尾雅明：ACT入門——精神障害者のための包括型地域生活支援プログラム．pp.14-19，金剛出版，2004．

○**表 4-20 WRAP で作成する 6 つのプラン**

調子の段階	リストアップする内容
日常生活管理プラン	• いい感じがしているときの自分 • 元気に過ごすために毎日すべきこと • ときどきはしたほうがよいかもしれないこと
引き金に対応するプラン	• 調子を乱すきっかけになるかもしれないできごとや状況 • 引き金となることがおきたときの対処方法
注意サインに対してのプラン	• 調子をくずすときのかすかなサイン • サインに気づいたときの対処方法
調子がわるくなってきているときのプラン	• まだ自分で対処ができる状態のときのサイン • サインに気づいたときの対処方法
クライシスプラン	• 自分で判断したり，自分のことを自分でケアしたり，身の安全を保ったりすることがもはやできなくなっていることを示すサイン • サポーターや医療従事者が本人にかわって，本人の意思を尊重しながら判断できるようにするための方法
クライシス後プラン	• クライシス後の変化に合わせてつくられる

気を回復するためにこれまでやってきたこと，あるいはしたかもしれないことをリストアップする(たとえば「よく寝る」「朝日を浴びる」など具体的な行動をあげる)。リストアップすることで，これらの工夫(道具)をいつでも使えるようにしておくことが目的である。次に，日常生活管理からクライシス(緊急状況)後までの 6 つの状況において，モニタリングと対処方法(どの道具を使うか)をリストアップする[1](○表 4-20)。

　WRAP があることによって，当事者は，専門職の助言に自身の行動を合わせるのではなく，自分がすでに行っている方法に気づき，自分ができる対処方法を考える。それによって当事者はみずからの力で症状を予防し，症状とうまく付き合うことができる実感を得られる。これは，自分の生活と人生に，責任とエンパワメントの感覚を取り戻すという，まさにリカバリーの体験だといえる。現在，WRAP は少しずつ全国に浸透し，実施できるファシリテーター養成も行われるようになってきている。

3 認知行動療法(CBT)

　認知行動療法 cognitive behavioral therapy(**CBT**)は，自分のものの見方や考え方(認知)を見つめ直すことで，気分や行動をかえることを目ざす心理療法である。1970 年代に，ベック A. Beck が，うつ病の治療として開発した。現在では，うつ病をはじめとした精神疾患に限らず，がんや生活習慣病など身体疾患をもつ人や，日常のストレス対処，教育場面などに幅広く適用されている。

　認知は，気分・感情や生理的反応，行動などとの相互作用をもっているほか，外部の環境(状況や他者)とも相互作用があり，同じできごとを体験してもその体験をどのように認知するかで生じる気分や行動が異なる(○図 4-7)。

---

1) メアリー エレン コープランド著，久野恵理訳：元気回復行動プラン WRAP. p.5，道具箱，2009.

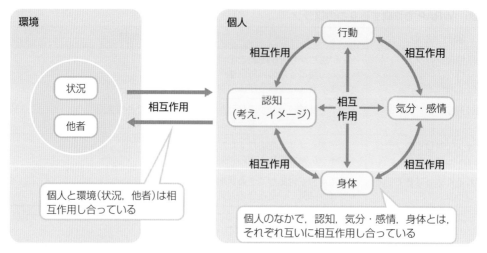

◉図4-7 **認知行動療法モデル**

このモデルをもとに，認知をかえることで気分や行動をかえることを試みるのが認知行動療法である。

　たとえば看護師の場合，血圧測定に失敗し患者に叱られたたときに，「だめな私」「いつも失敗ばかり」と考えてしまうと，生理的反応としてはだるさや食欲不振を感じたり，血圧測定を避ける行動をとったりするかもしれない。一方，「いまはうまくないけど，練習すればきっとうまくなる」と思えれば，明るい気分になれるかもしれないし，練習に励むという行動につながるかもしれない。

　できごとをどのようにとらえるかは，回復と直結している。いつもつまずいてしまう場面におけるその人特有の認知を特定し，違う見方ができるように援助する際に，認知行動療法は有効である。

4 社会生活技能訓練（SST）

　社会生活技能訓練 social skills training（**SST**）は，リバーマン R. P. Liberman らによって開発された，社会で生活していく技能を身につけるための集団トレーニングプログラムで，認知行動療法の1つとして位置づけられる。プログラムは，①練習したい課題を決める，②デモンストレーションを見る，③ロールプレイをする，④フィードバックをもらう，⑤ホームワークの5つの流れにそってグループで行われる。

　SST のフィードバックは建設的になるようマニュアル化されている。まず「よかった点」について，グループメンバーからフィードバックをもらい，次に「こうするともっとよくなる点」をフィードバックしてもらう。この際，「こうすればもっとよかった点」と問わないことが重要である。微妙な違いではあるが，この問い方では，いま行ったロールプレイがよくなかったと伝えることになってしまう。一方，「もっとよくなる点」をグループに問うことは，その人に対して，もっとよくなる点があり，その可能性を信じていると伝えることになる。

　よく扱われる内容は，「あいさつ」「視線を合わせる」「質問する」「お願いをする」などがある。SST は，練習した技能を実際の日常生活で役だてることが重要であるため，必ず各自がホームワークを設定するようになっている。

5 心理教育

　心理教育 psychoeducation は，「精神障害やエイズなど受容しにくい問題をもつ人たちに，正しい知識や情報を心理面への十分な配慮をしながら伝え，病気や障害の結果もたらされる諸問題・諸困難に対する対処方法を修得してもらうことによって，主体的な療養生活を営めるよう援助する技法」[1]で，心理社会的なアプローチの1つに位置づけられる。

● **心理教育の理論的背景**　心理教育は，**ストレス脆弱性モデル**と家族の**感情表出** expressed emotion（**EE**）研究をその理論的根拠として発展してきた（◉ 133ページ）。ストレス脆弱性モデルは，統合失調症の発症や再発には，気質や性質などのその人のもつ要因だけでなく，外部から受けるストレスも関与しているという見方である。生活上のストレスや発達に伴うストレスへの対処方法を身につけることで，再発防止に役だつと考える。また，家族の感情表出は，患者のケアを担う家族の，患者に対する感情的態度を量的・質的に評価したものであり，否定的な感情表出と統合失調症の再発との関連性が報告されている。そこで，家族への心理教育的な介入によって家族内コミュニケーションが変化し，家族のストレスや負担を軽減することが期待できる。

● **心理教育プログラムの目的と内容**　このような理論的基盤をもとに，実際のプログラムでは，単に必要な知識・情報を提供するだけでなく，対象者である患者・家族が障害や困難を受けとめ乗りこえるスキルを身につけたり，社会資源やサービスを主体的に利用したりできるようになることを目ざす。それにより，障害や困難に対する主体的な対処方法を修得することや，解決できるという自信を得て自己決定できること，グループ内の相互作用や新しい社会的交流によって孤立を防止することなどを目ざしていく。具体的なプログラムの内容は，病気や服薬に関する知識，再発・再燃とそれを防ぐための生活の仕方，ストレスへの対処法，症状管理の方法，家族や他者との付き合い方，アルコールや薬物依存の回避，社会資源の利用法，仕事や学校への復帰の仕方，家族の負担感の軽減と生活ペースの維持，家族どうしのサポートなどがある。

6 疾病管理とリカバリー（IMR）

● **リカバリー志向の疾患管理**　**疾病管理とリカバリー** illness management and recovery（**IMR**）は，精神障害者のリカバリーに効果があると実証されている4つの支援方法（①精神障害やその治療法についての心理教育，②再発予防

1）浦田重治郎：心理教育を中心とした心理社会的援助プログラムガイドライン（暫定版）．厚生労働省精神・神経疾患研究委託費　統合失調症の治療およびリハビリテーションのガイドライン作成とその実証的研究　研究成果．2004.

○**表4-21　IMRの9つのモジュール**

①リカバリー戦略	⑤薬物療法を効果的に使う
②a. 統合失調症に関する実践的事実	⑥再発を減らす
b. 双極性障害に関する実践的事実	⑦ストレスに対処する
③ストレス脆弱性モデルと援助戦略	⑧諸問題や持続性の症状に対処する
④ソーシャルサポートを形成する	⑨あなたのニーズを精神保健システムに適合させる

（アメリカ連邦保健省薬物依存精神保健サービス部（SAMHSA）編，日本精神障害者リハビリテーション学会監訳：IMR・疾病管理とリカバリー（ワークブック編）（EBPツールキット日本語版第5巻Ⅱ）．コンボ，2008をもとに作成）

トレーニング，③服薬習慣を身につけるための行動療法，④対処スキルのトレーニング）を統合し，総合的に提供できるよう開発されたプログラムである[1,2]。精神障害者が，1人ひとりに適した方法で疾患を**自己管理**し，自分の**人生の目標（リカバリーゴール）**に向かって前進するために必要な情報や技術を獲得することによって，人生をこれまで以上に実りあるものにすることを目ざしている。おもにアメリカで推進されており，わが国でもツールキットが翻訳されている[3]。

● **IMRの中心的価値と構成**　IMRでは参加者とIMRに取り組む実践者の間で，5つの中心的な価値観（①希望をもつ，②参加者自身が自身の精神疾患の経験についての専門家である，③個人の選択が最優先である，④実践者はともに取り組む，⑤実践者は精神症状に悩む人への敬意を示す）を共有し，プログラムを進める。具体的には○**表4-21**に示した9つのテーマにそって，小グループ形式の講義と演習を主として週2〜4時間，9か月間開講する構成となっている。

7　リカバリー志向の薬物療法と服薬管理

　精神障害においては長期にわたり服薬が必要になることが多く，怠薬（たいやく）あるいは服薬指示を遵守しないことによって症状悪化や発作がおこるといった危険性がある。薬物療法に関しては医師の裁量にまかされることが多いが，服薬を続けていくのは患者自身であり，患者が薬物療法の内容や方法などについて納得し，**自己決定**することが重要である。そこで，従来の「医師の指示どおりに薬を服用するという考え方」にかわり，患者に十分な情報を提供したうえで，患者と医療者間で話し合い，薬物選択をともに決定するアプローチが導入されはじめている。

● **共同意思決定**　その1つが，インフォームドコンセントから発展してきた**共同意思決定** shared decision making（**SDM**）というアプローチである。SDMには確立した定義はないが，精神保健福祉領域においては，「医師と利用者が情報を共有し，選択肢や利用者の好みあるいは治療の責任を議論し，今後

1）藤田英美ほか：疾病自己管理とリカバリー（Illness Management and Recovery；IMR）の紹介．精神医学50（7）：709-715，2008．
2）吉見明香ほか：疾病管理とリカバリー（Illness Management and Recovery；IMR）の精神科病院への導入．精神科治療学29（1）：53-57，2014．
3）アメリカ連邦保健省薬物依存精神保健サービス部（SAMHSA）編，日本精神障害者リハビリテーション学会監訳：IMR・疾病管理とリカバリー（ワークブック編）（EBPツールキット日本語版第5巻Ⅱ）．コンボ，2008．

▶表4-22　患者の医療参加や関係性をあらわす概念

	コンプライアンス（遵守）	アドヒアランス（積極参加）	コンコーダンス（調和・協調）
意味合い	・医師などの権威者による治療方針をチームで遵守し，患者も医師の指示どおりに実行すること。	・重症化を予防する必要がある疾病について，患者が疾病や自身を理解して治療に積極的に参加すること。	・患者（当事者）の価値観やライフスタイルに合った保健行動の合意形成。
重視されやすい領域	・救急・急性期	・二次予防 ・疾病教育	・一次予防，三次予防 ・回復期医療
重視される価値観	・生命や生活の維持 ・医療者および支援者の治療的専門性	・重症化予防	・意志決定の主体としての当事者 ・医療者の協働的専門性

（安保寛明：コンコーダンス——精神保健領域における概念と支援の展開．こころの健康 29（2）：5，2014 による）

の行動について，両者が合意するための相互作用的なプロセス」[1,2]ととらえられている。

● **コンコーダンス**　そして，SDM を支える概念として打ち出されているのが**コンコーダンス** concordance である。コンコーダンスは，「患者の価値観やライフスタイルと，患者にもたらされる医療や福祉のあり方との調和」[3]という意味で用いられる概念で，**コンプライアンスやアドヒアランス**と同様に，受療行動に関する概念の１つである（▶表4-22）。

● **IMR における薬物療法**　先に述べた IMR においては，「リカバリーのために薬物療法を利用する」という考え方に基づき，**薬物療法に対する能動的な姿勢**が提唱されているのが特徴である。そのための支援として，精神疾患の薬物療法のメリットとデメリットの両方について正確な情報を提供すること，薬物療法についての利用者の考えやさまざまな薬物療法の経験について話せる機会を提供すること，薬を服用することのメリットとデメリットを天秤にかけて比較できるよう援助すること，薬を服用することを決めた人たちが規則的に薬を服用しやすくする方法を確立できるよう援助することが含まれている。

🖊 **work　復習と課題**

❶ 健康教育の方法にはどのようなものがあるか，学習方法と対象規模に分けてそれぞれ述べなさい。

❷ 精神保健福祉活動において，精神保健福祉センター，保健所，市町村それぞれの担う役割について述べなさい。

❸ 精神保健福祉活動にかかわる専門職にはどのようなものがあるか述べなさい。

❹ 危機介入のステップについて，アギュレラのモデルを参考に説明しなさい。

❺ 自殺予防，認知症において，活用できる社会資源をあげなさい。

1）Matthias, M. S. et al.：Decision making in recovery-oriented mental health care. *Psychiatric Rehabilitation Journal*, 35（4）：305-314, 2012.
2）渡邊衡一郎・八木剛平：精神科リハビリテーションを支援する薬物療法——Recovery 達成のためには．精神障害とリハビリテーション17（2）：163-168，2013.
3）安保寛明・武藤教志：コンコーダンス——患者の気持ちに寄り添うためのスキル21．医学書院，2010.

❻ 身体障害に対して行われるリハビリテーションと，精神科リハビリテーションの違いを説明しなさい。

❼ リカバリーとはなにか述べなさい。

❽ ストレングスモデルによるアセスメントで大切なことはなにか述べなさい。

参考文献
1. 遠藤淑美：慢性的に統合失調症を有する人の自我発達を支援する看護援助の構造．日本精神保健看護学会 14(1)：11-20，2005.
2. 大森一郎ほか：心理教育(サイコエデュケーション)．精神科臨床サービス 3(1)：43-47，2003.
3. 加藤大慈：リカバリー志向支援の中での薬物療法──IMR と MedMAP の紹介とともに．精神障害とリハビリテーション 17(2)：169-174，2013.
4. ゲイル W. スチュアート・ミシェル T. ララィア著，安保寛明・宮本有紀監訳：精神科看護──原理と実践，原著第8版．エルゼビア・ジャパン，2007.
5. 後藤雅博：家族心理教育から地域精神保健福祉まで──システム・家族・コミュニティを診る．金剛出版，2012.
6. 佐藤暁子・金井篤子：レジリエンス研究の動向・課題・展望──変化するレジリエンス概念の活用に向けて．名古屋大学大学院教育発達科学研究科紀要．心理発達科学 64：111-117，2017.
7. ジェイムズ プロチャスカほか著，中村正和監訳：チェンジング・フォー・グッド ステージ変容理論で上手に行動を変える．法研，2005.
8. ドナ C. アギュララ著，小松源助・荒井義子訳：危機介入の理論と実際──医療・看護・福祉のために．川島書店，1997.
9. 日本社会福祉士養成校協会監修：社会福祉士のための基礎知識 I．中央法規出版，2003.
10. 原田憲一：精神症状の把握と理解．中山書店，2008.
11. 蜂矢英彦：我が国における精神障害者リハビリテーションの現状と課題．リハビリテーション研究 70：2-8，1992.
12. 早坂淳：我が国の戦後教育史における学習指導過程の特徴．長野大学紀要 34(1)：27-39，2012.
13. 福井貞亮：精神障害者地域生活支援の国際比較──アメリカ合衆国．海外社会保障研究 (182)：41-52，2013.
14. マーク レーガン著，前田ケイ監訳：ビレッジから学ぶリカバリーへの道．金剛出版，2005.
15. 元永拓郎：新しいメンタルヘルスサービス──システムをどう作るか？．新興医学出版社，2010.
16. Davidson, L. et al.: The top ten concerns about recovery encountered in mental health system transformation. *Psychiatric Services*, 57(5)：640-645, 2006.

第 5 章

地域移行支援・
地域生活支援の基礎

<table>
<tr><td>本章の目標</td><td>□ わが国の精神障害者の現状を把握する。
□ 地域移行支援・地域生活支援の目的と重要性を理解する。
□ 地域移行支援・地域生活支援に活用できる社会資源にはなにがあるかを学ぶ。
□ アウトリーチ，家族支援，就労支援，ピアサポート，危機介入といった，地域移行支援・地域生活支援を行ううえで必要となる基本的な事項を理解する。</td></tr>
</table>

第 2 章，第 3 章でみてきたように，わが国では，「入院医療中心から地域生活中心へ」と精神障害者支援を進めるべく，法制度の整備，見直しを重ねてきた。本章から第 6 章にかけては，第 4 章で学んだ精神保健福祉活動の展開に必要な知識と技術をふまえたうえで，精神障害者の地域移行支援・地域生活支援の全体像と，支援における看護師の役割を解説していく。

A 地域移行支援・地域生活支援の重要性

1 精神障害者の現状

精神障害者の地域移行支援・地域生活支援❶を考えるにあたって，精神障害者が現在どのような状況におかれているかを理解する必要がある。厚生労働省などによるさまざまな調査データから，精神障害者の現状に目を向けてみよう。

入院患者の概況

精神保健福祉資料によると，2022(令和 4)年 6 月時点の精神病床としての許可病床数は 308,667 床であるが，実際に入院している患者数は 258,920 人である。10 年前の 2012(平成 24)年時点での入院患者数は 302,156 人であったことから，10 年間で入院患者数が約 1 割減少している。

● **入院の長期化** 2022(令和 4)年の精神科病院入院患者のうち，入院期間が 1 年以上の患者は全体の約 3 分の 2 を占めている(○表5-1)。入院期間が 5 年以上になる患者も全体の約 3 分の 1 を占めており，精神科病院における**入院長期化**が依然として深刻な課題であることがわかる。

病院報告によると 2022(令和 4)年の精神病床の平均在院日数は 276.7 日である。これは，2012(平成 24)年の 291.9 日よりも約 15 日短縮しているものの，一般病床の 16.2 日と比較すると約 17 倍の期間である。精神病床と一般病床との平均在院日数のひらきには，精神病床における長期入院患者の課題が大きく影響している。

一方で，2017(平成 29)年度のレセプト情報・特定健診等情報データベース(NDB)において，精神病床における新規入院患者のみの平均在院日数に注目すると，その全国平均は 127.2 日であり，精神病床全体でみた期間より

NOTE
❶近年「地域移行支援」という言葉は，地域援助者側からの支援の意味で用いられることが多い。しかし，医療機関側が行う退院支援なども地域移行を推進するための支援の 1 つであるため，本書ではそれらを含めた広義の意味で「地域移行支援」を用いることとする。なお，障害者総合支援法のサービスにも「地域移行支援」「地域定着支援」があることに注意されたい(○ 57 ページ)。

○ **表 5-1　精神科病院在院患者の状況（入院期間）**

不明	1か月未満	1か月以上 3か月未満	3か月以上 6か月未満	6か月以上 1年未満	1年以上 5年未満	5年以上 10年未満	10年以上 20年未満	20年以上
1人 （0.0%）	25,918人 （10.0%）	29,293人 （11.3%）	18,524人 （7.2%）	24,875人 （9.6%）	81,251人 （31.4%）	34,646人 （13.4%）	25,479人 （9.8%）	18,933人 （7.3%）

	1年以上		160,309人（61.9%）
		5年以上	79,058人 （30.5%）
		合計	258,920人 （100.00%）

（厚生労働省「令和4年度精神保健福祉資料（630調査）」による）

もかなり短いことがわかる。さらに NDB による精神病床の新規入院患者の退院率をみると，入院後3か月時点の退院率は63.5%，6か月時点の退院率は81.0%，12か月時点の退院率は88.3%という状況である。

　このように，近年では新規入院患者に対する早期退院の取り組みが進み，入院後3か月時点で6割以上の患者が退院できるようになった。しかし，新規入院患者のなかにも，12か月たっても退院することができない患者が約1割いるという現実もある。新たな長期入院患者を生み出さないことが，看護師にとって大きな課題となっている。

● **入院患者の高齢化**　精神科病床における入院患者の疾患として最も多いのは**統合失調症**である（○図5-1）。しかし，2002（平成14）年時点で全入院患者の58.8%（約20.3万人）を占めていた統合失調症患者の割合は近年減少傾向にあり，2017（平成29）年には51%（約15.4万人）になっている。

　統合失調症患者が減少する一方，入院患者として増えている疾患は**アルツハイマー病**である。アルツハイマー病は，2002（平成14）年では全入院患者のなかでわずか5.5%（約1.9万人）にすぎなかったが，2020（令和2）年には17.7%（約5.1万人）まで増加した。さらにアルツハイマー病と血管性などの認知症とを合わせると，2020年では精神科病床入院患者の26.4%（約7.6万人）を占める。これは，高齢化社会の進展とともに，精神科病床における長期入院患者もまた**高齢化**が進んでいることが要因であると考えられる。

　精神科病床入院患者の年齢分布をみると，2020年には65歳以上の入院患者の占める割合が6割をこえており，高齢化が急速に進んでいることがわかる（○図5-2）。高齢精神障害者の場合には，精神疾患の医療のみならず，加齢に伴う生活機能の低下や身体合併症への支援が求められるなど，地域移行後の生活をどのように支えていくのかについて課題が多い（○高齢精神障害者への支援については176ページ）。精神科病院における入院患者の地域移行支援・地域生活支援は，これまではおもに統合失調症の患者を対象としていたが，以上のような現状をふまえ，高齢精神障害者に対応した支援の必要性が高まってきている。

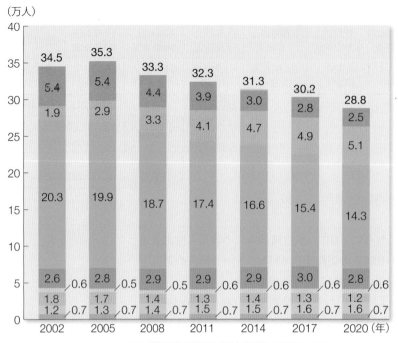

◎図5-1　精神疾患を有する入院患者数の推移（疾病別内訳）
（厚生労働省「患者調査」による）

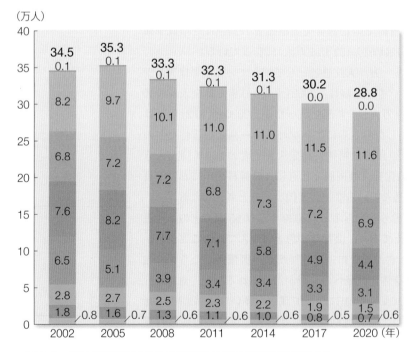

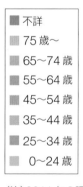

◎図5-2　精神疾患を有する入院患者数の推移（年齢階級別内訳）
（厚生労働省「患者調査」による）

2　精神科医療における長期入院の課題

● **長期入院患者が生まれる背景**　長期入院患者が生まれる背景には，第2章で説明したように，これまでの日本社会のなかで，精神障害者が地域で生活することは困難であると認識されていたことが大きく関与している。わが国における歴史的な課題でもある。

　精神科病院へ入院した患者のなかには，医療的な課題がある程度解決しても，地域の受け皿がないなどの理由から退院がむずかしく，結果的に入院が何十年と長期化してしまった場合が少なくない。そのような状況は**社会的入院**とよばれている。入院生活が長期に及んだことで，生活機能や退院意欲などの低下（いわゆる施設症）を生じている患者がいることは事実であり，患者と医療者の双方が退院後の生活に不安をいだくケースが少なくない。慢性化した精神症状は，医療者にとって解決が容易ではなく，そのため地域生活は困難であると評価される傾向がある。

● **退院の可能性**　精神科病院における長期入院患者（認知症を除く1年以上の患者）の退院可能性と退院困難理由についての調査[1]では，主治医などが退院可能と回答した患者の割合は14%であったのに対し，退院困難と回答した患者の割合は85%であり，退院困難と回答する割合がきわめて高い結果であった。退院困難な理由として最も多かったのが「精神症状がきわめて重症，または不安定であるため」の61%，ついで多かったのが「住居・支援がないため」の33%という結果だった。

　2004年に精神保健医療福祉の改革ビジョンが打ちだされ，「入院医療から地域生活中心へ」という方策に基づいて，今日まで長期入院患者の地域移行支援が行われてきた（● 60ページ）。そこで，臨床からは「これまでに退院できそうな患者は退院した。現在，残っている人は病状が重い患者ばかりである」という，上記の調査結果と同様の声がよく聞かれる。だからといって，地域移行支援をあきらめることなく根気強く取り組んでいくことが大切である。

● **求められる意識改革**　近年は，医療モデルに基づいた問題解決志向の重視を見直し，リカバリー，ストレングスなど，当事者の思いや生活面に着目して支援するケアマネジメントが評価されている（● 99ページ）。

　また，これまでの臨床では，地域移行支援の対象者を選定し，その患者が「どうすれば退院することができるのか」というように，患者の退院の可能性を見いだすことが支援のきっかけとなることが多かった。地域移行支援の対象となる長期入院とは，原則的に入院期間1年以上の患者（オールド-ロングステイともよばれる）であり，入院患者の約3分の2にものぼる。さらに，近年では入院期間が6か月以上となり入院長期化リスクの高い患者（ニュー-

1）安西信雄：新しい精神科地域医療体制とその評価のあり方に関する研究研究報告書　平成24年度厚生労働科学研究費補助金障害者対策総合研究事業．2013．

ロングステイともよばれる）も地域移行支援の対象とすることが多くなった。このような患者に対して支援を進めていくためには，入院治療では容易に解決しない課題を含め，ありのままの状態の患者を「どうすれば地域で支えることができるのか」と，意識を切りかえなくてはならない。

　そのためには，入院治療で解決できなかった課題は，地域で継続して支えていくという，継続医療や継続看護の考え方が必要になってくる。また，精神症状などが重症または不安定な患者に対する地域移行支援・地域生活支援の取り組みを検討することが必要である。そして，なによりも大切なのは，新たな長期入院患者を生み出さないことであり，入院の長期化を防ぐための取り組みの実践が求められている。

1　長期入院患者への支援

　医療者側からみて気がかりな病状や日常生活面の課題があっても，それを入院医療のみで解決するのではなく，地域のなかで支えたり解決したりするという考えに切りかえる。大切なのは，長期入院患者自身が地域の生活者として人生を取り戻すことであり，本人が望む地域生活を送れるようになることである。

　長期入院患者は退院後の生活についてイメージがわきにくく，どのような生活を送りたいか言葉にすることが苦手な場合も少なくない。医療者側の考えを押しつけることにならないよう，患者の意思表明と意思決定のサポートをしっかり行い，患者の気持ちに寄り添いながら，患者が安心して退院し地域生活ができるよう支援することが必要である（●長期入院患者への支援の展開については182ページ）。

2　新たな長期入院患者を生み出さないための支援

● **早期退院支援の必要性**　　いったん長期入院に陥ってしまうと，地域移行支援・地域生活支援を進める困難さは増す。そこで，長期入院患者への支援と同じく重要な取り組みが，新たな長期入院患者を生み出さないための，新規入院患者を対象とした**早期退院支援**である。2014（平成26）年の精神保健福祉法改正では，新たに入院する精神障害者が，原則1年以内で退院できる体制を整備することが義務づけられた（● 49ページ）。将来的には，精神科救急・急性期医療の医療・看護機能の向上を目ざし，標準的な入院治療期間を短縮していくことが求められるであろう。

　身体科領域においても，2025年問題への対応に向けて医療提供体制を再構築するとともに，地域包括ケアシステムを構築し，早期退院の実現と受け皿となる在宅医療・在宅介護を充実する方向に向かっている。精神科領域においても，2017年より地域包括ケアシステムの構築を目ざすようになった（● 62ページ）。医療全体が，患者を地域全体で支えるという視点を強化するようになっているといえる。

● **再発・再入院の課題**　　早期退院支援がたいへん重要である一方で，退院後の再発・再入院の多さが課題になっている。精神病床における退院後の再

◉表5-2　精神病床における退院後の再入院率

退院から	3か月時点	6か月時点	12か月時点
退院患者全体	20%	27%	36%
1年未満入院の患者	17%	26%	35%
1年以上入院の患者	34%	37%	41%

(2017年度 レセプト情報・特定健診等情報データベースをもとに作成)

入院率を，入院期間1年未満と1年以上であった患者とで比較すると，1年以上の入院患者の再入院率が高い(◉表5-2)。精神科領域においては，退院後に短期間で再入院を要する状態になっているケースが少なくないということである。再発・再入院を繰り返すケースでは，退院後の再発リスクが退院困難要因となり，入院が長期化する場合もある。

● **支援のポイント**　早期退院支援の重要なポイントは，入院長期化のリスクを早い段階からアセスメントし，必要な支援を提供することである。これまで精神科領域においては，入院期間3か月を1つの目標として入院治療・看護の評価を行い，退院について検討していたが，患者によっては3か月をこえても退院にいたらないケースがある。そこで，退院支援の役割として，3か月をこえる可能性があるケースを早い段階で見きわめることが大きなポイントとなっている(◉早期退院支援については148ページ)。

　もう1つのポイントは，早期退院後の再発・再入院を防ぐための支援である。再入院すること自体は必ずしもわるいことではなく，再発時の重症化を防ぐために早めに入院療養をする場合も少なくない。それでも，患者にとって再発・再入院は望ましい姿ではないため，退院後は外来看護・訪問看護などを活用した支援が必要である。また，退院までに再発時の**クライシスプラン**(危機的状況時の対応)を，患者と支援者とで一緒に作成することが効果的である(◉地域生活の中断を防ぐための支援の展開については204ページ)。

3　手厚い支援を要する精神障害者への支援

　これまで精神科領域では，かかりつけ医(診療所)や他機関(福祉・介護サービスなど)と入院医療機関との連携をさす，いわゆる病診連携や地域連携が，身体科領域と同じようには進んでこなかった。そのため，入院医療から退院後の継続医療まで，同一医療機関がその役割を担う自院完結型が多く，結果的に入院治療で経過をみることが多くなり長期化するという現状があった。今後，精神科領域において早期の地域移行を目ざし，地域生活を支えていくためには，精神障害者を地域全体で支える**地域完結型医療**を重視することが必要である。そのためには，病状面・生活面などに通常よりも手厚い支援を要する精神障害者を，地域全体で支える体制をつくる必要がある。

● **手厚い支援を要する精神障害者とは**　いわゆる重度かつ慢性患者に該当するような，手厚い支援を要するケースとして，◉表5-3のような特徴が示されている。

　幻覚・妄想などの精神症状面は，当事者の生活にどの程度影響を及ぼして

▶ 表 5-3　手厚い支援を要する精神障害者の特徴

・コミュニケーションをとるのが非常にむずかしい	・病状変化・悪化の前兆がつかめない
・対人関係の構築が困難	・典型的なプログラムにはまらない
・グループ・集団への適応がむずかしい	・警察を呼ぶくらいの迷惑行為がある
・知的障害や発達障害の重複がある	・地域で問題化するエピソードがある
・精神面と身体面の両方に課題がある	

(吉川隆博：重度かつ慢性の精神障害者に対する包括的支援に関する政策研究——チームによる地域ケア体制に関する研究 厚生労働科学研究費補助金 障害者政策総合研究事業. 2017-2018 による)

いるのかにより，重度かどうかの印象が異なってくる。精神症状面よりも，支援者との関係性を含めた対人関係や社会面での課題が大きい場合や，病状悪化の前兆がつかめない，典型的なプログラムにはまらないなど，既存のノウハウで対応がむずかしいケースは，重度と判断されやすい。また，グループ・集団への適応がむずかしいケースは，個別対応が必要になるため，既存支援の枠組みによっては手厚い支援となることが考えられる。

　ただし，同様の状態像であっても，重度か否か(または退院可能か否か)という判断は支援者チームにより異なる傾向がある。なぜなら，重度の判断には，それまでの支援者らの「経験値」や地域の「支援力・ケア力」などが大きく影響しているからである。

● **支援のポイント**　手厚い支援を要する精神障害者を地域全体で支えるポイントは，精神科病院と地域の支援機関とで，チームを組んで支える体制づくりである(▶地域生活支援の展開については第 6 章)。その際，病状が重かったり不安定であったりと，医療ニーズの高いケースを支えるときには，精神科病院の職員が主体的にかかわることが多くなる。多様なニーズのあるケースを支えるときには，精神科病院だけでかかえ込まず，地域の関係機関や職種どうしの横のつながりにより支えることが効果的である。地域において横のつながりをつくるためには，日ごろから情報交換や相談が気軽にできる，顔の見える関係づくりがポイントになる。

　地域においては，生活面と病状面をあわせた包括的な支援を提供することが重要である。生活面を支えるためには，食事・掃除など生活基盤を整えるための日常生活支援のほか，困りごとに対応できるように，地域支援者の相談窓口や担当者の連絡先を明らかにしておく。また地域支援者ネットワークによる見まもり・声かけの実施や，居住支援施設を含めた地域支援者による病状悪化などの兆候把握が重要である。さらには，当事者のみならず家族を含めた支援を検討する必要がある。自宅生活をする精神障害者の場合には，精神科訪問看護によるかかわりや服薬管理などが有効である。

　病状悪化・再発を防ぐためには，医療継続に向けた支援として当事者や家族からの電話による相談対応，精神科デイケアにおける治療プログラムへの参加，具合がわるくなりかけたときに休養や早期治療を受けることができるための，短期入所や休息入院などが有効である。再入院した場合には，地域支援者が面会に訪れたり，退院支援会議に参加したりするなど，地域支援者との関係が途絶えないよう継続的にかかわる。

B　地域移行支援・地域生活支援の基礎知識

　本節では，精神障害者の地域移行支援・地域生活支援を進めるにあたって必要となる基礎知識について学習する。具体的には，地域移行支援・地域生活支援で活用できる社会資源，アウトリーチ，家族支援，就労支援，ピアサポート，地域における危機介入について解説している。第6章で解説する地域移行支援・地域生活支援の実践のすべてに通じることとして，ここで学ぶ内容をつねに念頭においておきたい。

1　活用できる社会資源

　精神障害者が地域生活を維持し，より社会に参加するためには，**社会資源**の活用が不可欠である。社会資源には，家族や専門職，ピアサポーターといった**人的資源**と，医療サービスや福祉サービス・事業などの**政策的資源**がある。本項では，地域で生活する精神障害者が活用できるおもな政策的資源のうち，おもに実践の場で用いられる診療報酬と障害者総合支援法で制定されているものを紹介する（●表 5-4）。診療報酬で制定される資源は，退院支援において入院中から活用できるものと，退院後に活用可能なものがある。
　一方，障害者総合支援法における資源は，それぞれの障害者のもつ能力や条件，環境といったさまざまな影響要因を加味し，その人に一番合ったものを活用できるよう介入する必要がある。地域移行支援・地域生活支援にかかわる専門職は，変化の激しい政策的支援について十分な知識をもち，その知識を患者や家族と共有していかなければならない。
　なお，ここでは，障害者がみずから選択する選択肢としての社会資源と，

●表 5-4　地域移行支援・地域定着支援で活用できる社会資源

診療報酬		障害者総合支援法	
入院中	・精神科退院前訪問指導料 ・精神科退院指導料 ・精神科措置入院退院支援加算	地域	〈訓練等給付対象事業〉 ・自立訓練 ・就労移行支援 ・就労継続支援（A 型・B 型） ・就労定着支援 ・自立生活援助 ・共同生活援助
在宅	・訪問看護療養費 ・精神科訪問看護・指導料 ・精神科在宅患者支援管理料		
外来	・精神科ショートケア ・精神科デイケア ・精神科ナイトケア ・精神科デイナイトケア ・通院集団精神療法 ・通院・在宅精神療法 ・精神科継続外来支援・指導料 ・精神科電気けいれん療法		〈地域生活支援事業〉 ・地域活動支援センター（地域活動支援機能強化事業） ・居住サポート事業（住宅入居等支援事業）

医療・福祉専門職が障害者地域支援をより効果的に実施するために活用できる社会資源の両方を取り上げる。

1　診療報酬における社会資源（精神科専門療法）

精神科専門療法は，診療報酬のうち，精神科を 標 榜 する保険医療機関において算出できる診療報酬であり，精神科領域の専門的な治療が凝縮されている。そのうち，退院に向けて入院中から利用できる診療報酬と，退院後に地域で活用しやすい診療報酬を以下に解説する。

◆ 入院中の退院準備に活用できる診療報酬

● **精神科退院前訪問指導料**　入院中の患者の退院に先だって患家などを訪問し，当該患者またはその家族などに対して退院後の療養上の指導を行った際に算定される。当該入院中 3 回（入院期間が 6 か月をこえると見込まれる患者にあっては，当該入院中 6 回）に限り，算定できる。看護師や精神保健福祉士など複数の職種が共同して訪問指導を行った場合は，さらに加算される。

退院後，入院前と異なる居住先に退院する場合や，退院への不安が大きい場合，退院後の具体的な生活行動への支援が必要な場合などのケースでは，患者が慣れている医療者とともに退院先に同伴訪問することで，具体的な生活指導もでき，患者の不安をより軽減させる一助となる。とくに長期入院している患者においては，長年身近に存在した専門職が一緒に訪問することは，退院に向けて気持ちが変化するきっかけとなる場合もある。

● **精神科退院指導料**　入院期間が 1 か月をこえる精神障害者またはその家族などに対して，精神科の医師・看護師などが共同して，退院後に必要となる保健医療福祉サービスなどに関する計画を策定し，当該計画に基づき必要な指導を行った際に加算される。また，入院期間が 1 年をこえる患者やその家族などが対象となる場合は，**精神科地域移行支援加算**として退院時に 1 回に限り加算される。入院時から計画的かつ積極的に退院支援を行うために活用する。

● **精神科措置入院退院支援加算**　2018（平成 30）年度から新設された診療報酬で，措置入院もしくは緊急措置入院の患者に対して，入院中から地方自治体と連携して退院に向けた支援を行った場合，退院時に加算できる。支援内容は，退院後の相談支援担当者の選出，退院支援計画作成への参与，退院後支援のニーズに関する意見書の提出などが含まれる。

◆ 退院後に活用できる診療報酬

● **訪問看護療養費と精神科訪問看護・指導料**　精神科領域における訪問看護は，訪問看護ステーションによる**訪問看護療養費**（**精神科訪問看護基本療養費**）と，当該患者を診察した精神科を標榜する保険医療機関による**精神科訪問看護・指導料**に大別される。精神科訪問看護・指導料は，精神科訪問看護基本療養費に見合った診療報酬を算定するために整理されたが，実施者が

異なる。訪問看護ステーションによる精神科訪問看護基本療養費では，保健師・看護師・准看護師・作業療法士が実施者となるが，保険医療機関による精神科訪問看護・指導料においては，これらの医療職に加えて精神保健福祉士による訪問でも算定可能となる。

　精神障害者である患者またはその家族などに対し，保健師・看護師などが訪問し，看護または療養上必要な指導を行った場合に，週3回（当該患者の退院後3か月以内の期間において行われる場合にあっては，週5回）に限り算定できる。また，当該患者が服薬中断などにより急性増悪し，かつ医師が必要と認め指示した場合や，さらに継続した訪問看護が必要と医師が判断した場合には，訪問看護の回数を増やせる措置がとられており，すぐに入院するのではなく，地域においてより手厚くケアができるよう工夫されている。

　訪問の対象は，在宅患者だけでなく，精神障害者施設に入所している者も含まれる。また複数の保健師・看護師などで訪問した場合や，精神科緊急訪問看護加算，夜間・早朝訪問看護加算，深夜訪問看護加算などの加算も活用できる。

● **精神科在宅患者支援管理料**　在宅で療養を行っている，通院が困難な患者に対して定期的な訪問診療もしくは訪問診療および訪問看護を行っている場合に算定できる。別の訪問看護ステーションと連携して，定期的な訪問診療を行っている場合も含まれる。1年以上の入院歴を有する者，措置入院または緊急措置入院を経て退院した患者，入退院を繰り返す者，統合失調症・統合失調症型障害・妄想性障害・気分（感情）障害または重度の認知症の状態で，退院時または算定時にGAF尺度が40以下の者などが対象となる。

● **精神科デイケアなど**　社会生活機能の回復を目的に，入院患者以外の患者が通所して受けるプログラムである。実施時間によって，1日につき3時間程度の**ショートケア**，6時間程度の**デイケア**，16時以降に4時間以上実施する**ナイトケア**，10時間程度の**デイナイトケア**に分かれる。患者個々の症状などに応じて作成されたプログラムに従い，グループワークを基本に行われる。プログラムの内容は，折り紙や木工芸などの創作活動，SST，調理，集団でのスポーツなど多様である。障害者総合支援法における社会復帰施設と比較して，より治療的側面が強い。

　ショートケアやデイケアは施設面積によって大規模と小規模に分かれるが，そのほかの施設基準としては，治療目的のため精神科医師1名と，ほとんどの場合は看護師1名が必要となり，それ以外に作業療法士・精神保健福祉士・臨床心理技術者などが配置される。

● **通院集団精神療法**　入院患者以外の統合失調症などの患者に対して，個人ではなくグループを対象として精神療法を実施する。一定の治療計画に基づき，集団内の対人関係の相互作用を用いて，問題行動に関する自己洞察の深化，対人関係技術の習得などをもたらすことにより，病状の改善をはかることを目的としている。1回10人を限度とし，医師が1時間以上行った場合に算定可能となる。

● **通院・在宅精神療法**　医師が実施者となり，危機介入，対人関係の改善，

社会適応能力の向上をはかるための指示・助言などのはたらきかけを継続的に行う治療である。統合失調症などの通院・在宅患者またはその家族が対象となる。

● **精神科継続外来支援・指導料**　医師が，患者またはその家族などに対して，病状・服薬状況および副作用の有無などの確認を主とした支援を行った場合に算定される。医師による支援とあわせて，医師の指示のもと，保健師・看護師・作業療法士または精神保健福祉士が，患者・家族などに対して療養生活環境を整備するための支援を行った場合には，加算が適応される。

● **精神科電気けいれん療法**　電流を頭部に短時間通電することを反復し，各種の精神症状の改善をはかる療法である。精神科を標榜する保険医療機関において，精神科を担当する医師が行った場合に限り，1日1回を限度として算定する。一時的に症状が悪化したり切迫した希死念慮が出現したりしても，外来受診で実施することができ，すぐに入院せずにすむために，地域支援においては危機介入の方法としても活用されている。

2 障害者総合支援法における社会資源

　ここで紹介する事業および障害福祉サービスは，おもに患者が退院後にその人らしい社会参加を実現するために活用するものである。地域移行支援・地域生活支援においては，患者の過去の能力も含めた認知機能および就業能力を見きわめ，患者に見合った社会資源を選択することが望ましい。また，利用可能な施設については，入院中から見学や施設スタッフとかかわる機会をもてるよう介入することが望ましい。

◆ 訓練等給付

　障害者総合支援法における**訓練等給付**の対象事業は，かつての授産施設（作業所）や福祉工場などが多く移行している。その特徴は，障害者の一般雇用を促進し，福祉サービスへの依存を減少させるとともに，障害者のそれぞれの能力に見合った社会復帰のあり方を提供する場でもあることである。

● **自立訓練（生活訓練）**　**自立訓練（生活訓練）**は，地域生活において一定の支援が必要な知的・精神障害者を対象としている。たとえば，入所施設を退所もしくは病院を退院し，生活能力の維持・向上などの支援が必要な場合などが該当する。具体的には，食事・家事などの日常能力を向上させる支援や，日常生活相談支援が行われる。原則は通所訓練であるが，進捗状況に応じて訪問訓練を組み合わせることもある。かつての生活訓練施設（援護寮）に該当する指定宿泊型もある。標準的な利用期間は24か月以内であるが，長期入院者の場合は36か月以内の利用が可能となっている。

　長期入院患者の場合やひとり暮らしの経験がない場合などは，一般的な住居での生活に戻るのに時間がかかることが多い。そのため，入院中に行えていなかった掃除や食事の用意のほか，お風呂をわかしたり，ごみを収集日に出したりするなどの具体的な1つひとつの生活行動を，支援を得ながら再獲得するための事業である。退院までにすべてを準備するのではなく，退院後

に実際に生活する地域において日常生活行動の準備を行えるため，より生活の個別性に見合った支援が受けられる。入院中に生活訓練が積極的に実施できない今日にあっては，退院を現実的に検討するにあたって，患者にとっても看護師にとっても心強い事業である。

● **就労移行支援**　就労移行支援は，積極的に一般就労を目ざすための支援であり，障害福祉サービスから脱却し，一般企業に就職することを第一目的としている。そのため利用者は，一般的に定年となる年齢に達していない必要があり，一般企業への就労を希望し，適性に合った職場への就労が見込まれる者や，技術を習得し自宅で就労・起業を希望する場合が該当する。

　事業所内での作業のみでなく，企業における実習なども積極的に導入され，同時に適性に合った職場さがしを行う。また，一般企業へ就職したあとも就労後の職場定着への支援が継続して提供される。あくまでも一般企業に就職することを目的としているため，利用期間は 24 か月となっている。

● **就労継続支援**　就労継続支援は，事業所自体が障害者を雇用する A 型（雇用型）と，雇用しない B 型（非雇用型）の 2 種類に分けられる。

　1 **就労継続支援 A 型（雇用型）**　A 型の就労継続支援は，一般企業にかわって事業所が障害者を雇用するため，利用者は雇用契約に基づく就労が可能で，一般的に定年となる年齢に達していないことが条件となる。就労移行支援を利用したが雇用に結びつかなかった場合や，一般企業を離職した者または就労経験のある者などが適応となる。A 型の事業所では，事業所内において雇用契約に基づく就労の機会を提供するだけでなく，一般就労への移行に向けた支援も行っている。一般就労を目ざしてはいるが，利用期間の制限がないため，長期間にわたって事業所で就労を継続することができ，その点が就労移行支援との大きな違いである。健常者でも未就労者が増えている昨今にあって，退院後に長期間働くことができる場があることは，障害者やその家族にとってより安心できるサービスであるといえるが，B 型（非雇用型）と比べて数が非常に少ない。

　2 **就労継続支援 B 型（非雇用型）**　対象は，生産活動にかかわる知識および能力の向上や維持が期待される者であり，一般就労に向けた準備や一般就労の代替としてよりも，社会において生産活動にかかわることを一番の目的にしている。そのため，①企業や就労継続支援 A 型での就労経験があるが，年齢や体力面で雇用が困難な者，②就労移行支援を利用したが雇用に結びつかなかった者，③①②以外の者であって 50 歳に達している者などが適応となる。事業所において就労の機会や生産活動の機会の提供を行うが，生産活動にかかわるなかで，就労に必要な知識・能力が高まった者への一般就労への移行支援も行っている。利用期間の制限はないが，平均工賃が月額 3,000 円以上と，一般就労と異なり，これだけでは生活できない低い設定となっている。

● **就労定着支援**　就労移行支援などの利用を経て一般就労した障害者に，就労の継続をはかるための支援を行う。企業・障害福祉サービス事業者・医療機関との連絡調整を行うとともに，日常生活や社会生活を営むうえでの問

題に関する相談などを行う。

●**自立生活援助**　病院などから退院してひとり暮らしを始めた障害者に対し，定期的な巡回訪問や，随時訪問・相談をすることで，居宅において自立した日常生活を営めるよう支援するものである。

●**共同生活援助**　共同生活援助（グループホーム）は，生活の場を提供することが一番の目的である。利用者は，日中に就労または就労継続支援などのサービスを利用しており，介護の必要のないことが条件となる。そのため，共同生活援助のみの利用で，一日中家の中にいることはできない。生活の場を提供するとともに，地域生活を営む住居において，家事・食事・相談など日常生活の支援も行っている。

◆ 地域生活支援事業

　地域生活支援事業の実施主体は，指定都市もしくは中核都市を含む市区町村であり，各事業者は指定都市や市区町村から委託され事業を実施している。

●**地域活動支援センター**　**地域活動支援センター**は，創作的活動または生産活動の機会の提供および社会との交流の促進をはかるとともに，日常生活に必要な便宜の供与を適切かつ効果的に行うことを目的としている。就労継続支援と異なり，必ずしも生産活動を行う場ではなく，創作や，利用者どうしやスタッフとの交流を目的としている利用者も少なくない。地域生活に戻ったはよいものの，行く場がない障害者も多数おり，地域活動支援センターは，「家から出て行く場」としての意義も大きい。

　地域活動支援センターでは，以上のような基本事業のほかに，地域活動支援センターの機能をより充実強化することで，障害者の地域生活支援の促進をはかることを目的に，以下の地域活動支援機能強化事業が行われている。

（1）Ⅰ型：相談支援事業を必須事業とし，地域住民にはたらきかけて，地域住民ボランティア育成なども実施している。

（2）Ⅱ型：雇用・就労が困難な在宅障害者に対し，機能訓練・社会適応訓練・入浴サービスを行っている。

（3）Ⅲ型：かつての小規模作業所のうち，5年以上の安定した実績があり，自立支援給付に基づく事業所に併設して実施されている。

●**居住サポート事業（住宅入居等支援事業）**　地域活動支援センターのⅠ型で，かつ指定特定相談支援事業者等が実施可能な事業である。共同生活支援事業のように生活の場そのものを提供するのではなく，不動産業者への物件斡旋依頼や，家主との入居契約手続きの支援，夜間を含め緊急時に家主や居住者に対する24時間体制の相談支援を行う。単身生活が行える能力が十分にあるにもかかわらず，住居のみが確保できない場合は，この居住サポート事業を活用すると効果的である。

　以上はどの市区町村でも行われている必須事業で，そのほかに，市区町村の判断により実施する任意事業がある。必要な社会資源について，それぞれの市区町村ではどのようなものが実施されているかを知ることは，援助を行ううえで非常に重要である。

2 アウトリーチ

1 アウトリーチとは

　アウトリーチ outreach は，支援を必要としているにもかかわらず，支援を求めることができない，求めようとしない，求めても既存の支援システムからはこぼれてしまう人たちに対して，診療所や病院で「来るのを待つ」という従来の医療の姿勢を転換させ，医療職のほうから生活の場に出向いて積極的にアクセスし支援につなげることで，治療や支援のニーズを満たすアプローチである。精神科領域において，「専門職のほうから手をのばす」という意味合いがある。閉じこもりを含む未治療者や引きこもりの人などがおもな対象になり，自宅のみならず，学校や職場にも出向いて支援を提供する。本人の主体性を大切にしながら相談や情報の提供などを行い，必要に応じて医療および福祉などのサービスにつなげ，本人の希望する生活の実現を目ざすことを目的としている。とくに病識をもちにくい精神疾患患者・精神障害者の地域支援において，重要な取り組みである。

2 わが国におけるアウトリーチ整備の課題

● **アクセスのしにくさ**　わが国の訪問看護は，主治医の指示書が必要であるため，すでに医療機関において診断がついており，継続して医療機関につながっている患者でなければ訪問看護による支援は受けることができない。そのため，閉じこもりを含む未治療者や引きこもりの人にアクセスしにくいのが現状である。このような対象にアクセスしやすいのは保健所の保健師だが，それも単独もしくは医師との2名による訪問が限界であり，アウトリーチに必要な多職種チームアプローチとはいいがたい。また，訪問先も自宅に限られており，学校や職場に地域の保健師が訪問することはほとんどない。

● **複雑な支援システム**　これまでみてきたように，わが国では 2006（平成 18）年に障害者自立支援法が施行されてから，障害者に対する就労支援や住居支援が充実するようになってきた。しかし，地域で暮らす精神障害者がこれらを活用しようとするとき，就労については就労移行支援，住居支援については地域活動支援センター，その他の日常生活支援や家族支援については訪問看護の利用というように，支援を受けるためには複雑な手続きが必要となる。見知らぬ人とかかわらなければならないことも多く，また，自身の病状を説明する必要があるなど，精神障害者が支援を受けたいと思っても，ハードルが高い現状がある。

　以上のような理由から，「対象者が来るのを待つ」という支援者側の基軸から脱却し，よりサービスを受けやすくなるように，アウトリーチを中心とした地域支援体制を整え，対象者の状況に合わせて早急かつ密に介入できるようにすることが，精神障害者の地域支援を進めるうえで求められている。2018 年度からは，精神障害にも対応した地域包括ケアシステム（● 62 ページ）

の構築推進事業の一環として，アウトリーチ支援にかかわる事業が行われている。

3　チームアプローチ

アウトリーチは，多職種による**チームアプローチ**を原則とする。さまざまな領域の専門家がチームをつくり，協働しながら精神障害者やその家族に介入してゆく。

●**アウトリーチに求められるチームアプローチ**　多職種によるチームアプローチには次の2つの形態がある。

（1）専門職がそれぞれの専門的立場で協働しながら介入する。

（2）それぞれの専門職が同じ役割・機能をもち協働して介入する。

医療機関ではおもに（1）の形態をとっているためか，地域支援においてもこの傾向が強い。たとえば精神科訪問看護でも，身体面のアセスメントや介入は看護師，制度などについては精神保健福祉士など，明確ではないがなんとなく専門分野に応じてそれぞれが異なる役割を担っていることも少なくない。

しかし，アウトリーチでは，ときには自身の専門をこえた知識や能力が求められるため，（2）のアプローチが必要となる。単なる専門職の集まりではなく，基本的には全員が介入技法などに関して一定水準の技能をもっていることが望まれる。すなわち，各自の専門技能に加えて，専門以外のさまざまな技能・知識に関しても十分な訓練を受け，チームの一員として活躍することが求められる。それぞれの高い専門性を十分にいかし発揮しながら，チームで対象者についてさまざまな専門的視点からアセスメントを行い，ケア介入を検討することで，より統合的な介入が可能となる。

4　諸外国におけるアウトリーチ

わが国において，アウトリーチという用語が聞かれるようになって久しいが，残念ながらその地域支援体制は整っているとはいいがたい。一方，諸外国のなかには，すでにアウトリーチが精神障害者地域支援の制度として確立されている国もある。

▌イギリスにおけるアウトリーチ

イギリスでは，プライマリケアとして一般家庭医 general practitioner（GP）や地域精神科看護師 community psychiatric nurse（CPN）による，より専門的なスクリーニングに特化している。地域住民はその地域を担当する GP に登録しており，登録した GP の診察をはじめに受け，GP の紹介がない限り，勝手に病院へ受診することはできない制度になっている。また受診できる病院も地域ごとに決まっており，わが国のように好きな病院を選んで受診することはできない。GP は診察室に座って診察するだけではなく，担当する地域の家庭に訪問して診察するのが主体であり，医療職が対象者の「生活の場」に入っていくという伝統的な医療文化を有している。つまり，イギリスの保健医療制度はもとより地域主体であり，アウトリーチの原型ともいえる方法

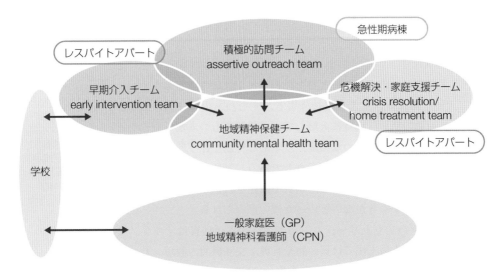

○ **図5-3　イギリスのアウトリーチチーム**

で医療が提供されてきた歴史があるために，アウトリーチの制度が発展している。イギリスの精神科領域におけるアウトリーチチームは多数存在し，それぞれのチームが連携し合いながら，精神障害者を地域で支えている（○図5-3）。

● **チーム構成**　イギリスのアウトリーチチームは，どのような人を対象としているかによって，その構成員の比率が異なる。たとえば，地域精神保健チームでは，マネジャー（CPN）1名，事務4名，CPN 9名，ソーシャルワーカー9名，臨床心理士1名，心理療法士1名，精神科医5名，顧問2名である。危機解決チームでは，マネジャー（CPN）1名，CPN 10名，秘書1名，ソーシャルワーカー1名，作業療法士1名，サポートワーカー2名，心理士1名，精神科医2名と，病棟と同じように看護師の比率が高い構成となっている。

● **支援内容**　ある地域精神保健チームは，月～金曜の週5日，9～17時に対応しており，対象者に直接生活の場での支援を実施している。生活面での支援が主で，そのほかに安否確認，服薬指導・確認などを行っている。訪問は平均1～2週間に1回の割合で，長期間継続される。一方，危機解決チームは，週7日24時間体制で，夜間10時以降はオンコール体制をとっている。対象者が危機的状況に陥っていることから，支援内容は医療的介入の側面が濃く，訪問の回数も状況に応じて朝・昼・夕・夜と最高4回の訪問が可能となっている。

▌カナダにおけるアウトリーチ

カナダのアウトリーチはACT（○ 107ページ）を基本に実施されており，重篤な精神障害をもっている人に対して提供される。

● **チーム構成**　あるチームの構成員は，プログラムマネジャー1名，精神科医（非常勤）3名，看護師3名，ソーシャルワーカー3名，ケースマネジャー2名，ピアサポートワーカー（非常勤）1名，プログラムアシスタント

(非常勤)1名，運営評価者(非常勤)1名となっている。看護師，ソーシャルワーカー，ケースマネジャーはそれぞれの職種にかかわりなくクリニシャンclinician とよばれる。1人のクリニシャンが8〜10名程度の対象者を受けもつが，チームアプローチのかたちをとるため担当は1人には限定しない。

● **対象者**　上述したように重篤な精神障害者，すなわち十分に治療効果がなかった人や，複数の精神科病院に入院していた経験をもつ人が対象になることが多い。具体的には，慢性の双極症，攻撃的な行動を伴う統合失調症，治療をこばむ患者，薬物乱用者，犯罪者などである。対象者の特徴として，再発するとサービスやケアを拒否する，病気や問題を否定する，安定や回復に時間がかかる，薬がよくきかないといった傾向がみられる。

● **支援内容**　カナダのアウトリーチも，障害者への支援内容はイギリスとほぼ同じである。日常生活支援では買い物や料理，交通機関の利用，社会資源の利用，SST では対人関係，時間の構造化(メリハリのついた生活)，余暇の過ごし方などの支援を行い，家族支援では家族関係調整，心理教育，服薬支援では服薬の維持，薬の情報提供，治療においては診断，診察，薬の処方，危機介入，そのほかに就労支援(相談，職場開拓・訪問，ジョブコーチ，職場との関係調整など)，住宅支援(住居さがし，家主との関係調整など)，金銭管理(年金，生活保護に関する相談，日常生活でのやりくり)など，多岐にわたる介入を行っている。

3　家族支援

　本来家庭は憩いの場であり避難の場でもあるが，本人にとって最も直接的に影響を与える環境であるともいえる。精神障害者とその家族との関係は，本人の日常生活ばかりでなく，意欲や社会参加，症状マネジメントや再発など多局面で影響を与える。そのため，精神科領域では，本人のみでなく，その家族も含めて治療対象の1単位とみなし介入することで，精神疾患を改善したり，再発を予防したりすることが求められる。その基盤となっているのが，家族システムという概念である。

1　家族システムとは

　家族を1つの集団ととらえ，個々の家族員はその集団の構成員であり，構成員どうしは精神力動的に互いに影響し合いながら存在し，かかわり合っているという考え方が**家族システム**である。換言すれば，家族システムとは家族の精神力動的な構造そのものである。

　個々の家族員には，それぞれに家族内での役割があり，無意識的にその役割を担っている場合もある。無意識的な役割は，当事者自身が認識していないため表面的にはわかりづらいことが多いが，家族と面接を行うことで，実際に面接には参加していない家族も含めた関係性が浮かび上がることがある。その構造のなかでどのような力動がおこり，それぞれの家族がどのような影響を与え・与えられているかが解釈できるようになる。

● **精神疾患病因論としての家族システム**　かつて精神疾患の病因として着目されたのは，おもに母子関係で，統合失調症の病理としてとらえられていた。1940〜1950 年代には，レヴィ D. Levy の**母親の過保護** maternal overprotection に始まり，ライヒマン F. Reichmann **統合失調症をつくる母** schizophrenogenic mother，ベイトソン G. Bateson の**二重拘束理論** double bind theory（**ダブルバインドセオリー**）などが代表的である。その後，母親のみでなく父親も含めた家族病因論へと移行してゆき，リッズ T. Lids の**分裂した夫婦** marital schism・**ゆがんだ夫婦** marital skew など，夫婦間の力動が子どもの精神面に影響を与えることが研究により報告された。これらの家族病因論はやがて，ボーエン M. Bowen によって，個人の精神内界，無意識と家族との関係性を基盤とした，患者の経験と個々の家族員の経験の相互影響としての家族システム理論へと発展していった。

2　感情表出（EE）とストレス脆弱性モデル

　前述のように，個人の問題とされる症状や問題行動には，それとともに家族システムの硬直や問題解決機能の低下が存在する可能性がある。次に，家族支援に用いられる代表的な考え方をみてみよう。

● **感情表出**　1960 年代に入ると，精神科領域の家族システムは，患者の再発と家族の**感情表出** expressed emotion（**EE**）に関する研究が行われ，再発予防には家族への心理教育的支援が不可欠であるという実践に発展していく。精神障害者に対して家族が表出する感情を，5 つの項目で評価し（◉表 5-5），そのうち，「批判的コメント」「敵意」「情緒的巻き込まれすぎ」の 3 項目に**高い感情表出** high EE がみられる家族では，統合失調症の再発率が高いことが研究によって報告されている。

● **ストレス脆弱性モデル**　その人の生まれもった先天的・遺伝的な素因と，学習・訓練などによって成長するなかで獲得するストレスへの対応力の双方で，その人のストレスに対する閾値（いきち）が決まり，その閾値をこえたときに統合失調症を発症するという考え方が**ストレス脆弱性モデル**である（◉図 5-4）。ズビン J. Zubin によって提唱され，わが国でよく知られている。

　1980 年代に入ると，家族の感情表出とストレス脆弱性モデルに基づいた患者の再発との関係から，家族に対する心理教育を適切な薬物療法とあわせて行うことで再発率が低くなるという研究が多数報告され，現在もエビデンスのある介入方法として実践されている（◉ 111 ページ）。

◉表 5-5　感情表出の評価項目

①批判的コメント critical comment
②肯定的言辞 positive remarks
③敵意 hostility
④情緒的巻き込まれすぎ emotional overinvolvement
⑤あたたかみ warmth

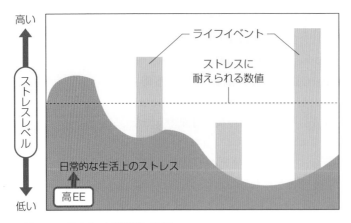

○**図5-4　ストレス脆弱性モデル**

3　家族支援の方法論

　家族は患者を支援するケア提供者でもあり、家族もケアチームの一員となる。一方で、精神障害をもつ人の家族として、心身ともに負担をかかえており、看護職にとっての直接的ケアの対象者であるともいえる。地域における家族支援では、家族をケアの提供者・対象者としての両側面からとらえてアプローチする。

　1 家族へのアクセスとアセスメント　家族に対してどのようにアプローチするかを決定するために、まずは家族自身にアクセスする必要がある。アクセスにあたり、家族とは、同居している者や血のつながった者ばかりではないことをふまえておく。

　次に、どの家族が患者にどのような影響を与えているかを観察する。家族と患者間の関係の全体を見わたしたうえで、どの家族に、どのような専門的介入が必要かをアセスメントする。アセスメントするうえでは、①患者にとってその家族がどのような支援者となるか、②家族がかかえる困難と負担はなにか、の2点を基盤にする。

　2 家族との契約　介入の方向性の見当がついたら、介入を行うために家族と契約を結ぶ。地域で患者がより長く安定した生活を送るための支援は、家族中心 family oriented の側面をもっており、家族には医療者とともに患者の治療と評価にかかわってもらうことが必要となる。したがって、家族との契約は単に契約書を交わすだけではなく、家族が専門的介入を受け入れるためのプロセスであり、協働関係を結ぶことが重要となる。たとえば、支援者側からはピアサポート（○139ページ）や支援計画などについて情報提供を行う、支援計画作成には家族も参加し、患者の情報を提供してもらう、家族が患者を支援するうえで困難を感じたときやトラブルが発生したときに危機介入できる人を確保するなどの協働関係を結び、患者・家族・専門職の間で相互作用がはたらくように関係を築いていく。

③ 介入

①患者の支援者としての家族への介入　一番の目的は，患者の再発および再入院の予防である。ストレス脆弱性モデルに基づき，家族の問題解決能力やコミュニケーション能力の向上，低ストレス環境を整える方法を工夫する。おもに心理教育として実施されることが多い。この介入では，家族が感情をため込まないようにするだけではなく，家族の感情と反応が，患者にとってプラスになるよう援助し，特異な心理反応を正常化していく。専門職と家族との協働の向上にもなる。家族が実際に患者のケアをするにあたっては，患者の目標とリカバリーに向けた現実的な段階の設定をともに行い，生活のなかでおこるできごとの問題解決，家族と患者との非有効な相互作用の改善の確認と援助，なにがおきたのかをより有効に理解するための評価をともに探索するなどを具体的に実施する。

②家族自身のかかえる困難と負担への介入　家族の患者支援における困難や負担が過度に及ぶ場合には，負担が軽くなるよう活用できる社会資源がないかを模索する。一方，家族関係が複雑であったり，家族病理が根深い場合などは，家族療法による介入を行う必要がある。**家族療法**には，システミック行動家族療法（ミラノ派），構造派家族療法，戦略的家族療法などのほか，多くの理論背景をもつ諸流派があり，実際には，さまざまな流派の技法を取り入れ統合された家族療法が行われる。とくに，虐待や暴力といった緊張度の高い家族への介入は，未熟な専門職が安易に介入すると，患者の状態が急激に悪化したり，家族機能の破綻や崩壊をまねいたりすることがある。そのため，高度なトレーニングを受けた専門職が，家族の状態に合わせて，適切に対応することが求められる。

4　精神障害者の就労支援

1　精神障害者の就労の現状

精神障害者にとっても，就労は，収入を得て生活を支えるだけでなく，社会人としての自尊心と社会参加の喜びを実感するうえで重要である。実際に就労を希望する人は多く，支援のゴールの1つとして就労を位置づけることもある。

かつて，わが国における精神障害者の就労支援は，職親制度などによって行われていたが，実際に一般就労に結びつくことは少なかった。2003（平成15）年の障害者雇用実態調査では，地域で暮らす障害者のうち雇用されている障害者は，身体障害で27%，知的障害で33%だったが，精神障害の雇用数はわずか0.7%（1万3000人）であった。この現状を受け，2006（平成18）年に施行された障害者自立支援法により，身体障害・知的障害に精神障害を加えた3障害が同じ法律に基づく福祉政策の対象となり，就労移行支援や就労継続支援など，一般就労に向けた支援が推進されてきた。また，同年，**障害者の雇用の促進等に関する法律（障害者雇用促進法）**の改正により，精神障

害者保健福祉手帳を所持する精神障害者が**障害者雇用率**の算定に加わり，2018(平成 30)年には雇用が義務化された。その結果，2008(平成 20)年には雇用されている精神障害者は推計 2 万 9000 人と，2003 年の 2 倍以上に上昇した。2022(令和 4)年では，精神障害者の雇用者数は約 11 万 6000 人である。

2 就労支援の実際

◆ 専門職の役割

　就労支援の特徴は，障害者本人のみではなく，家族や医療機関・職場などさまざまな対象に対して，同時にはたらきかけなければならないことである。したがって，それぞれとの援助関係・協働関係を築いていくことが重要になる。

　[1] 相談を受ける　就労についての相談や働きたいという言葉の表出があった際には，本人の認識と現状のすり合わせが必要となる。働こうと思ったきっかけ(動機)や，働くことへのイメージ，どのような環境で働きたいのか，働くためにはどのような準備が必要か，生活状況や病状などをていねいに聞きとり，ニーズをくみとることが大切である。けっして，「この人は就労できる状態にない」などと固定観念にとらわれてはならない。

　[2] 情報収集と環境調整　本人の就労に伴って，環境にどのような変化が生じるかを情報収集し，調整する必要がある。たとえば生活をともにしている家族はどのように考えるのか，主治医やかかわっている支援チームの協力は得られるか，一般企業に就職するのであれば職場の認識や障害開示の方法などの検討事項があがる。

　[3] 就労へのサポート　就労移行支援や就労継続支援(◉ 127 ページ)などのほか，次にあげるような関係機関などが雇用促進・職業訓練を行っており，本人の状況に応じて適切なものを紹介する。

◆ 就労支援に活用できる社会資源

　障害者総合支援法における社会資源(◉ 126 ページ)のほかに，就労支援として活用できる関係機関などについて述べる。

● **地域障害者職業センター**　地域障害者職業センターは各都道府県に 1 か所以上設置され，ハローワーク(公共職業安定所)と協力して，とくに精神障害者に向けて以下の支援を行っている。

(1) 精神障害者総合雇用支援：精神障害者と，精神障害者を雇用しようとする事業主あるいは雇用している事業主に対し，主治医との連携のもとで雇用促進・職場復帰・雇用継続のための専門的支援を行う。
(2) 職場適応援助者の養成および研修
(3) 地域における職業リハビリテーションのネットワークの醸成
(4) 地域の関係機関に対する職業リハビリテーションに関する助言・援助などの実施

● **職業準備支援**　就労または職場適応に必要な職業上の課題の把握と，そ

の改善をはかるための支援を行う。すなわち，職業に関する知識の習得のための支援，社会生活技能などの向上をはかるといった支援である。たとえば，さまざまな作業を通して基本的な労働習慣を身につけ，自分に合った働き方を見つける模擬的場面での作業支援や，履歴書の書き方，面接の受け方などの各種講座を受講し，求職活動に役だつ知識を習得する職業準備講習，精神障害者を対象とした対人技能や簡易作業体験などの講座を受講し，社会生活技能などの向上を目ざす自立支援カリキュラムなどがある。

● **職場適応援助者（ジョブコーチ）**　職場適応援助者（ジョブコーチ）は，厚生労働省が定める養成研修を修了した者で，障害者が職場に適応できるよう，職場に出向いて直接支援を行う。対象障害者がその仕事を遂行し，その職場に適応するため，具体的な目標を定め，支援計画に基づいて実施される。障害者本人だけでなく，事業主や職場の従業員に対しても，障害者が職場適応するために必要な助言を行い，必要に応じて職務の再設計や職場環境の改善を提案する。ジョブコーチが行う障害者に対する支援は，最終的に事業所の上司や同僚による支援（ナチュラルサポート）に移行していくことを目ざしている。

● **トライアル雇用・チャレンジ雇用**　トライアル雇用は，障害者に関する知識や雇用経験がない事業所に対し，障害者を試行的に雇用する機会を付与し，本格的な障害者雇用に取り組むきっかけをつくる。試行雇用（トライアル雇用；原則3か月）のかたちで受け入れることにより，障害者雇用についての理解を促し，試行雇用終了後の常用雇用への移行を進める。

　チャレンジ雇用は，各省庁・各自治体で障害者が一般雇用へ向けて経験を積むことを目的とする。1年以内を原則に，各府省・各自治体において，非常勤職員として雇用する。その経験をふまえ，一般企業などへの就職を実現させる。

● **職場復帰支援（リワーク支援）**　リワークとは復職を意味する。うつ病などで休職中であり，主治医から職場復帰のための活動の開始を了解されている障害者が対象となる。障害者職業カウンセラー（リワークカウンセラー）が，本人や家族から職場復帰に関する考えを聞き，主治医や会社の担当者と相談しながら，生活リズムの構築，ストレス対処方法，会社との調整を行い「リハビリ出勤」を開始する。復職後も，障害者および事業者の双方に継続して支援を行う。

◆ IPS（individual placement and support）

　「個別職業斡旋とサポート」あるいは「援助つき雇用」ともよばれるIPSは，1990年代前半にIPS基本原則が提出され，精神障害者への就労支援の一方法として効果を上げてきた。それまでの職業前訓練を重視した介入から，職場内支援へと転換したもので，これは現在のわが国において，上述した就労移行支援やリワーク支援にもいかされている。基本原則（○表5-6）は，数多くの研究によって就労率の増加や就労期間の延長がみとめられ，今日ではエビデンスのある就職支援方法として定着しつつある。

○**表5-6 IPSの基本原則**

①症状が重いことを理由に就労支援の対象外としない。 ②就労支援の専門家と医療保健の専門家でチームをつくる。 ③職さがしは本人の興味や好みに基づく。 ④保護的就労ではなく、一般就労をゴールにする。	⑤生活保護や障害年金などの経済的な相談に対するサービスを提供する。 ⑥働きたいと本人が希望したら、迅速に就労支援サービスを提供する。 ⑦就業後のサポートは継続的に行う。

(中原さとみ・飯野雄治編著：働くこととリカバリー——IPSハンドブック. p.61, クリエイツかもがわ, 2010による, 一部改変)

IPSの特徴は、①医療・保健・福祉・就労支援が一体となった多職種チームによる包括的支援の提供、②ケアマネジメントの手法を用いた就労前後の継続的・同伴的支援、③訓練後の就職ではなく積極的な職場開拓による就職後の訓練の重視であるといえる。

● **IPSの目的**　IPSの目的は、①生活の自立度を高める、②社会での新しい役割を獲得する、③精神保健が提供するサービスへの依存を減らすことにある。つまり、障害福祉サービスから一般就労へ転換することであり、障害者であっても社会で生産活動に積極的に参加することで役割獲得し、自立した生活を可能にしていこうとする支援である。

● **ストレングスとエンパワメント**　IPSは単に就労するための方法論ではなく、精神障害者のリカバリー（○99ページ）に向けた手段であるといっても過言ではない。障害者自身の働きたいという意思・意欲や、興味・関心だけでなく、就労支援に援助を求めてきたことそのものも、その障害者のストレングス（○102ページ）であるととらえる。このように、障害者のもつストレングスによって始まるIPSは、就労を支援する専門職によって、さらに長所や強みをのばしエンパワメント（○68ページ）に発展していく。

● **支援者に求められる資質**　IPSを行ううえで支援者に求められる資質には、以下の9つの特性があげられている。

(1) 職業の発掘・求職活動・職業の確保に総合的な知識と成功体験をもっている。

(2) 地域の企業と良好な関係を築ける能力を示せる。

(3) 広範囲にわたる職業に関する知識を活用できる。

(4) 障害者の興味・長所・技能・能力・対処法・本人固有の努力目標を認識し、仕事を合致させる能力を有する。

(5) 障害者が仕事を維持できるよう支援するための、長期にわたるサポート体制と就労環境を認識し、手配する能力を有する。

(6) 診断・治療・処方および職務遂行に与える影響などの、重い精神疾患に関する知識を有している。

(7) 障害者給付など社会保障に関する知識を有している。

(8) ほかのチームメンバー、企業、家族に対し、障害者を効果的に支持・代弁する能力を有している。

(9) 有能な雇用スペシャリストは成熟しており、活発で、ものごとを前向きに考え、情熱的で、状況のよい面を見て目的を貫こうとする。

◎表 5-7　IPS の実践方法

Place then Train	• 現在の興味やスキル，個々の才能に応じた仕事を探索 • 仕事に必要なスキルや社会的スキルなどの訓練は就業後
就労支援専門家と医療多職種チームによるアプローチ	• 当事者との三者で雇用プランを作成 • 情報の共有度を高める
標準化されたアプローチ	• 一般雇用の実現，就業後の継続・同行支援 • 求職活動や障害の開示，職場での支援は，当事者の希望や選択に基づく

　IPS においては，一定の研修を受けた**就労支援専門員** employment specialist（**ES**）が介入することが望ましいとされる。養成プログラムでは，IPS に関する基本となる理論や知識だけでなく，実践を行ううえで必要な社会人としての適切な人格や社会性，広範囲にわたる専門的知識や情報量も要求されている。

● **IPS の実践**　IPS の実践は Place then Train（就職してから訓練），就労支援専門家と医療多職種チームによるアプローチ，標準化されたアプローチに大きく分けられる（◎表 5-7）。就労支援専門員は，この 3 つのアプローチをふまえたうえで，利用者の技能と興味に合致した仕事をできる限り早く見つける手だすけをし，必要に応じて継続的な支援を提供する。職業カウンセリング，職場開拓，求職活動継続・同行支援，関係者・資源への広報，就職に関連したネットワークの構築など，就労支援に必要な包括的な知識・技術が求められる。

5 ピアサポート

1 ピアサポートとは

● **ピアとは**　ピア peer とは，（年齢・地位・能力などが）同等の者，同僚，同輩，仲間という意味をもつ。近年，医療や福祉においてよく聞かれる言葉であるが，IT などのさまざまな分野でも用いられている。たとえば「看護学生どうし」もピアであり，さらにそのなかでも「男性の看護学生どうし」もピアということができる。あるいは，「はじめての子育てに悩んでいる母親どうし」や「子育てに参加したいけどどうしてよいかわからない父親どうし」など，上下関係ではなく，横の関係，対等な立場，似たような悩みや状態にある人たちどうしなどを意味する。

● **ピアサポートとは**　ピアサポートとは，文字どおりピアどうしがサポート（支援）し合うことである。すなわち，同じような立場の人や同じような課題に直面する人どうしがお互いに支え合うことをいう。精神保健福祉においては，精神障害を経験した，あるいは経験している人が，自身の経験をいかして，同じく精神障害をかかえている人をサポートすることを意味する。現在のところ一義的かつ明確な定義はないが，自身も経験者であり，「意図的

なピアサポート intentional peer support」を推進しているミード S. Meed は，ピアサポートについて以下のように述べている[1]。

> ピアサポートは，知識・経験・感情・社会的または日常生活の支援を，お互いに提供し合うときにおきるものです。ピアサポートは，精神医学的なモデルや診断に基づくものではありません。感情的，心理的な痛みの体験を分かち合うことで，他人のおかれている状況に共感し，理解することなのです。

● **ピアサポートの効果** ピアサポートでは，まず自分の経験をメンバーと共有することで「1人ではない」ことを実感する。「こんなことで悩んでいるのは自分だけだ」と思っていたのが，「同じ問題をかかえている人がこんなにもたくさんいる」ことに気づき，そして同時に，「同じ問題をかかえていても，明るく生きている人もいれば，日々悩みながら生きている人もいる」ことにも気づく。ピアサポートのテーマとなる問題の多くは，解決や治癒などがあまり期待できず，どう付き合っていくかが重要になることが多い。そのため，解決できない，解決に向けて努力できない自分という現実を見つめ，ありのままの姿を受け入れる。ピアサポートによって，ありのままでよいことに気づくのである。ピアサポートの効果には●表5-8のようなものがあげられる。

2 ピアサポーターの役割

● **ピアサポーターとは** ピアサポート活動をしている人のことを，**ピアサポーター**とよぶ。わが国では，その活動内容や雇用状況などによって，ピアサポーター以外にピアスタッフなどさまざまなよばれ方をしていた。欧米では，1980年代よりピアスペシャリストとして認定資格化されていたが，わが国においても，2015（平成27）年度より，一般社団法人日本メンタルヘルスピアサポート専門員研修機構によって専門的な研修を受けて認定された**ピアサポート専門員**が誕生した。ピアサポーターの特徴について，当事者サービス提供者（コンシューマー–プロバイダー）の研究と実践に長年かかわっているソロモン P. Solomon は●表5-9のように整理している。

● **ピアサポーターの活躍の場** ピアサポート活動は，1対1のカウンセリングからグループ活動まで多種多様である。その内容や形態によっては，**ピアカウンセリング**や**セルフヘルプグループ（自助グループ）**などとよばれることもある。

　ピアサポートは，以前から草の根の活動として実践されていたものであるが，近年になりその効果や影響に注目が集まっている。わが国においてもピアサポーターの活躍の場が増えており（●表5-10），たとえばデイケアスタッフとしての活動，病棟で開催されるカンファレンスへの参加，退院を目ざしている入院患者への訪問支援など，多彩な活躍をしている。また，ピアサポート活動をしつつ精神保健福祉士としても活動したり，NPO法人や株式

1）Mead, S. et al.：Peer support：a theoretical perspective. *Psychiatric rehabilitation journal*, 25(2)：134, 2001.

◘表 5-8　ピアサポートの効果

- 入院期間の短縮や地域生活の延長
- サービス利用者のリカバリー促進や QOL 改善
- 利用者の視点にたったサービスの質の改善
- ピアサポーター自身のリカバリー促進
- 協働する他職種や社会全体の意識改革やスティグマ改善

◘表 5-9　ピアサポーターの特徴

- 相互に支援や励まし，希望，助言を提供できる。
- 情緒的サポートにすぐれ，当事者にとっての真の価値を提供することができる。
- 同じ経験を共有する人たちの行動やスキルを変化・向上させる手だてとなる。
- 対人サービスや保健医療システムの多様性に精通する。
- 当事者をサービスに組み入れる関係づくりの能力が高い。
- サービスを必要としていても，ほかの方法では関係づくりをしにくい人たちと関係づくりができる。

(Solomon, P.: Peer support/peer provided services underlying processes, benefits, and critical ingredients. *Psychiatric rehabilitation journal*, 27(4)：392, 2004 をもとに作成)

◘表 5-10　ピアサポーターの活躍の場

①精神科病院，診療所などの医療機関
②民間企業，NPO 法人
③市区町村などの自治体
④セルフヘルプグループ(断酒会，A.A.，ダルク，家族会など)
⑤障害者総合支援法に基づくサービスを提供している事業所
⑥地域活動支援センター
⑦アウトリーチ支援を実施している事業所(ACT，訪問看護ステーションなど)
⑧メディア(講演活動・執筆活動)

会社をおこしたりする人もいる。

　精神障害者の地域移行支援・地域生活支援が進められているなかで，国(厚生労働省)の事業においてもピアサポーターが起用されてきた。たとえば，精神障害者地域移行・地域定着支援事業では，多くの専門職が連携してサービスを提供すると同時に，ピアサポーターが「入所者・入院者の意思や希望を聞き取りつつ，支援するノウハウをいかし，重要な人的資源として中心的役割を担う」と位置づけられ，事業を受託した機関に雇用されて活動していた。また，ACT(◉ 107 ページ)やアウトリーチ支援に係る事業の一部では，精神科医・看護師・作業療法士・精神保健福祉士などの専門職に加え，事業受託機関に雇用されたピアサポーターがその一員として，対象者への訪問活動やカンファレンスへの参加など積極的な活動を行っている。

　2021(令和 3) 年度より，障害福祉サービス事業所で働くピアサポーターが所定の条件を満たす場合，雇用する事業所に報酬が加算される「ピアサポート体制加算」という制度が始まった。これによって，ピアサポーターの活躍の場はさらに増えていくと見込まれている。

3 看護師とピアサポーターの協働

　ピアサポーターと看護師が一緒に働くというケースはまだ少ないものの，

今後，ピアサポーターの活躍が増えていくにしたがって，その機会も多くなっていくと考えられる。看護師とピアサポーターが一緒に活動するにあたって，どのように協働すればよいか，精神科アウトリーチチームで先駆的に活動したピアサポーターの体験から，いくつかの事例を紹介する[1,2]。

　1️⃣**多職種でのカンファレンス**　精神科デイケアやアウトリーチチームでは，サービス利用者の日々の状態やケア方針について定期的にカンファレンスが開かれている。チームにピアサポーターがいる場合は，看護師や医師，作業療法士や精神保健福祉士などと一緒にカンファレンスに参加する。当事者であるピアサポーターだけが有している視点や知識は，多職種チームのケアの質を大きく改善し，サービス利用者にとって有益なものになる。

　2️⃣**服薬支援**　精神障害をかかえている人は，精神科の処方薬を服用することに対して大きな不安をもっていることが多い。服薬中断を避けるためには，「飲まないと症状がわるくなってしまうから毎日必ず飲んでくださいね」と一方的に言うのではなく，「なぜ薬を飲みたくないのか」を理解し，それを解決しなくてはならない。そんなときピアサポーターならば，服薬の経験者として飲みたくない気持ちや，服薬への不安に深く共感することができ，ほかの職種よりも気持ちの表出を促すことができる。また，薬の飲みごこちや，服薬によって実際に自分の身体におこったこと，服用後の日常生活で困ることなどに対するアドバイスはピアサポーターにしかできないことである。なにより，ピアサポーターの存在はリカバリーしたモデルであり，患者に「自分もリカバリーできる」という希望をもたらすことができる。

　看護師は，服薬によって利用者におこる症状の変化を客観的に観察することで，利用者が気づいていない変化に対しても専門的なフィードバックを行い，そこにピアサポーターの視点が加わることで，利用者はリカバリーに向けて安心して治療を受けることができるだろう。

　●**ピアサポーターの不安や悩み**　ピアサポーターの活動によって多くの好ましい影響がある一方で，多職種チームで一緒に活動するにあたって，ピアサポーターがさまざまな不安や悩みをかかえることも明らかになっている。

　1️⃣**専門性**　ピアサポーターは，カンファレンスや訪問を通して自身の経験やとらえ方が多職種チームにおいていかされたと感じる一方で，他職種のような専門的知識や支援技術が不足しているのではないかと感じることがある。また，対象者がピアサポーターの経験していないような疾患や体験で苦しんでいる場合は，どのように接したらよいかわからず不安になってしまうこともある。

　2️⃣**複雑な立ち位置**　勤務時間が終われば，チームスタッフとはサービス

1）Kido, Y. Kayama, M.：Consumer providers' experiences of recovery and concerns as members of a psychiatric multidisciplinary outreach team：A qualitative descriptive study from the Japan Outreach Model Project 2011-2014. *PLoS ONE*, 12(3)：e0173330, 2017.

2）Kido, Y. et al.：Comparison of hospital admission rates for psychiatric patients cared for by multidisciplinary outreach teams with and without peer specialist：a retrospective cohort study of Japanese Outreach Model Project 2011-2014. *BMJ Open*. 8(8)：e019090. 2018.

提供者と利用者の関係に戻ってしまうといった，ピアサポーターというサービス提供者としての自分と，サービス利用者としての自分との間にある複雑な立ち位置に，ピアサポーターは悩んでしまうことがある。ピアサポーターとその他の専門職者の間には，チーム内で担う役割や職種間の関係性をめぐって混乱が生じ，ときにはチームに混乱がおきることが知られている[1,2]。欧米ではチーム構成員との支援者–被支援者関係がないピアサポーターを雇用することが推奨されているようである。わが国においては，主治医などのチーム構成員から声をかけられることが多く，この問題に対しては今後の課題となるだろう。

● **精神科多職種チームの新しいかたち**　近年，専門家とサービス利用者が対等な立場で，相互に協力しながらサービスや政策を考えていく「コ・プロダクション（共同創造）」という考えが日本でも紹介され，さまざまな立場で取り組みが始まっている。多職種チームのなかで，看護職とピアサポーターが一緒に働くという新しい精神科サービスのかたちは，これからさらに広がっていくだろう。チームの一角を担う看護職には，ピアサポーターが新しい役割を担うなかでおこりうる課題を解決するための細やかな配慮が求められる。チームが多職種で構成されているメリットをいかし，相互にそれぞれの得意分野や特徴を知り，不得意な部分は補い合い，互いに尊重し合うことでチームは成熟していく。そして成熟したチームによるケアは，サービス利用者のリカバリーに大きく貢献するだろう。

6　地域における精神障害者への危機介入

　危機の概念については第4章で述べたとおりである（● 81ページ）。本項では，精神科領域における地域での危機介入に焦点をしぼり，具体的な支援についてふれる。身体的問題や服薬・通院の中断，症状の悪化，社会的問題などにより，精神障害者が自力で地域生活を継続することが困難な状況に陥った場合に，危機状態から脱却することを目的として専門職が介入する。それには，①緊急的な医療へのアクセスを確保するための緊急対応（入院支援）と，②入院がただちには必要ないと判断されたときの本人や家族への継続対応（在宅支援）の2つの側面がある[3]。

1　わが国の精神障害者への危機介入

● **支援システムの整備**　わが国における，地域に暮らす精神障害者への危機介入のためのシステムは，緊急入院に向けた整備が中心で，地域生活を継続する方向性でのシステムは，残念ながらまだ十分には整っていない。

1）Carlson, S. et al.：Hiring consumer-providers：Barriers and alternative solutions. *Community Mental Health Journal*, 37 (3)：199-213, 2001.
2）Gates, L. B. and Akabas, S. H.：Developing strategies to integrate peer providers into the staff of mental health agencies. *Administration and Policy in Mental Health and Mental Health Services Research*, 34(3)：293-306, 2007.
3）地域保健総合推進事業：精神保健対策のあり方に関する研究. 2006.

　入院に向けたシステムは，保健所による訪問指導や，措置入院，移送制度などであり，これらはそれぞれ法により整備されている。また，緊急時の体制を整える目的で，1995（平成 7）年から精神科救急医療体制整備事業が実施され，①各圏域に 1 か所は夜間・休日の精神科救急病院を待機させること，②当番病院は精神保健指定医と入院ベッドを確保すること，③この事業の円滑な運用のために関係者による連絡調整委員会を設置すること，の 3 つを満たした地域に，国が補助を行っている。のちに，電話相談窓口である精神科救急情報センターを設置することや，患者の移送制度を活用すること，外来診療のみの初期救急施設を設置することなどが追加されたが，これも危機的状況における「入院」に向けた整備であった。

　近年は，地域移行・地域生活の継続を目的とした危機介入システムの整備も徐々に進んでおり，精神科訪問看護における精神科緊急訪問看護加算や夜間・早朝訪問看護加算，深夜訪問看護加算，精神科重症患者早期集中支援管理料，外来における精神科電気けいれん療法など（● 124 ページ）も，その一端を担っている。

● **在宅継続支援か緊急入院支援か**　基本的には在宅継続支援を念頭におき，多職種で連携しながらアセスメントを行う。精神症状のみでなく身体疾患や安全についてもアセスメントし，生命の危機や自傷他害などの問題がない場合は在宅生活の継続が可能なことも多い。しかし，地域支援だけでは危機を回避できないと判断した場合は緊急入院が必要となることもある。ただし，多職種の協力を得ることで，たとえ入院したとしても長期化することなく，再び在宅生活につなげられるようにすることが大切である。つまり，入院という一時避難的な対応はするものの，その目的は，早期に地域に戻り地域生活の継続をはかることである。在宅継続支援と緊急入院支援は一見相反するようだが，実際には同じ目的を目ざした介入方法である。

● **危機介入の判定基準**　地域においては，危機介入の必要性を判断するのに必ずしも障害者を直接観察できるわけではない。家族だけが面接に来たり，電話での相談であることも少なくない。このような場合，限られた情報収集手段で，判断に必要な状況を把握しなくてはならない。全国保健所長会の精神保健福祉研究班では，相談者からの情報を聞きとり，緊急に訪問調査を必要とする場合の判定の目安をあげている（●表 5-11）。また，●表 5-12 に示す項目に該当する場合は，さらに緊急度が高いと判断できるとしている。

2　イギリスの精神障害者への危機介入

　イギリスでは，地域における精神障害者の支援チームが 10 種類以上存在する。各チームにはそれぞれ専門とする役割と特徴があり，連携をとりながら，入院ではなく地域継続支援を実施している（●表 5-13）。これらの介入形体はアウトリーチであり，患者や家族が病院へ来るのを待つのではなく，医療・福祉職が対象者の家庭や職場・学校などに直接出向いて介入する方法が主流である。

　なかでも危機介入の機能をおもに担っているのは，積極的訪問（地域）チー

○**表5-11　緊急訪問調査の判定の目安**

精神症状の状態，経過，自傷他害のおそれの有無	身体合併症の有無，身体状況
• 自傷他害行為があるかどうか • 精神症状の急激な変化があるかどうか • 清潔・安全を保てるかどうか	• 生命や身体に重大な影響がないかどうか
治療歴の有無	**家族や近隣などへの問題行動**
• 治療中・中断：医療機関への連絡，調査が必要 • 未治療・未診断：家庭訪問，訪問診療が必要	• 家庭内暴力，子どもへの虐待 • 大量のごみ，不潔，異臭，近隣批判など

(全国保健所長会精神保健福祉研究班：保健所精神保健福祉業務における危機介入手引．2007 による)

○**表5-12　緊急介入判定基準**

健康，生命維持能力	食事・睡眠・生活リズムなどの乱れ，一般的身体状況(顔色，栄養)の悪化，排泄の乱れ，発汗の過多または過少，その他本人の訴える重篤な身体症状がある場合や，清潔の保持に問題がある，寒冷・暑熱への防御ができない，安全の確保ができない場合
自殺企図の有無	リスクの高さに関連する項目として，性別(男＞女)，年齢(高齢のほうが自殺率が高い)，自殺の家族歴，過去の自殺未遂歴，自殺企図の方法(計画の具体性，現実性)，精神疾患の既往(統合失調症，うつ病，アルコール・薬物依存，人格障害など)，サポートの不足(単身，配偶者との別離)，喪失体験(近親者の死亡，経済・地位・健康の喪失)，事故傾性(事故を防ぐのに必要な措置をとらない，あるいは，慢性疾患があっても予防的な行為をとらない)
医療状況	未治療，医療中断，通院中でも服薬が不規則なとき，医療中断が予測される(例：退院直後，服薬中断の経歴がある)
周囲への影響	家族・近隣への迷惑行為，子どもへの虐待・放置，近隣・社会からの排斥(大量のごみ，不潔，借金など)
急激な変化	突然の変化(例：いつも通っていたデイケア・作業所に突然来なくなった，いつもと様子が違う，不安・病的体験が強い)，サポートの低下(例：家族の入院，死亡)
家族，キーパーソンの有無	単身者，閉じこもり，夫婦ともに認知症，家族全体が病者などキーパーソンとなる人がいない，家族関係がわるい，DV，虐待のおそれなど家族調整が必要な場合
主治医の意見	医療につなぐ必要の有無

(全国保健所長会精神保健福祉研究班：保健所精神保健福祉業務における危機介入手引．2007 をもとに作成)

○**表5-13　イギリスにおける地域支援チーム**

成人精神保健	その他の専門チーム
• 地域精神保健チーム(CMHT) • 早期介入チーム(EIT) • 積極的訪問(地域)チーム(AOT/ACT) • 危機解決・家庭支援チーム • 急性期入院治療 ＊これらは131ページ○図5-3で解説したチームと同じものである。	• 物質乱用チーム(アルコール，薬物チーム) • 精神療法サービス • 摂食障害サービス • 自傷サービス • 家族介入チーム • 支援グループや窓口相談を提供するボランティアや独立したグループ • 雇用事業と訓練機構

ム(AOT/ACT)と危機解決・家庭支援チームである。積極的訪問(地域)チームは，①地域の重度精神疾患患者の集中的治療とリハビリテーション，②精神障害者が危機的状態に陥った場合のすみやかな援助と長期支援，③チームの専門職が代理人となり他機関(かかりつけ医や社会サービス)と連携することがおもな役割である。さらに特徴的なのは，精神保健福祉サービスにかか

わろうとしない人々を対象に特化したチームであり，未治療者や治療中断者，閉じこもりなどに積極的に介入していることである。

危機解決・家庭支援チームも，精神障害者の地域支援において危機介入の役割を担っている。このチームは，①急性入院治療の代替の役割をする，②毎日 24 時間，多職種チームによる評価と治療，家族などケアする人の支援を実施する，③レスパイト(援助や介護を行っている人が一時中断して負担を軽減する)アパートを活用するなどの工夫を行っている。

そのほか，初回精神病エピソード患者に最初にかかわることが多い地域精神保健チームも，かかわりを継続することで支援を強化している。

✎ work 復習と課題

❶ 近年の精神科病床入院患者の特徴を述べなさい。

❷ 地域移行支援・地域生活支援で活用できる社会資源にはどのようなものがあるか述べなさい。

❸ アウトリーチ，家族支援，就労支援，ピアサポート，危機介入といった地域移行支援・地域生活支援で必要となる支援方法について，それぞれ看護師の役割をまとめなさい。

参考文献

1. 奥田いさよ：精神分裂病家族研究の再考察 1 病理発生的家族特性について. 関西学院大学社会学部紀要(32)：81-90，1976.
2. 熊谷直樹：医療から雇用・就業への移行の新動向——精神障害者領域を中心に. 職業リハビリテーション 21(1)：43-48，2007.
3. 倉知延章ほか：カナダにおける ACT. 精神障害とリハビリテーション 9(2)：142-147，2005.
4. 厚生労働省：第 8 回今後の精神保健医療福祉のあり方等に関する検討会資料. 2009.
5. 厚生労働省：第 15 回今後の精神保健医療福祉のあり方等に関する検討会資料. 2009.
6. 小坂英世：精神分裂病患者の家族関係の研究. 医療 14(4)：259-272，1960.
7. 全国保健所長会 精神保健福祉研究班：保健所精神保健福祉業務における危機介入手引. 2007.
8. 中原さとみ・飯野雄治編著：IPS ハンドブック 働くこととリカバリー. クリエイツかもがわ，2010.
9. 西尾雅明：包括型地域生活支援プログラム(ACT)と就労支援. Schizophrenia Frontier 8(1)：7-13，2007.
10. 西尾雅明：IPS モデルによる精神障害者の就労支援. リハビリテーション研究 129：14-17，2006.
11. 野中猛：イギリスにおける ACT 活動の歴史と現状. 精神障害とリハビリテーション 9(2)：134-141，2005.
12. 野中猛：職業リハビリテーションと ACT. 臨床精神医学 37(8)：995-998，2008.
13. 半澤節子：精神障害者家族研究の変遷. 人間文化研究 3：65-89，2005.
14. 藤田大輔：ACT における危機介入——緩やかな介入の意義. 日本精神神経学会誌 113(6)：601-604，2011.
15. 藤田大輔：英国ロンドンの包括的地域生活支援システム(ACT)体験報告. 精神科救急 8(8)：41-44，2005.
16. 渡邉博幸：アウトリーチ——アウトリーチの概念と多職種チームで行うアウトリーチの実践. 臨床精神医学 40(5)：667-674，2011.
17. IRIS：NEW IRIS Guidelines, IRIS.(http://www.iris-initiative.org.uk)(参照 2021-12-01).

第 6 章

地域移行支援・
地域生活支援の展開

本章の目標

□ 早期退院に必要な支援と看護師の役割について学ぶ。
□ 高齢精神障害者に対する，具体的な地域移行支援の方法を学ぶ。
□ 長期入院患者の地域移行支援について，その全体像を把握する。
□ 長期入院患者の地域移行における看護師の役割を学ぶ。
□ 地域生活の中断にはどのような背景があるのかを学ぶ。
□ 地域生活の中断を防ぐための支援の方法を学ぶ。

A 早期退院支援と退院後の地域生活支援

1 精神医療における早期退院支援の特徴

　精神障害者が地域で自分らしい生活を送りつづけるためには，必要な医療を適切な環境のもとで安心して受けられる医療提供体制が整っていることが重要である。在宅医療が推進されるなか，精神科の入院医療が地域生活を支える医療資源の1つとして機能するために，入院医療の機能分化や急性期の入院医療の重点化をはかり，在院日数の短縮化を目ざす取り組みの方向性が示されている。また，「地域生活中心」を基本理念に，精神障害者にも対応した地域包括ケアシステムの構築が目ざされている（**○** 62ページ）。

　このような流れのなか，精神科病院には，入院が必要となってもできるだけ短い入院期間で地域生活に移行できるよう，**早期退院支援**が求められている。早期退院支援は精神科に限らず医療全体が取り組むべき課題だが，長期入院患者が多く存在する精神科医療ではとりわけ重要な意味をもつ。精神科医療における早期退院支援は，新たな長期入院患者を増やさないための取り組みであり，「その人らしさ」と「地域生活の継続」を保障するものである。

　なお，入院医療の目的は，単に精神症状の改善だけではない。生活上の困難を取り除き，生活を維持できるように整えることも必要である。精神科の入院医療には，地域生活を支えるという視点で，①患者の生活が途切れないよう早期退院を目ざし，②入院が長期化しそうな人を重点的に支援して長期入院を防ぎ，③再燃・再入院を防止するための治療やケアを提供することが求められている。入院医療は，精神障害者を地域で支えるしくみづくりに重要な役割をまかされていることを理解しておきたい。

1 退院支援が必要な患者がかかえる課題

　入院治療が必要とされる患者の疾患や重症度，回復の仕方はそれぞれである。短期間の休息や薬物調整で病状が落ち着き，早期に退院できる患者もいるが，なかには，症状の安定や治療に長い時間がかかる場合や，病状が改善してもなかなか退院に結びつかない場合など，入院が長期化してしまう患者

もいる。その理由は患者によって異なるが，退院後の生活になんらかの気がかりや不安をかかえている場合が少なくない。患者がかかえる課題には，以下のようなことがある。

(1) 退院後，服薬や治療の継続がむずかしい：病気や治療への理解が不十分で，退院後の服薬中断が予測されたり，通院の継続がむずかしかったりする場合，入院中に心理教室や服薬管理などが行われる。また，精神科訪問看護などの医療サービスの検討が必要とされる。

(2) 家事やお金のやりくりなどがひとりではできない：生活の仕方の見直しや，なんらかの生活支援，あるいは日中活動の場が必要となる。入院中に作業療法を実施したり，外出・外泊計画をたて，実際の生活の場で生活訓練を行ったりする。また，ホームヘルパーなどのサービスの検討が必要となる。就労を目ざしているなど，日中の過ごし方の工夫が必要な場合は，就労支援や精神科デイケアなどの利用が検討される。

(3) 家族の理解や協力が得られない：同居家族がいない場合や家族関係に課題がある場合には，協力が得られにくい。家族の状況，患者に対する思い，関係性，介護力をアセスメントし，負担の軽減に努め，サービスをうまく活用することが必要となる。家族へのはたらきかけには，保健師などの地域の協力者が必要な場合もあるので，支援体制をつくっていくことが必要である。

(4) 退院後の住居の検討が必要になる：退院後にひとり暮らしをする場合や，グループホームや施設への入所が必要な場合もある。住居探しや手続き，また，経済的な問題に対しての支援が必要である。

(5) 入退院を繰り返している：はじめは短い入院期間であっても，入退院を繰り返すうちに入院が長期化してしまう場合も少なくない。入院前の暮らしぶりから病状悪化の要因をアセスメントして，退院後の生活全般を整えていくことが必要とされる。

　早期退院を目ざすには，このような課題をもつ，あるいは予測される患者を入院早期に把握して支援を開始する必要がある。とくに，多様な生活課題をもつ患者に対しては重点的な支援を行う。複雑な課題の解決には，時間や工夫が必要となる場合も多い。そのため，多職種の協力も得ながら，退院の準備を計画的に進めなければならない。

2 早期退院支援のポイント

　退院支援とは，病状が安定するための治療・ケアの提供はもちろん，退院したあとも患者やその家族が安心して自分らしい生活を送れるように必要な準備を整えていくことである。このような，患者の生活の維持や再構築に向けた援助は，看護本来の役割・機能である。

　日々の治療やケアにあたっては，入院となった患者は地域で生活を続けてきた生活者であり，生活の基盤は地域であるという認識をもつことが重要である。入院は治療のために一時的に必要な場所であるととらえ，退院を目標にした支援の展開が求められる。

● **入院から退院に向けた流れをつくる** 退院に向けた支援は，入院時から取り組んでいく必要がある。また，病院は医療提供の場であり，病気を治して生活の場に戻すことが役割である。退院困難な要因をできるだけ早期にアセスメントして計画をたて，退院に向けた支援の流れをつくる必要がある（◎図6-1）。

● **急性期病棟におけるケアの役割と課題** 病棟にはさまざまな病状や回復過程にある患者が入院している。多くの患者を対象にセルフケアや病棟スケジュールにそった生活援助が必要とされるなかで，看護師の日々のケアはルーチン化されている場合もある。とくに急性期の病棟では入退院が頻繁で，ルーチンワークが主体となる傾向にある。日々のケアをルーチン化することでケアの質の均一化がはかられ，ケアの質の保障も可能となる。

しかし，退院に向けた支援は，個々の状況に合わせて細かい対応が必要であり，単にルーチン化できるものではない。また，退院支援は患者の意向を中心に展開されるものであり，退院後の生活について患者と一緒に語り合うことのできる治療環境が重要となる。

個々の支援を病棟全体の取り組みとして充実させるための工夫としては，業務改善やツールの活用，退院支援の組織的な取り組みなどがある。また，退院支援は患者の「いま」の状態を整えながら，「これから（退院後の生活）」を考えていく作業であることを認識する必要がある。

● **必要な入院期間と支援の仕方を保障する** 入院期間の短縮化を目ざすことは重要だが，入院期間は単に短ければよいというものではない。せっかく早く退院できてもすぐに再入院にいたってしまう患者や，入退院を繰り返すうちに入院が長期化する患者も少なくない。退院支援は，患者の回復過程にそって個別性を重視して進める必要があり，回復と退院後の生活の準備に必要な入院期間を保障しなければならない。医療従事者には入院期間の長短だけでなく，個々の患者に必要な支援の両面を見ながら，1人ひとりの患者に最適な退院の時期と支援の仕方を考えていくことが求められる。

3 退院支援を強化する取り組み

◆ 退院支援体制の整備

今後は，在院日数の短縮化の流れが加速することが予測される。そのため，場合によっては，入院中に退院後の生活へのニーズが十分に引き出せないまま，必要最小限の生活調整で退院にいたることも考えられる。よって，できるだけ患者の多様なニーズにこたえられるような退院支援体制をつくる必要がある。病院全体で個々の支援をていねいに展開していくだけでなく，患者の退院後も継続して支援していけるよう，地域包括的な退院支援体制をつくることが望まれる。

● **病院内の退院支援体制** 病院内の退院支援体制として，**退院支援委員会**や**地域移行プロジェクト**など横断的なしくみをつくり，院内全体で取り組んでいるところもある。近年では，**地域移行支援室**などの退院支援を専門的に

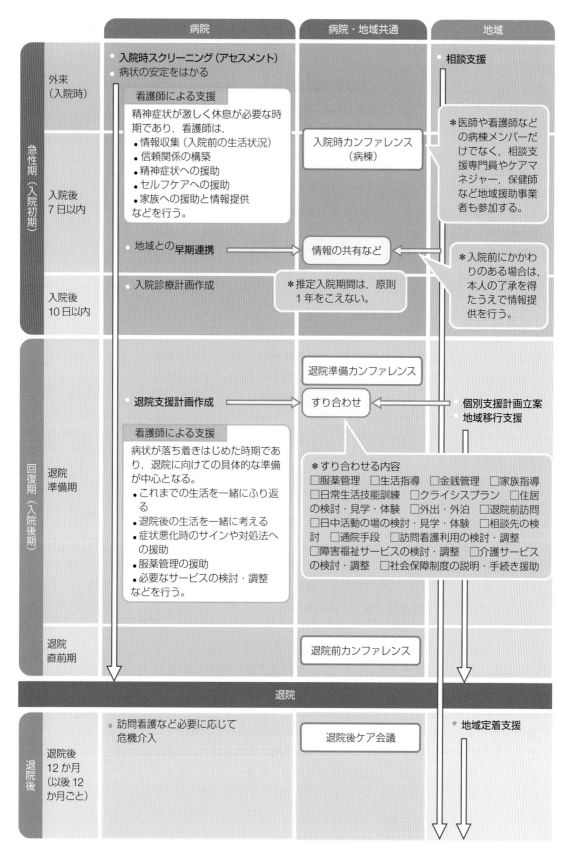

▷図6-1　入院から退院までの流れ

行う部署を設置しているところも増えている。専門部署には，専従で業務にあたる精神保健福祉士や看護師の配置が求められ，診療報酬のうえでも施設基準として評価されている。

　地域生活を支える医療サービスに**精神科訪問看護**がある。病院が行う地域支援活動として，病棟や外来の看護師による訪問だけではなく，訪問看護室を設置するところも増えてきた。看護の連携により，地域移行がスムーズに進む。

● **地域連携の窓口**　病院における地域連携の窓口は，外来や地域連携室であり，地域支援者からの相談にいつでも対応できるようにしておく。また，入院中だけではなく退院後も，病院と地域支援者が必要に応じて情報共有や支援の検討を行える場を確保するとよい。そのコーディネート役として看護師の役割は大きく，とくに退院後の継続医療では外来看護師の役割が期待される。看護師には，地域の社会資源をマネジメントする力も求められるのである。

◆ 多職種協働

　早期退院を実現するためには，さまざまな専門職がチームとなって取り組む必要がある。とくに，入院時から情報と目標を共有しておくことが早期退院支援のポイントになる。退院に向けた課題は，医療的なことや，生活上のこと，経済的なことなど多岐にわたる。そのため，1職種ではなく，多職種がもつ専門知識や技術を総動員することで，患者の多様なニーズにこたえ，効率的に支援を進めることができる。

　それぞれの専門職が患者とのかかわりのなかで得た情報や，地域の支援者から得られた情報は，ツールの活用やカンファレンスなどによって共有される。カンファレンスは，入院時カンファレンス・退院準備カンファレンスなどが，患者の回復と退院支援の進捗状況に応じて開催される（●図6-2）。カンファレンスの中心的な役割は受け持ち看護師が担うことが多いが，進め方や準備に工夫が必要である。円滑に進行し，充実したカンファレンスとなるよう，**カンファレンスシート**を活用することも有効である（● 158ページ，図6-5）。

　ただし，協働にはむずかしさもある。支援者ごとの見たての違いから，ときには意見が対立することもある。しかし，これは必ずしもわるいことではない。多様な意見を交換するなかから，支援の方法は見いだされていくのである。

● **看護師の役割**　多職種協働では，多くの職種がかかわり役割分担をすることで，かえって支援が分断してしまう可能性もある。そのため，支援全体を見わたし，進捗状況を把握する統括者の存在が必要となる。日々，患者とかかわっている病棟看護師だからこそ，その役割を担うことができる。

◆ クリニカルパスの活用

　早期退院を促進するためのツールとして，**クリニカルパス**が活用されてい

入院時	安定時	退院前
入院時カンファレンス 初回カンファレンス （入院後1週間以内に開催）	退院準備カンファレンス 方向性カンファレンス （病状安定時，退院の目途がついた時期に開催）	退院前カンファレンス （退院前1週間以内に開催）
【目的】 ・院内職種間（医療チーム）の合意 ・退院後の生活イメージの共有 ・支援，ケアの方向性の確認 【検討内容】 入院の目的，治療方針と内容，入院推定期間，ケア目標，退院後の方向性，入院前・入院後の生活状況・制度利用状況の把握，入院治療計画の共有と役割分担 【参加者】 ・医師，病棟看護師，作業療法士，精神保健福祉士，退院調整看護師 （可能であれば，地域の支援者〔訪問看護師，保健師，相談支援専門員，ケアマネジャーなど〕） 【コーディネーター】 病棟看護師	【目的】 ・退院について患者，家族，医療チームとの合意 ・退院に必要な準備や支援内容の検討をして支援者間で共有 【検討内容】 現在の状況の共有，必要な準備の検討，支援の役割分担 【参加者】 ・本人，家族 ・医師，病棟看護師，精神保健福祉士，作業療法士，退院調整看護師 ・入院前に利用していたサービス提供者（訪問看護師，保健師，相談支援専門員，ケアマネジャーなど） 【コーディネーター】 病棟看護師または精神保健福祉士，退院調整看護師（退院調整部門）	【目的】 ・患者，家族，医療チーム，地域支援者による合意 ・退院後の生活イメージの共有 ・地域移行の橋渡し 【検討内容】 退院後利用するサービスの最終確認，残された課題，緊急時の対応，相談窓口 【参加者】 ・本人，家族 ・医師，病棟看護師，精神保健福祉士，作業療法士，退院調整看護師 ・入院後に利用するサービス提供者（訪問看護師，精神科デイケア・相談支援専門員，保健師，ケアマネジャーなど） 【コーディネーター】 精神保健福祉士，退院調整看護師（退院調整部門）

◉**図6-2　各時期の多職種カンファレンス**

る（▶図6-3）。クリニカルパスは，入院から退院まで（あるいは，退院後の生活が定着するまで）の時間軸にそって，提供する治療やケアを標準化し，スケジュール表のようにまとめたものであり，多職種で作成する「診療計画書」である。近年，独自に作成したパス・シートを活用して退院支援を行う病院も増えている。退院時期が明確に示されるので，在院日数が短縮できるという利点や，治療やケア内容が標準化されることで，ケアの質が保障されるという利点がある。また，多職種の役割を可視化できるので，役割分担が明確になり，多職種協働のツールとしても活用できる。必要な支援が計画的に行われているかどうかも確認できる。さらに，患者用に作成したクリニカルパスを提示することで，インフォームドコンセントが促進され，患者が治療に参画しやすくなるという利点もある。このように，クリニカルパスは，入院中の治療やケアを効果的，かつ効率的に進めることができる。退院後にかかわる地域の支援者との連携を重視したパス（**地域連携パス**）には，院内職種だけではなく，地域支援者の役割も盛り込まれている。

2　入院時の支援

　退院支援は，退院後の生活を見すえて包括的なアセスメントを行い，それに基づいて退院支援計画を立案して実施し，評価するという一連のプロセスで行われる。このプロセスは，患者が入院したときから始まり，患者の意向

ID：　　　　氏名：　　　　性別：　　年齢：　　疾患名：　　　　入院形態：医療保護・任意・措置　(医保)同意者：　　　入院推定期間：

（入院日：　年　月　日）　　　　　　　　　　　　　　　　　　　　（退院予定日：　年　月　日）

	急性期（入院初期）・回復期		退院準備期		入院継続
	外来・入院時	入院後7日以内（〜　）／入院後10日以内（〜　）	(医保)入院予定推定日より前後おおむね2週間以内（　〜　）		12か月（以後12か月ごと）
チーム共通		□入院時カンファレンス（　　月　　日）	□医療保護入院退院支援委員会（　　月　　日） □退院準備カンファレンス（　　月　　日）　□退院前カンファレンス（　　月　　日） □退院支援計画立案・作成　□退院前訪問（　　）		
本人・家族の意向	本人： 家族：	本人： 家族：	退院目標：		
医師	□(医保)指定医診察 □身体疾患の確認(他科医師への紹介) 【入院時作成書類】 □医療保護入院に際してのお知らせ □家族等の同意書(第一項) □任意入院に際してのお知らせ 【市町村同意の場合】 □同意書(第三項) □医療保護入院同意依頼聴取票	□入院診療計画書作成　□(医保)入院届 □治療方針の決定　□(医保)入院診療計画 □薬物療法 □精神療法	□精神症状アセスメント(治療評価) □薬物療法 □精神療法	□退院時処方 □退院時指導	□定期病状報告 □直近の医療保護入院者退院支援委員会審議記録を添付する。
看護師	□退院調整アセスメントシート □一般状態・生活アセスメント □精神症状 □身体症状 □睡眠 □栄養 □排泄 □保清 □服薬 □生活リズム □人付き合い	□入院診療計画書作成 □一般状態・生活アセスメント □精神症状 □身体症状 □睡眠 □栄養 □排泄 □保清 □服薬 □生活リズム □人付き合い	□服薬管理 □金銭管理 □日常生活技能訓練 □クライシスプラン □退院後必要な生活支援の検討 □訪問看護導入のアセスメント □退院先の見学・体験 □外出・外泊の訓練 □日中活動の場の見学・体験 □退院後の相談先の検討	□退院時生活指導 □退院支援計画の評価 □看護サマリー	
地域連携室(PSW・NS)	□(医保)退院後生活環境相談員を選任(入院後7日以内) □家族状況・入院前の生活状況 □入院時早期面接(家族・本人)	□面接（家族・本人） □利用している制度・サービスの確認 □地域からの情報収集 □環境調整(経済的支援・利用できる制度) □地域援助事業者紹介	□医療保護入院者退院支援委員会議審議録記載 ①入院継続の必要性の有無とその理由 ②委員会開催時点からの推定される入院期間 ③②の推定される入院期間における退院に向けた取り組み □面接（家族・本人） □生活の場の情報提供(自宅・各種施設) □利用できる社会保障制度の検討と説明・手続きの援助(介護保険・自立支援・障害年金など) □地域援助事業者紹介(相談支援事業所・介護支援事業所) □訪問看護調整		□退院に向けた取組の状況などを報告
OT		□作業療法プログラム	□作業療法プログラム		
CP		□MMPI　□SCT　□ロールシャッハ	□心理教育		
薬剤師		□薬剤指導	□薬剤指導		
栄養士		□栄養指導	□栄養指導		
相談支援専門員		□面接・情報収集・アセスメント	□面接・情報収集・アセスメント　□サービス等利用計画の作成 □地域移行支援の申請　□地域移行支援計画の作成		
介護支援専門員	□(継続)在宅生活情報提供	□面接・情報収集・アセスメント □介護保険申請・区分変更の検討	□面接・情報収集・アセスメント　□サービス調整 □介護保険申請・区分変更の検討　□居宅サービス計画書作成		
支援担当者名	□主治医： □担当看護師：	□退院後生活環境相談員：　□作業療法士： □精神保健福祉士：	□相談支援専門員： □介護支援専門員：		□担当保健師：

⬤図 6-3　早期退院を促進するクリニカルパスの例（医療保護入院の場合）

（資料提供：南部町国民健康保険西伯病院）

と主体性を尊重しながら，多職種との協働のもとで展開される。ここでは，退院支援のプロセスにそって，事例を展開しながら，看護師の役割について述べる。

> **事例**　**Bさんの事例①統合失調症で入退院を繰り返すBさん**
>
> 　Bさんは，30代前半の女性である。幻覚妄想状態で入院となった。
> 　Bさんは，20代前半で統合失調症を発症し，これまでも入退院を繰り返してきた。入院中はきちんと服薬できるが，退院後しばらくすると「私は病気ではないから」と服薬をやめてしまい，通院も不規則になるというパターンを繰り返している。服飾関係の仕事が好きで就職したが，長続きせず転々としていた。今回の入院の1か月前にも，職場でのトラブルが原因で退職している。しばらく家で過ごしていたようだが，しだいに生活リズムが乱れ，不眠が続くようになった。同居している両親ともささいなことで口論になり，家を飛び出すこともしばしばあったという。とくに入院直前には被害的な言動が増え，母親に対して暴力をふるうこともあった。

　入院直後の患者の多くは，精神症状の悪化により休息が必要な状態である。そのため，セルフケアを中心とした精神的・身体的なケアや，問題行動に対するケアが優先して提供される。しかし早期退院に向けては，病状安定のためのケアと，退院後の生活に必要な準備を入院時から同時に進める必要がある。

1　入院時のアセスメント

　退院後の生活の準備に向け，生活上の課題をできるだけ早く明確にする。そのためには入院早期から，病状のアセスメントだけではなく，退院後の生活を想定した，生活の視点でのアセスメントが必要である。とくに，入院前の生活状況やサービスの利用状況，家族の状況，生活環境，通院の状況，入院にいたるまでの経過など，患者の暮らしぶりをイメージできる情報は，必要な支援を検討するうえで重要である。

　たとえばBさんの場合，精神症状の悪化で入院となったが，入院前の生活状況をみると，服薬の中断が影響していたことがわかる。また，入院直前の母親への暴力も精神症状による行動と考えられるが，その背景には家族との関係性に課題があったのではないかと推測される。これまでも入退院を繰り返していたことから，入院前の生活に病状の悪化につながるなんらかの課題があったことが予測される。このようなことがわかれば，早い段階から退院に向けた準備に取り組むことができる。入院前の暮らしぶりを理解することは，患者がかかえているさまざまな思いを理解するうえでも重要である。

　入院時（入院早期）の情報収集の代表的な方法として，以下の2点をあげる。
● **入院時スクリーニングを活用する**　早期退院には，まず，退院に向けて多様な課題をもつ患者を入院早期に発見（スクリーニング）する必要がある。スクリーニングを行うことで，まずは，退院後の生活に向けた課題をもつ患者を入院時に予測し，入院後，さらに詳細にアセスメントしながら課題を明

確にして，具体的な支援を検討していくという方法である。Bさんのように，入院時の情報収集で服薬中断による病状悪化が予測された場合，「なぜ，服薬しなくなったのか」「その背景にはどんな状況があり，患者のどのような思いがあったからなのか」などについて，入院中のかかわりのなかで，さらにアセスメントし，退院に向けた支援を展開していく。

役だつツールとして，入院時スクリーニングシート（退院調整アセスメントシート）を活用し，院内全体で取り組んでいるところもある（◯図6-4）。このようなツールの活用は課題発見の遅れや，支援の不足を防ぐことにつながる。また，他職種も情報の記載や参照ができるように工夫すると，情報共有や連携のシートとしても活用できる。スクリーニングの項目はさまざまだが，一般的には，退院困難な理由が用いられることが多い。

● **家族や地域の支援者から情報を得る**　生活の主体は，患者本人である。必要な生活情報はできる限り本人から得るよう，患者の病状をアセスメントしながら収集する必要がある。生活の仕方を具体的に情報収集しながら，生活能力をアセスメントするだけでなく，日ごろの家族とのかかわりや，職場での様子などの情報を収集し，家族との関係性や職場の対人関係など関係性をアセスメントすることも重要である。

しかし，入院直後の患者は急性期の状態で，精神症状が激しく休息が必要であり，本人からの情報が十分に得られない場合も多い。とくに，入院前の生活状況や利用している制度・サービスなどの情報は得られにくい。これらの情報は，家族のほか，入院前からかかわりのあった担当の訪問看護師や相談支援専門員，保健師など地域の支援者からも得ることができる。必要な情報をできるだけ早く集めるためには，多職種との協力体制のもとで情報収集することが望まれる。また，地域の支援者から情報を得る場合には，精神保健福祉士に協力を求めるなどして効率よく情報を収集できるようにする。家族や支援者から情報を得る場合には，本人の思いと家族や支援者の思いのズレがあるということも認識しておく必要がある。

2 入院初期のケア計画

● **入院時カンファレンス**　入院後，およそ1週間前後で開催される**入院時カンファレンス**では，主治医や病棟看護師だけでなく，精神保健福祉士や作業療法士などの多職種間で患者情報や治療目標を共有しながら，当面の治療やケアについて話し合う。カンファレンスシートの活用も有効である（◯ 158ページ，図6-5）。

その際，医師は，入院までの経過や病状，治療方針，推定入院期間など，病状や治療に関しての情報提供を行う。看護師は，入院後の患者の一般状態（食事や睡眠状態，生活リズム）や患者の訴え，病棟内での患者の様子，家族状況など，病状に関することだけではなく，患者の生活状況に関しての情報提供を行う。また，退院後の生活を見すえて，経済面や就労状況，すでに活用している社会資源，サービスの利用状況などの情報も共有する必要がある。可能であれば，入院前の患者の生活を知る訪問看護師や地域の保健師など，

記入日：

記入者❶：

太枠の中の □ に１つでもチェックが入れば，退院調整対象者として関係者に周知する

入院日：令和　　年　　月　　日

ID：		住所：		
氏名：		性別：	年齢：　　歳	病棟：□ 3A　□ 3B　□ 4A　□ 5F
診療科：	主治医：	担当看護師：		入院推定期間：
主病名：		入院目的：		
入院の経路　□ 施設(　　　　　　　)　□ 病院(　　　　　　　)　□ 自宅				

1. 年齢	□ 65歳以上または40歳以上の特定疾患❷	
2. 1か月以内の再入院	□ あり	❸
3. ADL＝機能的評価	□ 要介助	❹
4. IADL＝手段的日常生活活動	□ 要介助	❺
5. ADL低下のリスク	□ あり	❻
6. 認知症	□ あり	❼
7. 服薬中断による悪化	□ あり	
8. 家族の協力・介護力	□ なし or 不足	キーパーソン（介護者）：
9. 居住形態	□ 独居 or 高齢者世帯	
利用している社会保障制度	□ 介護保険（要介護度❽　　　　　　　　） □ 障害者手帳：身体(　)級・精神(　)級・療育手帳(　　) □ 障害年金(　　　)級　　　　□ 障害支援区分❾(　　　) □ 自立支援医療　　□ 特定疾患　　□ 生活保護 □ その他(　　　　　　　　　　　　　　　　　　　　)	
当院でのサービス利用	□ 訪問看護ステーション　□ 通所リハビリ □ 重度認知症デイケア　　□ 精神科デイケア □ 訪問リハビリ　□ 通院リハビリ　□ ショートステイ	
院外での医療・福祉サービス❿	□ 訪問看護　□ デイサービス　□ デイケア　□ 通所リハビリ □ 就労事業所　□ ショートステイ　□ ホームヘルプサービス □ その他(　　　　　　　　　　　　　　　　　　　　　)	
退院時予測される医療処置	□ インスリン注射　□ 在宅酸素　□ 経管栄養(　　　　) □ ストーマ　　□ 褥瘡処置　　□ 尿バルーン　□ 気管切開 □ その他(　　　　　　　　　　　　　　　　　　　　)	
□ 担当ケアマネ(　　　　　　　　　)　□ 相談支援専門員(　　　　　　　)		
MEMO		

❶ 入院3日以内に病棟看護師が記入する。明らかな自立や検査入院を除いた全入院患者を対象に，入院時の情報から予測して記入する。記入後は1枚印刷して退院調整部門へ提出する。

❷ 介護保険対象者かどうかを確認する。

❸ 再入院の要因をアセスメントする必要性がある。

❹ セルフケア・整容などの基本的動作。

❺ 買い物や洗濯，掃除などの家事，金銭管理や服薬管理，公共交通機関の利用など。

❻ たとえば，高齢者の身体合併症（肺炎による入院でADLの低下が予測される場合）など。

❼ 認知症あるいは，認知症が疑われる場合。

❽ 選択肢として，要支援1・2，要介護1～5，申請中，非該当がある。

❾ 選択肢として，1～6がある。

❿ 現在行っている医療処置も記入する。

○ **図6-4　入院時スクリーニングシート（退院調整アセスメントシート）の例**

筆者の勤める病院では，全病棟にスクリーニングを導入しており，シートは一般科・精神科とも統一したものを活用している。このシートは，電子カルテ上で記入できるようになっている。

（資料提供：南部町国民健康保険西伯病院地域連携室）

■ □ 入院時カンファレンス ■ □ 病棟カンファレンス　プレゼントシート ※入院時カンファレンスは入院後1週間前後に開催

氏名：＿＿＿＿＿＿　年齢：＿＿＿　居住地（市町村名）：＿＿＿＿＿＿　入院形態：　医保　任意　措置

入院経路： □ 施設（　　　　　　　　）　□ 病院（　　　　　　　　）　□ 自宅

□ 主病名・身体合併症　　　　　　　　　　□ 主治医・副主治医

■ ○○さんの入院までの経過については以下のとおりです（看護師または医師がプレゼンテーションする）

> 入院までの経過
>
> ● 入院時アナムネ記録を参照する。

■ ○○さんの病状・治療方針については以下のとおりです（医師がプレゼンテーションする）

□ 主病状　　□ 通院状況　　□ 入院前の生活状況　　　□ 治療方針　　□ 推定入院期間
□ 身体合併症

> ● 主治医の説明を簡潔に記載する。
> ● 箇条書きでもかまわない。

> ● 入院診療計画書を参照する。
> ● 主治医の説明を記載する。

■ ○○さんの入院後の病棟内での生活状況については以下のとおりです（看護師がプレゼンテーションする）

入院後の療養生活状況	一般状態	0 明らかな，病的体験などは見られず，日常生活が制限なく行える 1 軽度の精神症状をみとめるが，日常生活はなんとか行える 2 身のまわりのことはできるが，ときに援助が必要 3 身のまわりのことはある程度できるが，しばしば（50%）援助が必要 4 身のまわりのことにつねに援助が必要	健康管理	病気や症状についての理解は？　健康のために気をつけていることはある？　具合のわるいときの対処はなにかある？　医師への信頼度は？　入院前の健康管理状況は？　通院状況は？
	食事	□ 自立　　□ 要支援 食種・食形態は？　嚥下状態は？　食欲は？　義歯は？　摂取量の過不足，過食・拒食は？　食事制限は？　間食は？　入院前の食生活は？　食事の準備は？	服薬	□ 自立　　□ 要支援 処方内容は？　服薬回数は？　管理状況は（病棟・自己管理）？　服薬の必要性についての理解は？　拒薬は？　入院前の服薬状況は？　服薬中断のリスクは？
	排泄	□ 自立　　□ 要支援 便秘・下痢？　下剤の使用は？ 下剤の自己調節できる？	金銭	□ 自立　　□ 要支援 入院後の金銭管理の仕方は（病棟管理，自己管理）？　やりくりは自分でできる？　どのようなことに使っているか？　入院前の金銭管理状況は？　計画的に使える？　経済状況・収入は？　足りないときにどうしているか？
	睡眠	□ 自立　　□ 要支援 就寝薬の有無，追加薬の有無，追加薬の服薬状況，睡眠時間はどれくらい？　熟睡感はある？　眠れないときの過ごし方は？　入院前の睡眠状況は？	生活リズム	食事の時間は？　活動と休息のバランスは？　起床・就寝時間，休息のとり方，昼夜逆転は？　週間予定は？　OT活動は？　入院前の生活リズム・活動（就労）状況，職場・デイケアなどに行く時間（利用時間）は？
	清潔・整容	□ 自立　　□ 要支援 洗面，歯みがき，入浴，シャワー，洗身・洗髪，爪切り・ひげそり・化粧，着がえはどうしてる？　更衣の頻度は？　洗濯，洗濯機は自分で使える？　季節に合った衣類の選択はできる？　入院前の清潔行動は？	対人関係	□ 自立　　□ 要支援 人と接することが苦手？　交流がない（しない）・交流が多い，人となりは？　入院前の対人関係の状況は？　友人はいる？　相談できる人がいる？
	認知	0 正常 1 軽度（通常の家庭内行動はほぼ自立，日常生活上の助言や介助は必要ないか，あっても軽度） 2 中等度（日常生活が1人ではちょっとおぼつかない，助言や介助が必要） 3 高度（日常生活が1人では無理，多くの助言や介助が必要，あるいは逸脱行為が多く目が離せない）		

外見（□ 肥満　□ るい痩　□ 明るい　□ 暗い　□ 退行的　□ 依存的　□ 従順　□ その他）
行動（□ 興奮　□ 落ち着かない　□ 粗暴　□ 高圧的　□ 攻撃的　□ 拒否的　□ その他）
思考（□ まとまりがない　□ 支離滅裂　□ まわりくどい　□ 突然話がとまる　□ その他）
気分（□ 抑うつ的　□ 高揚　□ 変動　□ その他）
意識（□ 集中力　□ 注意力散漫　□ 失見当識　□ その他）
その他（□ 自殺企図　□ 逸脱行為）

■ ○○さんの家族状況は以下のとおりです

家族歴（家族構成）	□ キーパーソン □ 家族との関係性 　折り合いは？　協力的か？	備考（補足情報・看護上の問題点など）

◖ **図6-5　カンファレンスシート**

カンファレンス日：令和　　　年　　　月　　　日　　　記入者：

参加者	□ 主治医：	□ 担当看護師：	□ 退院後生活環境相談員：		□ 地域連携室：
	□ 作業療法士：	□ 理学療法士：	□ 言語聴覚士：	□ 臨床心理士：	□ 重度認知症デイケア：
	□ 精神科デイケア：	□ 相談支援専門員：	□ ケアマネジャー：		□ 担当保健師：
	□ 訪問看護：	□ その他：			

■ ○○さん・家族の希望・気がかりは以下のとおりです

本人	家族
できるだけ本人の言葉で書くようにする。	できるだけ家族の言葉で書くようにする。

■ ○○さんの作業療法での様子は以下のとおりです　　■ 臨床心理士の意見は以下のとおりです

□ 作業療法介入あり　　指示書が出ていればチェック	□ 心理検査　　□ 知能検査　　□ カウンセリング
作業療法士がプレゼンする。参加できなければ、あらかじめ病棟看護師に情報提供しておく。病棟看護師は，事前に作業療法士から情報を得ておく。	臨床心理士がプレゼンする。参加できなければあらかじめ病棟看護師に情報提供しておく。病棟看護師は，事前に臨床心理士から情報を得ておく。

■ ○○さんの入院前の生活状況については以下のとおりです（精神保健福祉士がプレゼンテーションする）

経済・就労状況・社会資源・制度	備考
□ 医療保険：国保(非課税／課税)／健保／生保　　　□ 収入状況：_____	
□ 就労状況：_____　　□ 障害年金：_____ 級／未確認	
□ 自立支援医療申請：未／済(更新時期：_____)／未確認	
□ 介護保険申請：未／済(要支援_____／要介護_____)(更新時期：_____／未確認)	
□ 障害支援区分：_____／未確認	
□ ケアマネジャー(事業所・担当者)_____/未確認	
□ 相談支援専門員(事業所・担当者)_____/未確認	
□ 障害者手帳：なし／あり(精神_____級／身体_____級／療育_____)／未確認	
入院前に利用していたサービス	
□ 訪問看護(　　　　　)　□ ヘルパー(　　　　　)　□ ショートステイ(　　　　)	
□ 就労支援(　　　　　)　□ デイケア(　　　　　)　□ その他	
□ 精神デイケア(　　　　)　□ デイサービス(　　　　)	
入院前の生活状況	

■ 地域援助事業者からの情報提供は次のとおりです（地域援助者，または精神保健福祉士，病棟看護師がプレゼンする）

□ 相談支援専門員　　□ 介護支援専門員　　□ その他(　　　　　　　　　　　　　　)

■ 当面の目標，対応策，次回評価日については以下のとおりです（病棟看護師がまとめてプレゼンする）

□ 当面の目標　　□ 対応策	□ 医師	具体的な支援内容を書く。
	□ 病棟看護師	
	□ 精神保健福祉士	
□ 次回評価日	□ 作業療法士	
■ ○○さんの退院調整の必要性	□ 臨床心理士	
□ 1. 入退院を繰り返している □ 2. 服薬や通院治療の継続がむずかしい □ 3. 生活方法を整理して調整が必要 □ 4. 家族支援が必要 □ 5. 生活の場の検討が必要	□ 相談支援専門員	
□ 6. 退院への意欲が低下している，あるいは不安がある	□	

▶図6-5　（つづき）

地域の支援者にも参加を要請し，入院前の生活状況や課題などを直接話してもらうと，入院前の生活がよりイメージでき，退院後の生活に向けた支援が明確になる。

● **退院目標の設定**　入院当初は，病状の安定に向けたケアプランが優先されるが，それだけではなく，どうなったら退院なのか，どこを目標にするのかについて話し合い，退院目標を設定することも必要となる。目標が漠然としたものでは，チームで取り組むことはできない。入院初期のカンファレンスで目標を明確にし，共有することで，それぞれの職種の役割分担もしやすくなる。

3　入院初期のケアの実施

● **患者・家族の参画**　早期退院を目ざすには，支援者だけではなく，患者や家族が支援に参画することが重要である。また，家族の受け入れ体制が整わないために，早期の退院がむずかしくなる場合もあり，入院により家族との関係性が疎遠になることは避けなければならない。患者の状態に応じて，患者や家族に対しても入院時から退院後の生活をイメージしてもらうためのはたらきかけが必要である。

　可能な限り早期に病状説明を行い，治療方針や支援の方向性をわかりやすく伝える。患者と退院目標を共有することで，患者の主体性が高まるとともに，安心してさまざまな課題に取り組むことができる。家族に対しては，退院までの治療の流れを説明するほか，家族の状況や介護力のアセスメントを行う。面会時や医師の面談時には，患者の回復の状況や患者の意向を伝える。

● **信頼関係の構築**　患者が退院への希望をすなおに語ることができ，気軽に相談してもらえるような信頼関係は，退院の準備を進めるうえで大切である。また，退院後の生活を一緒に考え取り組めるような関係性を築くことは，患者が望む生活の実現につながる。しかし，信頼関係の構築に時間がかかる患者や，自分の思いを表出することが苦手な患者も多い。とくに入院当初の患者は病状が不安定なため，身体的・精神的なケアを通して，患者の安心感が高まるようにはたらきかけ，よい関係性を築くことが重要である。

3　退院準備期の支援

● **地域で生活するためのケアへの転換**　患者は病状が安定するにしたがって，生活のリズムも整いはじめ，入院生活を自立して送れるようになる。また，これまでの生活を語り，退院後の生活について現実的に考えられるようになったりする。これらの変化がみられるようになると，退院の見通しもたってくる。このような時期には，入院生活を中心としたケアの視点から，地域生活を支えるためのケアへの視点に転換して，退院後の生活をイメージしながら医療や生活の仕方を調整していく必要がある。

> **事例** **Bさんの事例②退院に向けてのアセスメント**
>
> 　入院当初のBさんは，自室のベッドで横になっていることが多く，なかなかかかわりがもてなかった。しかし，しばらくすると，配膳時や検温時に少しずつ会話ができるようになり，身体の調子だけでなく，家での様子も少しずつ聞くことができるようになった。はじめのうちは，「親が私にいやがらせをする」と両親への不満を強く訴えることもあったが，そのような内容の話もしだいに聞かれなくなり，おだやかな様子で入院生活を送れるようになった。
>
> 　Bさんに拒薬はないが，薬を手渡すとそれをじっと見つめ，服用するまでに時間がかかった。また，家族の面会は少なく，ときどき母親が会いに来るが，ほとんど会話がなく短時間の面会だった。看護師は，薬のことや母親との関係性が気になり，様子をうかがいながら声をかけると，Bさんは，「薬を飲むと頭がぼーっとして仕事ができなくなる」「退院したら薬を飲むつもりはない」「なにもわるいことをしていないのに，避けられているような気がする」などと話した。その一方で，母親のからだを気づかうような言葉も聞かれ，「退院したら働きたいと思うが，なぜか職場の同僚に恵まれず，人間関係がうまくいかない」と困りごとを話すようになった。

1 退院準備期のアセスメント

　退院後の生活の準備を具体的に進めるには，これまでに得た情報に不足している情報を追加したり，より詳細な情報収集を行ったりしながら，患者がかかえる課題を整理し，具体的なケアプランにつなげることが必要になる。その際のアセスメントは，医療面だけではなく生活全般にわたって行う。

　Bさんからは，退院後は働きたいという言葉が聞かれ，その気持ちも強く伝わってきた。しかし，Bさんには，薬を飲むとボーっとして仕事ができなくなるといった困りごとがあり，そのことが服薬を継続できないおもな理由となっているようだった。また，仕事をするうえでの対人関係の困難さは，退院後の服薬中断による精神症状の悪化から生じている可能性や，慣れない職場での緊張感の高まりが，病状に影響したのではないかと考えられた。家族から得られた情報によると，Bさんは小さいころから周囲に気をつかう性格だったこともわかった。仕事については，Bさん自身もあせりを感じていたようである。このように，患者がこれまで続けてきた生活の仕方や周囲の環境のなかには，病状に影響し，生活の継続を困難にする要因がある場合もあり，再入院のリスクを高める。患者が望む生活の実現には，病状悪化の背景をていねいに読みとくことも重要となる。

● **生活の視点でのアセスメント**　入院中のセルフケアや日中の過ごし方，他患者との交流などを，退院後の生活の視点でアセスメントする必要がある。できる・できないだけでなく，どのようにできているか・できていないのか，そのことについて患者がどう感じているのかによって，支援の仕方はかわってくる。このようなアセスメントを，生活全般にわたって，ていねいに行う。アセスメントにおいて大切なことは，患者が自分の生活をどのような思いで

送ってきたかを理解することである。これまで家族や支援者から得られていた情報についても，あらためて患者本人から得るように努め，患者理解のズレを埋めていくようにする。

● **看護師の強みをいかした情報収集**　看護師は，入院中の患者と接する時間が最も長く，患者の生活場面にも直接かかわっている。Bさんの事例のように，看護師は患者との日々のかかわりのなかで，さまざまな情報を得ている。服薬時の様子や家族との面会の場面からも，退院後の生活のイメージが浮かんでくるものである。このようにして得られる情報は，患者が退院するまでに解決しなければならない課題を考えるにあたって必要となる。看護師は，患者にとって最も身近な存在であるという強みをいかして日常的に情報収集を行う必要がある。そして，たとえば患者の生活パターンを把握して退院後も服薬が継続できるよう，入院中から患者の状態に合わせて服薬管理の方法を工夫するなど，入院生活での日々のかかわりのなかで医療職としての専門性をいかしながら生活調整ができることは，看護師の強みである。

● **患者の意向の把握**　Bさんのように病状が落ち着き，入院前の生活感覚が取り戻せるようになると，退院後の生活について考えられるようになる。退院支援で大切なことは，患者自身がどのような暮らしをしたいと思っているかであり，退院支援は患者の意向を中心にして行われる。ただし，自分の思いの表現が苦手だったり，自分で決められなかったりする患者もいる。また，「〜しなければならない」と強く考え，がんばりすぎてしまう患者も少なくない。患者の思いを引き出すために，患者と一緒に考え，体験するなどして言葉の表出を促し，患者が考えるきっかけとなるようなはたらきかけを行う。このように，患者自身が退院後の生活を主体的に組みたてていけるよう支援することが重要である。

　一方で，患者の意向は変化していくものであることも忘れてはならない。患者と一緒に考えたり，行動したりするかかわりのなかで，患者の意向は具体化される。話す相手によって内容をかえたり，話の内容がそのつどかわったりする患者もいるが，患者の意向は「あるもの」ではなく，支援する人との間で「つくられていくもの」ととらえたほうがよいだろう。また，退院に向かう患者は，退院後の生活への期待だけでなく，不安もかかえている。患者が不安な思いを口に出せる環境を整えることも必要である。「なにか心配ごとはありませんか」「心配なことがあったらいつでも言ってください」という日々の声かけが，患者の不安な気持ちをやわらげることになる。

2　退院支援計画の立案

● **退院準備カンファレンス**　退院の準備を具体的に進めるためには，退院支援計画が必要となる。計画の立案にあたっては，**退院準備カンファレンス**が開催される場合もある。このカンファレンスは，病状が落ち着き，退院の見通しがついた時期に開催されることが多い。院内スタッフだけでなく，相談支援専門員や保健師，訪問看護師など，退院後に患者とかかわる地域の支援者にも参加してもらう。また，原則として，患者や家族も参加する。カン

ファレンスでは，地域の支援者に患者の状況を伝えながら，退院に向けて必要な準備や課題などについて情報共有し，必要な支援を検討する。カンファレンスで話し合ったことをもとにして，退院支援計画が作成される。

● **退院支援計画**　**退院支援計画**は，看護計画のように，看護師だけで立案するのではなく，包括的なアセスメントにより多職種で必要な支援を検討してたてられる。患者の意向を尊重しながら立案し，多職種が役割分担して実施する。また，院内の職種だけでなく，地域の支援者も計画の実施者として位置づけられる。計画には患者に提供する支援の内容だけでなく，患者自身が取り組めることを組み込むことで，患者が自分の目標や課題として主体的に取り組めるようになる。**退院支援計画書**（◉図6-6）は，院内外のチームのケアプランであり，分担した支援項目については各支援担当者が責任をもって遂行する。作成されたものは，患者本人だけでなく，支援者全員がいつでも見ることができるようにしておく。

● **地域の受け入れ資源の把握**　退院支援を進めるにあたっては，地域の生活支援体制がどのくらい整っているかも重要であり，患者の退院に影響する。今日では，障害福祉サービスの充実により，多くの患者の退院が実現できるようになった。地域格差はあるものの，ホームヘルプや就労支援など，サービスの選択肢が増えてきている。また，地域の相談支援体制も強化され，行政機関や相談支援事業所が支援にあたっている（◉57ページ）。

　精神科訪問看護・訪問診療などの地域の医療資源や，外来医療も重要である。医療と福祉の連携で地域生活の基盤が強化されることにより，重度の精神障害者の地域生活も実現できるようになっている。事業所ごとの特徴と患者との相性を考慮したうえで多様な資源をうまく活用できるように，地域資源の状況を把握しておくことが必要である。

3 退院準備期のケアの実施

> **事例**　**Bさんの事例③退院後の生活に向けての支援**
>
> 　入院前のBさんは，通院を中断し，薬もきちんと飲めていなかったこと，両親との関係性に課題があったこと，また，入退院を繰り返していたことから，入院中に必要な支援としては，服薬継続に向けた動機づけや，家族支援の必要性が考えられた。入院中には，服用後の不快感を確認しながら，薬剤調整を行った。そして，生活のなかでの緊張感の高まりが病状に影響することを説明し，服薬の継続の必要性を理解してもらえるようにはたらきかけた。
>
> 　一方，母親の面会は少なく，関係性を十分にアセスメントすることができなかった。そこで，早い段階で退院前訪問を計画的に実施し，自宅でのBさんと母親のやりとりを観察しながらアセスメントを行った。やりとりの様子から，母親の接し方には課題が見えたが，Bさんと両親の関係性は決してわるいものではなく，両親は退院するとすぐに薬を飲まなくなってしまうBさんを心配し，どのようにかかわればいいのか悩んでいたことがわかった。しかし，入院中の解決には限界もあり，実際の生活の場での家族支援が有効であると考えられた。そこで，服薬指導と家族支援をおもな目的として，精

神科訪問看護を利用することとなった。精神科訪問看護の活用が決まったことで，入院当初は3か月の推定入院期間だったが，約2か月で退院することができた。

◆ 課題への取り組みの支援

　退院支援は，患者自身がこれまでの生活をふり返り，これからの生活を考えていく作業に寄り添うプロセスでもある。生活の1つ1つをていねいにふり返り，抽出された課題について，病院内でできることは積極的に取り組むようにする。具体的な退院の準備として，たとえば，家事や日中の過ごし方，服薬管理の工夫，お金のやりくりの仕方，人付き合いなど，患者が困っていたり，むずかしいと感じていることに対して，作業療法や，SST，心理教室などを活用して，一緒に考えたり，練習したりする。また，服薬や栄養，経済面，制度活用に関することなどは，院内の薬剤師や管理栄養士，精神保健福祉士などの専門職の協力を得ることができる。院内の多職種と役割分担をしながら協働することで，より充実した支援が提供できる。

● **入院中に取り組むことを明確にする**　退院後の生活に向けた課題のなかには，入院中にすべては解決できず，退院後も継続して取り組まなければならないものもある。退院後も継続して支援を提供できるよう，地域の体制を整え，支援をつなぐことも重要である。課題を「入院中に解決すべきか」「入院中でなければ解決できないのか」という視点から検討し，入院中に取り組むことを明確にすると，退院の時期が早まることがある。

● **外出・外泊支援**　入院中に外出や外泊を計画し，実際の生活の場で退院後の生活を想定して過ごしてみることも，地域生活へのスムーズな移行には大切である。退院前の外出や外泊時に病院スタッフが自宅を訪問することは，診療報酬でも評価されている(● 123ページ)。具体的な生活をイメージすることは，患者の生活への自信や，家族の安心感にもつながる。また，実際の生活の場で，患者や家族の生活状況を見ることで，退院後に必要なサービスを検討できる。このような，外出・外泊支援は積極的に行う必要がある。

◆ サービス調整

　退院後利用するサービス調整にあたっては，単にサービスの「はめ込み作業」にならないように気をつける。過剰なサービスはかえって患者の生活を窮屈にしてしまう可能性があるため，患者ができることに目を向け，自立を妨げないようにする。また，看護師は，患者の病状と障害の特性を十分に理解したうえで，サービスの内容だけでなく，導入の仕方やかかわり方などについての情報も発信し，適切なサービスを安心して活用できるようにしていかなければならない。

　サービス利用までの手続きや，情報共有には時間も要す。サービス調整にあたっては，利用が予測された時点で，できるだけ早く相談支援専門員や介護支援専門員などと連携する必要がある。地域資源の活用にあたっては，精

退院支援計画書

ID　　　　　　患者氏名　　　　　　　　　様

入院日：　　　　　　　　　計画日：　　　年　月　日　　　変更日：　　　　　　　年　月　日

病　名	□ 障害支援区分　　　　　□ 介護保険認定
患者以外の相談者	□ 家族（　　　　　　　　　　　　　）　□ その他関係者（　　　　　　　）
退院支援計画を行う者の氏名 （下記担当者を除く）	□ 医師　　□ 病棟看護師　　□ 薬剤師　　□ 管理栄養士　　□ 作業療法士 □ 精神保健福祉士　　□ 退院支援部門　　□ その他
退院に係る 問題点, 課題	□ 医療の継続に関すること　　　□ 住まいの場に関すること □ 日常生活に関すること　　　　□ 日中活動・就労に関すること □ 家族状況に関すること　　　　□ 対人面に関すること □ 経済面に関すること　　　　　□ その他
本人の意向	
家族の意向	
支援概要	□ 病状コントロール・服薬管理に関する支援　　□ 日中活動・就労支援 □ 生活技能訓練などを含む生活支援　　　　　□ 金銭管理に関する支援 □ 住居支援　　　　　□ 家族支援　　　　　□ 制度利用・サービス調整 □ その他
具体的な支援内容	□ 服薬自己管理・指導　　　　　　　　□ 栄養管理・指導 □ 治療・リハビリテーションプログラムへの参加 　　（SST／心理教室／退院準備プログラム／アルコールミーティング／作業療法　など） ＜医療管理上の課題＞ □ 医療処置・管理の指導　□ 経管栄養　□ 在宅酸素　□ 吸引　□ 褥瘡　□ ストーマケア 　　　　　　　　　　□ 膀胱留置カテーテル　　□ その他 □ 医療物品の準備 ＜生活・介護上の課題＞ □ 日常生活行動・身体機能評価・リハビリテーション・指導 □ 介護力評価・介護指導（家族・支援者）　　□ 移動　□ 起居　□ 食事　□ 排泄 　　　　　　　　　　　　　　　　　　　　　□ 入浴　□ 更衣　□ 口腔ケア □ 社会保障制度の情報提供と手続き支援 　　□ 介護保険申請（　　　　　　　）□ 生活保護　□ 自立支援医療　□ 障害年金 　　□ 障害支援区分申請　□ 難病　□ 障害者手帳（　　　　　　　）□ その他 □ 退院後利用する在宅サービスの検討・提案・利用調整（医療・介護・障害福祉） □ 住まいの場の情報提供 □ 外出・外泊支援　　　　　　　□ 施設・サービス事業所見学・同行支援 □ 退院前訪問の計画・実施　　　□ 家屋評価 □ 退院前カンファレンスの開催　□ 地域援助事業者との連携
現時点で予測される退院先	□ 自宅　　　□ 施設（　　　　　　　　　）□ 未定
現時点で 予測されるサービス	＜介護・障がい福祉サービス＞　　　　　＜医療サービス＞ □ デイサービス □ ホームヘルパー □ 通所・訪問リハビリ｜□ 訪問看護　　□ 精神科デイケア □ ショートステイ　□ 就労AB　　　　　　　　　　　｜□ 通院リハビリ　□ 重度認知症デイケア □ その他
支援目標	
支援期間	
連携する 地域支援担当者	□ ケアマネ　　　　　□ 地域包括支援センター　　　□ 福祉担当者 □ 相談支援専門員　　□ かかりつけ医　　　　　　　□ 地域保健師 □ 施設相談員　　　　□ その他

注）上記内容は, 現時点で考えられるものであり, 今後の状態の変化に応じて変わりうるものです。

　　　　　　　　　　　　　病棟退院支援計画担当者　　　　　　　　　　　印

　　　　　　　　　　　　　地域連携室退院支援担当者　　　　　　　　　　印

この説明により, 退院支援計画について理解できましたので同意します。

　　　　　　　　　　　　　患者氏名　　　　　　　　　　　　　　　　　　

　　　　　　　　　　　　　代理人氏名　　　　　　　（関係：　　　　　　）

> **図 6-6　退院支援計画書の例**
（資料提供：南部町国民健康保険西伯病院）

神保健福祉士とも連携し，役割分担することで，患者にとって必要な生活環境がスムーズに整えられるようにしていく。

◆ 就労支援

　退院に向かう患者のなかには，退院後の就労を目ざす患者も少なくない。また，職場復帰に向けた準備を入院中に行う場合もある。就労を考えるにあたっての課題の1つに，対人関係の困難があげられる。入院中の看護師の日常的なかかわりは，患者自身が自分の傾向や，対人交流のパターンを知る機会ともなる。また，退院後，職場内での人とのかかわり方などの困りごとの相談にのってもらえる存在があることは，患者にとっても心強いことである。

　就労に向けての支援としては，就労継続支援や就労移行支援などの障害福祉サービスがある。患者によっては，このようなサービスを利用しながら，段階的に一般就労を目ざす患者もいる。Bさんの場合は，これまで積極的に自分で就職活動をしていたことから，今回退院後は，訪問看護師が就職活動の様子を見まもり，困ったことがあればいつでも相談できるように支援体制を整えた。

◆ 家族への支援

　退院後の受け入れ環境を整えるにあたっては，家族だけに大きな負担がかからないように，家族も支援者チームの1人として位置づけ，患者に必要な支援を制度やサービスで調整する。また，家族の思いをていねいに聞き，受けとめることも重要である。

◆ 継続看護

　病状が不安定な患者や，病識が乏しいために治療の動機づけがむずかしく，通院や服薬を中断するリスクが高い患者は，再発や再入院が予測される。身体合併症などにより退院後も継続的な医療管理が必要な患者も少なくない。また，入院中には解決できなかった生活上の課題は，退院後も継続して取り組む必要がある。このような患者が退院後に利用できる医療サービスとして，精神科訪問看護がある。精神科訪問看護の利用により退院後の継続看護が可能となることで，退院の時期が早まったり，医療的な課題をもつ患者であっても安心して地域生活を送ることができたりする。

　訪問看護師との協働支援においては，入院前にすでに精神科訪問看護を利用している患者であれば，訪問看護師にも入院時カンファレンスに参加してもらうと，生活課題を早期に把握できる。また，退院後に精神科訪問看護の利用が決まっていれば，外泊中の精神科訪問看護や退院前カンファレンスへの参加なども診療報酬で評価されている。入院早期から退院に向けた課題を明確化するとともに，精神科訪問看護の必要性をアセスメントすることも重要である。

4　退院直前期の支援

● **退院前カンファレンス**　退院の準備が整ったら，退院後の生活支援体制の最終調整を行うために，**退院前カンファレンス**が開催される。開催の時期は，退院前1週間以内が多く，退院日もたいていこのときに決定される。地域からは，退院後のケアプランを作成するケアマネジャーや相談支援専門員だけではなく，退院後利用するホームヘルパーや就労支援事業所の相談員などのサービス提供事業者や，訪問看護師が参加し，一堂に会する。ここでは，緊急時の連絡体制や患者が困ったときの相談窓口を確認するとともに，退院後に利用するサービスの最終確認が行われる。退院前にこのような場をもつことによって，患者や家族が安心して退院を迎えられる。また，入院中に患者を支援した病院スタッフが，退院後の生活を支援する地域支援者に支援を引き継ぐことで，退院後の生活支援体制に参画するという意味ももつ。

● **看護師の役割**　看護師が患者とのかかわりのなかで築いた関係性に基づいて得られた情報と患者への理解は，退院後，はじめて患者の支援にあたる支援者が，新たな関係性を築くうえでのたすけとなる。支援者との良好な関係性は，生活の再編への患者の負担軽減や再発予防にもつながる。看護師は，患者の病気への理解や人となり，また生活上で予測される困難とその対応，退院後の生活への思いなどについて地域の支援者に伝える必要がある。

● **地域との連携**　入院中に解決できなかった課題は，退院後も継続して支援していかなければならない。患者が思い描く生活の実現のためには，病状の安定を維持していくことも重要である。医療に関することについては，主治医や外来看護師，訪問看護師による連携体制をつくっておく。

5　退院後の地域生活支援

退院後，地域で生活していくために必要なことは，次の①〜⑥の場面に分けて考えることができる。①住まいの場の確保，②家事，③お金のこと，④日中活動の場，⑤より健康に暮らすこと，⑥相談できること，助けてもらえるネットワークがあることなどである。

ここでは，Cさんを例に，各場面で必要な支援と，活用できる社会資源，専門職の役割について事例にそって解説していく。

> **事例**　**Cさんの事例①数か月ぶりに退院し，就労を目ざすCさん**
>
> Cさんは，42歳の男性で，統合失調症である。発症当時はひとり暮らしをしていたが，そのあとは両親と一緒に実家に住んでいる。定期的な通院と薬物治療を行ってきたが，仕事上のストレスなどで体調をくずし，数か月前に入院となった。これまでにも数回の入院経験があるが，いずれも数か月で退院している。
>
> 今回もCさんは順調に回復し，入院から数か月で退院することとなった。退院前カンファレンスでは，Cさんや家族，主治医，担当看護師，精神保

健福祉士，指定特定相談支援事業所の担当者が，退院後の生活について検討を重ねた。

　数か月ぶりに退院したCさんは，現在，就労継続支援B型事業所に通いながら，体調を整え，パートタイムで働くことを目ざしている。

1 住まいの場の確保

事例　Cさんの事例②退院後の住まい

　入院前にCさんは，実家で70代の両親と同居していた。体調がよくないとき，就労継続支援B型事業所への通所や通院の際には，両親が車で送り迎えをしていた。両親は大きな病気もせず年齢のわりに元気であったが，最近は疲れやすさや体力の低下を訴えている。これまでと同じようにCさんを見まもり，世話をするのはむずかしくなると感じており，「私たちが元気なうちに，できることをしておきたい」と希望している。指定特定相談支援事業所の担当者は，Cさんが両親以外の支援を受けながら新しい生活を始めるのに，今回の退院がよい機会になると考え，Cさんの地元に近いグループホームを数件あたることにした。

　Cさん自身は，以前にひとり暮らしをした経験があることから，ひとり暮らしそのものは周囲が想像するほどにはむずかしいと考えていなかった。ただし，完全にひとりで知らない場所で暮らすのは不安だった。いろいろなことが気になってしまい，不安になってしまう。誰か自分のことをわかってくれる支援者がそばにいて，相談できること，一緒に考えてもらえることを希望し，住み慣れた地域で安心して暮らしたいと考えていた。Cさんは，以前ショートステイ❶したことがあり知り合いの支援者がいるグループホームに申し込んだ。退院後はいったん実家に戻り，体験入所をしながら準備を整えた。新生活を始めるには，支援の申請や，その必要書類の準備，生活に必要な物品の購入など，やるべきことが多い。Cさんは，両親や相談支援専門員に手伝ってもらいながらひとつずつ進めていった。

地域生活においては住む場所が必要である。現在は家族と同居していても，ひとり暮らしの訓練をしたい場合や，親が高齢化したために世話をしてもらうことがむずかしくなる場合，本人と家族の双方にとって同居がストレスになる場合など，家を離れる必要が生じることもある。住まいの場を選ぶ際には，生活の自立度や経済的な状況を考慮しつつ，本人がどのような生活をしたいか，強みや困っていることなどを総合して本人に合った暮らし方を考えていく。

● グループホーム（▶128ページ）　Cさんの入所したグループホームは障害者総合支援法の訓練等給付に定められた共同生活援助である❷。入居者は個室に住み，平日は就労支援事業所などに通所しながら過ごす。共同で使う部屋もあり，入居者が一緒に調理や話し合い，季節の行事を行うなど，グループホームによってさまざまなプログラムがある。日中は世話人とよばれる支援者がいて，日々の生活について相談できる（夜間支援従事者を配置してい

□NOTE
❶短期入所（ショートステイ）
障害者支援施設などで実施（▶54ページ）。Cさんは，両親と距離をとることを目的に利用した。Cさん，両親それぞれにとって休息する機会となった。

□NOTE
❷グループホーム
グループホームは，ひとつの建物全体がグループホームである場合と，サテライト型といって，本体住居から20分以内で行き来できるアパートやマンションの個室を複数利用する場合がある。

るかはグループホームによる）。たとえば東京都の場合は，利用期間の定めがあるかないかにより，通過型・滞在型の2種類のグループホームがあり，利用期間がおおむね3年間となる通過型のものが多い。

2　家事

> **事例　Cさんの事例③退院後の日常生活**
>
> 　グループホームに入居したCさんは，食事の準備や買い物など，生活に支障が出てきた。以前は，実家で母親が身のまわりのことをしてくれていたのが，いざ，ひとりになってみると，やり方がわからず困ってしまったのだ。
>
> 　自炊ができないので，コンビニエンスストアで買っていたら，飲料とお弁当で毎食1,000円近くかかり，食費がかさんでしまった。近くの商店街に行けばもう少し割安なのだが，お店の従業員の視線が気になり，行けないことも影響している。生活保護のお金は，食費や消耗品などを思いつくままに買っていたら底をついてしまった。見かねた両親が差し入れるなど資金援助をしてくれたが，Cさんは自分自身でなんとかできるようになりたいと思った。
>
> 　お金の使い方については，世話人に相談し，家計簿をつけて，ときどき確認してもらいながら計画的にお金を使えるように練習した。食事は，からだのためにも自分でつくれるようになりたいと思い，グループホームや通所先の食事会に積極的に参加するようになった。世話人や仲間に教えてもらい，そのうちに簡単なメニューならひとりでつくれるようになった。商店街での買い物は，安心できる仲間と一緒に行くことにしたところ，回数を重ねるうちに慣れてきて，お店の人にあいさつができるまでになった。
>
> 　身のまわりのことでは，洗濯機を使う際に，洗剤をどこに入れてよいかわからず，きちんと洗えていないことに気づいた世話人に使い方を教えてもらったこともあった。
>
> 　Cさんは，グループホームに入る前に自分が想像していたよりもうまくできないことにいらだち，落ち込むこともあった。それでも，そのつど教えてもらったり自分でも工夫したりすることを日常的に繰り返していくことで，できることが増え，しだいに生活も安定してきた。

　病気による意欲低下や無関心，もしくは生活経験の不足から，調理や買い物の仕方がわからない，健康的な食生活ができない，ひとりで部屋のかたづけや掃除・ごみ出しがうまくできない，洗濯ができないといったことは多くみられる。

● **調理・食事に関する支援**　食事は，就労継続支援事業所などで昼食を食べられる場合もある。また，グループホームや地域活動支援センターの食事会では，一緒に調理する機会も得られることが多い。

● **掃除・洗濯に関する支援**　掃除や洗濯がうまくできないと，衛生面の問題のみならず，近隣トラブルにつながりうる。また，においについては，相手の自尊心をおびやかす話題なので，周囲の人は気になっていても言い出しづらい場合がある。本人は慣れてしまうのでわからないが，知らず知らずのうちに人から避けられるなど，対人関係に影響を及ぼしかねないため，支援

が必要になることもある。

● **居宅介護**　その他の支援として居宅介護（ホームヘルプ，● 54ページ）がある。居宅介護では，ヘルパーによる食事，掃除，洗濯，買い物などの日常生活に関する支援を受けられる。対象者によっては，調理の仕方を教わりたいから調理の得意なヘルパーがいい，同年代で話しやすい人がいいなど，受け入れやすいヘルパーがいる場合がある。希望をふまえて事前に事業所に相談してみるとよい。支援にあたっては，本人ができないことをすべてヘルパーにまかせるのではなく，目標を確認し，苦手なことは手伝いながら一緒にやってみることも大切である。掃除や洗濯，調理などは，これまでに経験し教わる機会がなければ，うまくできなくてもしかたがない。ひとつずつていねいに支援をすれば本人の自信につながる。

3　お金のこと

地域で暮らすにはお金が必要となる。仕事をしていれば収入が得られるが，十分な額ではないかもしれないし，収入を得る機会はなかなかないかもしれない。安心して暮らすためには，経済的な安定を得ることが大事である。

> **事例**　**Cさんの事例④退院後の収入**
>
> 　最初はお金を使いすぎてしまったCさんだが，世話人と一緒に家計簿をつけ，1日にどれくらいのお金を使ってよいのか計算するようにしたところ，安心して計画的に必要な物を買うことができるようになった。
> 　グループホームに入所してしばらくたち生活リズムが安定してきたため，いつも通所している就労継続支援B型事業所が運営するカフェの店員として，毎日数時間ずつ働くようになった。最初は緊張から疲れてしまい，週に2日ほど，4時間ずつ働くのが精いっぱいだった。だんだんと働く日数が増えて月に1万6000円ほどの収入を得られるようになり[1]，自分で働いてお金を得られることが励みになっている。

お金を得る手段には，就労継続支援A型事業所・就労継続支援B型事業所などで働いて得られる工賃（賃金）や，一般就労（障害者雇用を含む）がある（●就労支援については135ページ）。

経済的な支援としては，障害年金や生活保護（● 216ページ），自立支援医療（精神通院医療）がある。

また，お金の使い方についても支援が必要な場合がある。

◆ 経済的な支援

● **障害年金**　初診の時期，年金制度への加入・納付の状況，障害の状況により支給されるかどうかが決まる。申請に必要な書類の準備には手間がかかり，知識がないとわかりづらいことが多い。

1）厚生労働省：令和3年度工賃（賃金）の実績について（https://www.mhlw.go.jp/content/12200000/001042285.pdf）（参照 2023-11-20）

● **自立支援医療（精神通院医療）**　通院医療にかかる費用負担を少なくするための制度で，障害者総合支援法に定められている。経済状況によって１か月に負担する医療費の上限が決められており，上限に達したあとは自己負担しなくてすむ。医療を受ける際には自立支援医療受給者証と自己負担上限額管理票を毎回提出する。精神科の外来受診と薬局での薬代，デイケア，精神科訪問看護などが対象となる。ただし，精神障害とは関係のない治療や薬代については対象にならない。

◆ **権利擁護**

　認知症・知的障害・精神障害などにより，判断能力が不十分な場合に使える制度には以下のものがある。

● **日常生活自立支援事業**　障害福祉サービス利用の申し込み，それらにかかわる契約手続き，日常的なお金の出し入れ，預金通帳を預かるといったサービスを有料で受けることができる。

● **成年後見制度**　法定後見制度，任意後見制度の２通りある。法定後見制度は家庭裁判所によって本人の判断能力に応じて選ばれた成年後見人等（成年後見人，保佐人，補助人）が，本人の利益を考え保護し支援する。本人の代理で契約行為をしたり，悪徳商法の契約を結んでしまうなどの不利益な法律行為をあとから取り消したりできる。不動産や預貯金などの財産管理，介護や施設入所にかかわる契約，遺産分割協議などの法律行為を本人が行うことがむずかしい場合などに利用できる。利用にあたっては，居住地域の家庭裁判所に後見等の開始の申し立てが必要である。

4 日中活動の場

　人とのつながりは，自分の病気を受け入れることに役だつこともあれば，逆にだれかの役にたつこともある。

> **事例** **Ｃさんの事例⑤退院後の日中活動の場**
>
> 　退院時にＣさんが決めたことは，グループホームに入ること，これまで通っていた就労継続支援Ｂ型事業所に復帰することだった。何年か通っているので，安心して話せる友人や支援者がいるが，土日は閉まっている。そこでＣさんは地域活動支援センターにも登録することにした。相談できる場所が増え，土日にもプログラムがあるので，手持ちぶさたになることも，さびしくなることも少なくなった。就労継続支援Ｂ型事業所での人間関係で気になることがあっても，ほかにも行く場所があるので気持ちもらくになった。

● **人とのつながり**　支援者や当事者どうしの交流をもつ場としては，地域活動支援センター（○ 128ページ）などがある。地域では支援者や仲間とのつながりをもつことが，安定したよりよい生活のために大切である。ひとりでいては情報が入ってこないばかりか，困ったときに相談する機会が少なくなってしまう。自分ひとりでは，ものごとをさまざまな方向から考えること

や経験できることには限りがある。身近な人は相談相手になるし，逆に自分が誰かの役にたつこともある。

　また，当事者どうしの支援であるピアサポート（● 139ページ）が地域での生活には重要であり，その機会をつくっていくこと，当事者の活動を支援していくことも大切である。仲間がいれば仲間の考えや経験から学ぶことができる。病気や障害を体験している同じ立場の仲間がいることや，その仲間たちの回復の様子を見聞きすることは，本人が病気を受容していく過程にも役だつ。なにより，生きにくさや気持ちを理解し合う場となる。とくに，似た境遇で少し先を行く仲間がいると，自分もあのようにできるのではないかと感じ，可能性や新たな選択肢を見いだすきっかけにもなる。仲間がいるということは，支援者がいるのと同様に，場合によってはそれ以上に重要である。地域では支援者や仲間とのつながりをもつことが，安定したよりよい生活のために大切である。

● **就労支援**　「働きたい」という気持ちがある場合，本人の体調や就労準備の状況に応じて，障害者総合支援法の訓練等給付の利用を検討する（● 126ページ）。就労移行支援は，体調が安定していて，ある程度の就労準備ができていることを前提にプログラムが組まれており，利用期限は原則2年以内となる。ビジネスマナーやパソコンのスキルなど一般就労に必要な実践的なプログラムを学ぶことが多い。

　就労継続支援A型事業所（● 127ページ）は，事業主と雇用契約を結ぶのが特徴で，最低賃金を得て働くことになる。一般就労と異なり，障害福祉サービスの枠組みの中で支援を受けながら働く場である。就労継続支援B型事業所（● 127ページ）は，働きたい気持ちがあるが，いますぐに一般就労に結びつかない場合や，一定の年齢に達している人が，地域で安定して生活しながら，就労に必要な知識やスキルを身につけ，それを維持していくための場である。就労に関する訓練等給付で利用者が一番多いのは，就労継続支援B型である。

　事業所によってさまざまな工賃作業をしている。室内で箱を組み立てるような軽作業や，パンやクッキーなどのお菓子をつくって販売する，カフェやレストランを運営する，公園清掃，名刺作成，データ入力やIT系の仕事など，それぞれに特色がある。工賃作業以外にも，レクリエーションや食事づくり，仲間との交流をはかるようなプログラムもあわせて行っていることが多い（● 175ページ，column）。

　最近は，就労移行支援等を利用して就労したあとに，継続して働きつづけることができるよう，企業，支援者，医療等の関係諸機関と連携しながら，働くことで日常生活や社会生活に生じる困難について相談や助言などの支援をしていく，就労定着支援にも力が入れられている。また，民間では，超短時間雇用など，福祉の枠にとどまらない新しい雇用の考え方が出てきている。仕事に合わせて働くという従来の考え方から，その人に合わせた仕事をつくるというかたちに変化しつつある。

　就労に関連する制度として，精神障害者保健福祉手帳❶（● 48ページ）があ

NOTE
❶障害者雇用における雇用率算定に必要となる。

る。税制上の優遇措置，事業者や地域により携帯電話料金の障害者割引，公共交通機関料金の割引や公共施設の入場料が無料になる場合があるなど，生活のさまざまな場面で活用でき，経済的な負担を軽減し，行動範囲を広げるのに役だつ。

● **生きがいを見つける**　仕事や経済活動への参加はもちろん大切なことであるが，人によっては，仕事ではないかたちで生きがいを得て役割を担うことが目標になる場合もある。

5　より健康に暮らすこと

　精神障害者が地域で健康に暮らしていくためには，精神科への受診を継続し，必要に応じて身体合併症のケアや精神科訪問看護などを受けることが必要である。

> **事例　Cさんの事例⑥退院後の通院**
>
> 　Cさんは，精神科の通院については自立支援医療（精神通院医療）を利用し，ほかの病気や怪我などについては生活保護の医療扶助を受けているため，通院に関して経済的な負担はない。しかし，ときどき家から出るのがおっくうになってしまう。混雑した電車に乗って出かけ，何時間も待ちようやく診察の順番が来ても，主治医の前では緊張して話すことを思い出せないまま診察が終了してしまう。
>
> 　そこでCさんは話したいことをメモしておくことにした。カフェで一緒に働いている人に失敗をきつくおこられて仕事に行くのがこわくなってしまったこと，不安時の頓服薬を飲む回数がいつもより増えたので今回も処方してほしいこと，グループホームでの様子については世話人に一緒に病院へ来てもらって聞いてもらいたいことなどを，Cさんはメモした。自分で書いたメモをグループホームの世話人や就労継続支援B型事業所の職員に見せて，伝える内容がもれていないかを確認してもらった。支援者から，これも伝えたらどうか，と提案されることもあれば，こんなことを気にしていたの，と驚かれることもある。主治医は時間があれば話をじっくりきいて，これまでよくがんばっているとほめてくれることもある。電車で往復して，薬をもらって帰ってくるのには1日かかり，カフェで働いているCさんは体力もあるはずだが，帰宅するころにはすっかり疲れている。

　精神科の病気や障害では，継続した治療を受け安定した状態を保つことが，本人がよりよい生活を送るために大切である。地域での様子を知っているのは，実際に会う機会が多い支援者や訪問看護師である。診察室の中だけではその人の生活の様子はわからない。病気のことがわかり，本人のことも知っている支援者や訪問看護師の存在は大きな支えになる。

　地域で暮らすには，自宅で服薬を定期的に行えるようにする見まもりや，心身の調子について相談にのるという支援が必要となる。高齢化や，精神疾患による不規則な生活や運動不足といった生活習慣，薬物の副作用などで身体合併症は生じやすくなる。その人がどんな疾患にかかりやすいのかや疾患の特性などを知っておくことで早めの発見や対処が可能となり，日々の生活

のなかで予防するための支援を考えることができる。

● **身体合併症への支援** 精神障害者には糖尿病や高脂血症，メタボリックシンドロームなどが多くみられる。服薬や注射による血糖コントロール，規則正しい生活・食事，運動が必要となる。また，日常生活での運動量が少なく，食事もかたよりがちだと，慢性的な便秘になりやすい。治療薬によっては，長期に内服しつづけることで腸蠕動の低下をまねくことがある。重症になると，麻痺性腸閉塞（イレウス）となる可能性もある。健康を維持するためには，若いころから健診を定期的に受けること，食事や適度な運動など生活習慣を改善するためのかかわりが肝要である。

● **精神科訪問看護** 医師の指示のもとに医療保険で行われる精神科訪問看護がある。自宅やグループホームなど生活する場に出向くため，その人が安心していられる場所で話を聞き，ふだんの様子を知ることができる強みがある。また，家族の様子を知ることもできる。

　最初は，医師から指示があっても本人が訪問看護師を受け入れておらず，関係性をつくるどころか会うことすらできない場合もある。それでも地道に接点をつくっていくうちに，状況が変化することもある。普段はかかわる機会がそれほどなくても，その人が困ったときに「あの人に相談しよう」と訪問看護師のことを思い出してもらえるようになっておくことや，家族以外の立場で継続した関心をもちつづける存在としていることの意味は大きい。生活の場に入っていく精神科訪問看護は重要な役割をもっている。

6 相談できること，たすけてもらえるネットワークがあること

　地域で安心して暮らすには，家族以外に相談できる人がいること，困ったときにたすけてもらえるネットワークがあるかどうかが大事になってくる。本人，そして家族を支えるために，支援者や関係者たちがお互いに相談し，たすけ合えるネットワークを構築しておく。

> **事例** **Cさんの事例⑦地域で安心して暮らすためのネットワーク**
>
> 　グループホームに入り2年近くになり，Cさんはもうすぐひとり暮らしをすることになっている。新しい生活に向けて，Cさん，両親と弟，相談支援専門員，世話人，就労継続支援B型事業所の職員，訪問看護師，ケースワーカーが集まり，体調をくずすときのサインや，これまでに役だった対処方法，どんなときに誰に相談すればよいか，支援者の役割分担などを確認した。身のまわりのことを手伝ってもらうため，週に1回，ホームヘルパーに来てもらうことになった。
>
> 　グループホームでの生活を経て，Cさんは以前より相談することがうまくなった。これから先も支援者や仲間がいるので，「きっとなんとかなる」と思っている。家族はCさんを理解し支援してくれる人が増えたこと，さまざまなサービスがあることがわかり，気がかりが減りつつある。支援者は，なにかあれば一緒に考え，協力して対応することができる関係性になっている。

● **さまざまな支援者**　地域で暮らすとき，ひとりの利用者に複数の支援者がかかわることが多い。地域で暮らす精神障害者にかかわる支援者や関係者には，家族，親族，友人，相談支援専門員，地区担当の保健師，グループホームの世話人，ホームヘルパー，就労継続支援事業所などの職員，ケースワーカー，訪問看護師，病院・デイケア・診療所のスタッフなど多様である。場合により，民生委員，趣味の会の仲間，毎日通うコンビニの店員といった人たちもキーパーソンになる。

　支援者の個性や支援の内容によって，利用者が相談する内容は異なってくる。また，支援者の個性や背景は，信頼関係を築く際にも意外と影響があるもので，支援者がどのような人生を歩んできたか，どのような考え方をしているか，なにが得意か，なにが好きかなどで関係のありようが異なってくる。

● **連携ネットワークの構築**　それぞれの支援者が支援する場面が異なるので，日ごろは支援者どうしが顔を合わせる機会は少ない。また，支援の場では，利用者が感じ認識している状況と，周囲からみた状況が異なっていることもある。そのため，利用者を中心として，かかわっている支援者や関係者が集まり，現状や目標，課題を確認し，利用者についての理解や情報を共有

---

column　地域生活支援における横並びの関係ではぐくまれるもの

　筆者が以前勤務していた就労継続支援 B 型事業所では，クラブハウスモデル[1]に基づいて活動していた。利用者はメンバーとよばれ，メンバーとスタッフは横並び side-by-side の関係で，運営に一緒にかかわっていた。

　もう 10 年も前のことだが，筆者が施設長を継ぐことになったとき，その責務に不安を感じているのを見てとったメンバーが，「だいじょうぶ。僕たちも一緒にがんばるから」と背中を押してくれたことがあった。また，メンバーと一緒に進めていくはずの仕事を，相談もせずにスタッフが先取りして進めてしまった際には，「僕たちを信用していないのか」とメンバーに叱られたこともあった。叱られたというと不思議に思うかもしれないが，クラブハウスでは，メンバーとスタッフの立場は対等なので，メンバーもスタッフを育てるのだ。

　病院では，看護師はケアをする側，患者はケアを受ける側と，役割と立場がはっきりしている。しかし，クラブハウスでは，サービスを提供する側でありながら，メンバーにたすけられたり育てられたりする場面

がある。役割と立場が入れかわることもめずらしくない（もちろんスタッフは給料をもらうだけの役割と責務を果たすことが大前提である）。

　あくまで筆者の個人的な印象であるが，看護師は，ついなんでも自分でやってしまいがちで，人になにかを「してあげる」ことは得意だが，「してもらう」ことは苦手な人が多いように感じる。しかし看護師も地域においては，メンバーと同じく，できることもあればできないこともある，ひとりの人間である。自分のできないことをメンバーにたすけてもらうこと，そのたすけを受け取っていくという横並びの関係性を築くことが，結果として，メンバーの地域で生きる力をはぐくむうえで大切なことなのだと思う。

　「困ったときはお互いさま」で，お互いがお互いの力になることができるという体験を，日々の活動のなかで繰り返していく。このような横並びの関係性がメンバーの自信を回復し，自分は必要とされている，役にたてるのだという実感につながる。そうして，メンバーは自分の価値や目的を取り戻し，その人らしい社会参加の道を模索していくことができるようになる。

1）クラブハウスモデル：精神障害者の自助による相互支援を基盤にした活動モデル。ニューヨークの州立病院を退院した患者らが，1948 年にファウンテンハウス（中庭に噴水〔＝ファウンテン〕のある建物であったためこうよばれた）を最初のクラブハウスとして設立したのがはじまりである。入院している友人を訪問したり，地域でお互いを支援したりする活動は，彼らの合言葉「We are not alone（私たちはひとりぼっちじゃない）」の頭文字をとって WANA（ワナ）とよばれた。現在は，世界中に 300 か所程度のクラブハウスがある（わが国には 3 か所のクラブハウスがあり，お互いに連携をとりながら活動をしている）。

することは，支援の質を高めて方向性を一致させていくために役だつ。誰かひとりが問題をかかえ込むのではなく，お互いが果たすべき役割についても整理することができる。

　これまでに紹介した，グループホームやヘルパー，就労継続支援事業所などを利用するには，基本的に障害福祉サービスの個別給付を利用することになるので，サービス等利用計画を作成することになっている。指定特定相談支援事業所の担当職員が連絡調整役を務め，サービス担当者会議やモニタリングを実施することが多い。

　看護師は，精神科の病院に入院している人の様子を知っており，ぐあいのわるさやその予兆などについても気づく視点をもっている。一方，医療職以外の支援者は，利用者とどうかかわってよいか自信がない場合も多い。看護師があたり前のように行っていることが，ほかの職種からすると知りたい情報である場合も多いため，会議などの機会に情報共有することが必要である。また，看護師は会議などに出ることで，地域の社会資源について，より詳しく知ることができるようになる。

　連携ネットワークを築くには，支援者，関係者が実際に会い，お互いに「顔の見える関係」になっておくことが大切だ。お互いを知っていれば，困ったときにも相談できるようになる。もし，はかの人をサービスにつなげたいような場合にも相談できる。

　なにか問題がおこった際にも，日ごろからの関係性があれば，スムーズに対応を検討できる。また，それぞれの経験や専門性，社会資源とのつながりを共有することで，支援を充実させ，広がりをもたせていくことができる。

6　高齢精神障害者への支援

　入院が必要となる高齢精神障害者は，青年期に精神疾患を発症して入退院を繰り返してきた患者もいれば，老年期になって発症し，はじめて入院する患者もいる。また，近年は，認知症高齢者の精神科病床への入院も増加傾向にある。高齢化が進むなか，高齢の入院患者が増加しているが，高齢の場合，さまざまな理由により退院がむずかしく，入院が長期化することも少なくない。

1　高齢精神障害者が退院困難となる理由

　入院治療が必要とされる高齢精神障害者の早期退院が困難な理由は，患者の病状だけでなく，地域の受け皿となる家族や生活の場，経済的な問題などがあげられる。高齢者の場合，加齢に伴うさまざまな変化が生活全般に影響するために，生活課題も多い。高齢精神障害者の地域移行支援においては，精神疾患の治療の継続だけでなく，次のような課題への支援がとくに重要である。

● **生活・身体・認知機能の低下**　高齢の場合，精神障害に加えて加齢に伴う生活機能・身体機能の低下により，なんらかの介護を必要とする患者が少

なくない。また，精神症状がおさまっても，加齢による認知機能の低下から地域生活への移行がむずかしく，スムーズな退院に結びつかない患者もいる。さらに近年は，認知症高齢者の入院も増えている。認知症では，認知機能の低下に加えて，環境要因が不安や混乱をまねきやすい。生活の安定につながるよう，生活環境を整えることが重要となる。

　一方で，入院による弊害もある。入院による環境変化に適応できず，不安や混乱が高まり，なかなか病状の安定がはかれない患者もいる。また，活動範囲が狭まることによる ADL の低下や，入院期間が長引き日常生活が分断されることで，これまでできていたことができなくなるなど，生活力の低下も懸念される。

● **家族による支援の不足**　高齢患者は，独居や高齢者世帯で，子どもは遠方で暮らしていることも少なくない。介護が必要となっても，家族も高齢で老々介護となることや，独居で十分な介護が受けられないこともある。

● **住まいの問題**　介護が必要な状態になると，自宅での生活がむずかしくなり，新たな生活の場の検討が必要になる患者もいる。要介護者の生活を支える在宅サービスは多く存在するが，利用にあたって経済的な問題をかかえる高齢者も少なくない。

● **身体合併症**　高齢精神障害者は，身体疾患を合併していることも少なくない。一般的に高齢者は，複数の病気や症状をもち，障害が残ったり，慢性化したりしやすいという身体的な特徴をもつ。とくに，糖尿病などの慢性疾患では，継続した生活管理や医療管理が必要である。また，脳血管疾患などにより認知機能や身体機能になんらかの障害が残ると，その程度によっては生活援助が必要となるだけでなく，再発を防ぐための生活の仕方も考える必要がある。

2　高齢精神障害者の支援に活用できる社会資源

● **介護保険サービス・障害福祉サービス**　介護が必要となった高齢精神障害者が，退院後に活用できる社会資源の1つに**介護保険制度**があり，訪問介護や通所サービスなどの居宅サービスや，施設サービスなどを利用できる。精神障害者が利用できる制度に障害者総合支援法による障害福祉サービスがあるが，65歳以上の高齢者は原則として介護保険による給付が優先され，サービス調整はケアマネジャーが担当する。しかし，障害福祉サービスのほうが患者にとってよい場合もある。両方のサービスを利用する場合は，ケアマネジャーと相談支援専門員が協働してサービス調整を行う。介護保険や障害福祉サービスは手続きに時間がかかるため，入院早期にサービス利用の必要性についてアセスメントし，必要な場合はできるだけ早く申請しておく必要がある。

● **介護支援専門員（ケアマネジャー）**　介護保険サービスの利用が予測される患者の場合，とくにケアマネジャーとの連携が重要である。ケアマネジャーのおもな業務は，介護保険サービスの利用にあたってのケアプランの作成，介護保険サービスの利用調整・管理である。また，退院後のさまざ

な生活上の問題を解決するために，必要な機関につなげる調整役でもあるために，早期の連携が必要である。入院前から担当のケアマネジャーがいる場合は，入院時に在宅の生活情報を提供してもらい，共有しておく。

● **地域の支援体制**　退院直後に介護保険サービスは利用しないが，今後の利用が予測される患者や，なんらかの見まもりが必要な患者もいる。高齢者の地域生活を支える総合相談機関としては**地域包括支援センター**がある。今日では，地域包括ケアシステムが推進され，専門機関だけでなく，住民による地域活動も活発になってきている。多様な地域資源を有効に活用し，生活環境を整えていく必要がある。

3 高齢精神障害者の地域移行支援・地域生活支援の展開

　高齢の場合も支援の流れは，●図6-1（● 151ページ）と同じである。ここでは高齢精神障害者の事例にそって，支援のポイントと看護の役割を説明する。

事例　**Dさんの事例①長い間，独居生活を続けてきた高齢のDさん**

　Dさんは，75歳の女性。20代前半に統合失調症を発症し，これまでに数回の入院歴がある。結婚歴はなく，アパートで長年ひとり暮らしをしていた。両親はすでに他界し，近くに住む姉がキーパーソンである。Dさんは仕事が長続きせず，職を転々としていたが，15年ほど前から，保健師のすすめで作業所に通うようになった。

　ここ数年は病状の悪化もなく，比較的安定して生活していたが，2か月ほど前から急に，姉にたびたび電話をするようになった。多弁で同じ話を繰り返し，急におこりだして電話を切ってしまうことが続き，姉を困らせていた。外来通院でしばらく様子をみていたが，早朝や夜間の電話が増え，作業所でも言動がまとまらず落ち着きがなくなったため，薬物調整目的で入院となった。入院診療計画書には，推定入院期間は2か月と記載されている。

◆ 入院時の支援

事例　**Dさんの事例②入院前の生活状況**

　入院前の生活状況の把握のため，姉や，担当の相談支援専門員，作業所の支援員，保健師などから情報を得た。Dさんは，障害福祉サービスを利用していて，作業所には週3回通っていた。日ごろは熱心に作業にとりくんでいたが，最近は多弁で作業に集中できず，ほかの利用者からも苦情が出ていた。姉の話によると，家事はなんとかこなすことができ，簡単な調理もできるが，部屋は散らかっているという。また，「薬がなくなった」と言って，姉にたびたび電話をかけていた。Dさんは，1年ほど前から足や腰に痛みがあり，杖を使っている。とくに最近は，歩行が困難で，転びそうだったという。また，保健師からは，Dさんがたびたび訪問したり，勝手に上がり込んだりするために，近隣住民から苦情も出ていたという情報が得られた。

これまでDさんは，作業所を利用しながら自立した生活を送っていた。

しかし最近は，部屋の掃除や薬の管理がきちんとできていなかったようである。このような状況は，病状や障害だけによるものではなく，加齢による生活力の低下も考えられる。また，Dさんには ADL の低下もうかがえる。

● **入院時のアセスメント**　生活のしづらさ・しにくさが，病状悪化の誘因になりやすいことは，精神疾患や精神障害の特徴でもある。とくに高齢精神障害者の場合は，加齢によるさまざまな変化が生活全般に影響し，病状悪化につながることも少なくない。

　入院時には，入院前の状況について本人や支援者から十分に情報を収集し，生活を送るうえでの困難がなかったかを把握する。加齢による生活のしづらさ・しにくさにも目を向け，介護の必要性もアセスメントしながら，退院後の生活を整えていく必要がある。

◆ 入院初期の支援

> **事例　Dさんの事例③自宅退院を希望するDさん**
>
> 　入院の1週間後に病棟カンファレンス（入院時カンファレンス）を行い，治療目標を共有した。Dさんの治療目標として，①症状の改善，②薬物調整，③在宅サービスの再検討の3つがあがった。
>
> 　入院時，Dさんには不眠がみられ，入院後も不眠がしばらく続いたが，2週間後には，しだいに眠れるようになり，行動に落ち着きも見られるようになった。ときどき面会に来る姉は，病棟担当のケースワーカー（精神保健福祉士）に，「ひとり暮らしはむずかしいと思う」と話した。そこで，姉に同席してもらい，主治医から病状説明と今後の治療方針を伝えるとともに，姉の思いを再度確認することにした。Dさんは，自宅退院を強く希望したが，姉は「退院したらまた電話をするのではないか」「近所に迷惑をかけるのではないか」と不安を訴え，「私も高齢なのでめんどうはみられない」「施設も考えたい」と話した。その一方で姉は，これまでDさんの様子を見に行っていたことや，なかなか買い物に行けないDさんを心配して食料品を差し入れていたことなどを語った。姉に対して，これまでの援助をねぎらい，介護保険サービスを提案すると，姉からは「できることはします」という言葉が聞かれた。姉は，Dさんへの援助に負担を感じる一方で，よき支援者でもあったことがわかった。

● **介護力のアセスメント**　高齢精神障害者の地域移行支援では，患者本人だけでなく，介護者への支援も重要になる。介護者も高齢である場合など，介護力が不足すると，地域生活への移行もむずかしい。そこで，介護者や家族の介護力をアセスメントし，介護保険サービスの必要性を検討する必要がある。アセスメントにあたっては，これまでにどのような援助（介護）をしてきたのかを把握し，その援助に過不足はなかったか，必要となる援助は継続できるのかなどについて把握する。Dさんの場合，キーパーソンである姉も高齢で，援助に負担を感じていることから，介護力の不足が生じていると考える。

● **家族との関係性のアセスメント**　家族のなかには，患者とのかかわり方

に課題がある場合も多い。患者への理解が不十分で適切な対応ができていないことがきっかけになり，問題となる行動を増長させていることもある。とくに，認知症高齢者など認知機能が低下している患者の場合には，かかわり方がわからず，介護者が疲弊しきった状況で入院にいたることもある。患者本人だけでなく，家族のアセスメントも必要である。とくに，患者と家族の関係性に着目することが重要であり，日常的な患者との会話や，対応がどのようになされていたのかの情報を十分に収集する。

● **家族への支援** 退院後の援助に不安を感じる家族に対しては，これまでの援助をねぎらい，サービスの活用を提案するなどして負担の軽減をはかることで，協力の継続を得られることがある。家族は，病状悪化時の患者からの迷惑行為などが忘れられず，病状が落ち着いた様子をイメージしにくい。家族の負担が強いほど，患者のできないことが多く語られる。家族の心情を受けとめ，患者のできていることやよいところにも関心が向くようにすることが大切である。

◆ 退院準備期の支援

> **事例** **Dさんの事例④退院へ向けての準備**
>
> 　入院から1か月がたち，Dさんの病状は落ち着き「退院したい」という言葉も聞かれるようになった。これまでの生活状況を尋ねると，家事はなんとかこなせていたが，毎日続けることの負担感と，掃除だけでなく，調理や洗濯など生活全般にわたって不安があるとわかった。Dさんからは「もう75歳にもなるから……」という言葉のほか，「作業所から帰って夕方ひとりになるのがさびしい」「近所の人に無視される」「お金の心配がないなら，ずっと入院していてもいい」など，ひとり暮らしのさびしさが語られた。
>
> 　退院後には，障害福祉サービスだけでなく，なんらかの介護サービスが必要であると考えられたため，退院準備カンファレンスを開催し，Dさん，姉，地域包括支援センターのスタッフ，保健師，相談支援専門員，主治医，病棟看護師，ソーシャルワーカーが集まって，退院支援計画をたてた。Dさんは介護保険サービスを申請し，退院前訪問を実施しながら，サービスの内容を検討して，ケアマネジャーを中心にサービス調整をすることになった。
>
> 　退院の準備として，病棟看護師と精神保健福祉士が外出に同行し，自宅の郵便物の整理や，公共料金の支払いを手伝った。また，退院前訪問では，掃除を手伝うなどして自宅の環境を整えた。Dさんは「手伝ってもらえて，たすかった」とうれしそうだった。外泊訓練では，ケアマネジャー，病棟看護師，精神保健福祉士が一緒に訪問し，具体的な生活行動を確認しながら，ホームヘルパーの利用を検討した。
>
> 　病棟内では服薬調整を行い，服薬回数を見直した。Dさんが混乱する可能性も考え，入院中に自己服薬の練習をするとともに，退院後の精神科訪問看護の利用も検討した。また作業療法では得意な編み物に取り組み，「若いころによく編んだ」と言って楽しんだ。編んだものをほかの患者にあげたり，カラオケを楽しんだりするなど，ほかの患者との交流もみられるようになった。Dさんからは「働いてばかりで，こんなに遊んだことはなかった」との

言葉が聞かれ，日中の過ごし方を見直す必要性があると考えられた。こうしたかかわりのなかで，Dさんの人となりもうかがえた。

● **患者の不安の背景**　精神障害をかかえながら，地域で自立した生活を送る患者は多い。しかし，加齢に伴う体力・認知機能の低下などにより，これまでできていたことができなくなったり，おっくうになったりすることは少なくない。また，年をとるにつれてひとり暮らしへの不安や孤独感が増すことは，病気や障害の有無にかかわらず自然な心の変化である。とくに，Dさんのような精神障害者の場合，精神障害による認知機能障害が加齢によってさらに悪化すると，ますます生活のしにくさが増し，孤立してしまう傾向もある。また，そのような状況でも，誰かに相談したりたすけを求めたりできず，精神症状が悪化し入院にいたる場合もある。その背景には，青年期に精神障害を発症し，社会経験が少ないことなども考えられる。どこに相談すればいいのかわからない，みずから発信することができないという患者もいて，入院によって，はじめて生活の困難さを多くかかえていたことがわかる場合もある。

● **介護保険サービスの検討**　すでに介護保険サービスを利用している患者の場合には，担当のケアマネジャーにカンファレンスに参加してもらい，退院までに必要な準備や退院後に利用するサービスについて一緒に検討するとよい。介護保険が未申請の場合には，介護保険サービス利用の検討を含めて，地域包括支援センターに協力を求めることができる。

● **本人の意向をふまえたサービスの調整**　介護保険サービスの調整にあたっては，どのような介護が必要かを具体的にアセスメントする必要がある。その際，本人のこだわりや，大事にしてきたこと，性格などの傾向を知っておくことは重要であり，それらは病棟内での日常的なかかわりで垣間見ることができる。また，本人の自立を妨げないようにすることは，高齢者サービスにおいても重要な点である。Dさんの場合はひとり暮らしであり，生活状況の詳細な情報が不足していた。実際の生活の場に出向き，一緒に行動することで，必要な支援がイメージできる。その際，サービス利用の調整者であるケアマネジャーに同行してもらうとよい。

◆ 退院直前期〜退院後の支援

> **事例**　**Dさんの事例⑤地域で安心して生活するDさん**
>
> 　退院の準備が整ったため，退院前カンファレンスを開催し，院内外の支援者が集まって，利用するサービスの確認を行った。Dさんは，退院後にホームヘルパーを利用し，調理や掃除を手伝ってもらうことになった。また，配食サービスなどの地域のサービスを活用して，家事の負担を軽減できるようにした。長年通っていた作業所は，作業による疲れを考慮して，退院後は回数を減らし，精神科デイケアも利用することになった。また，精神科訪問看護で服薬管理を行うようにした。保健師には，地域住民の相談窓口の役割を担ってもらい，地域の様子をみてもらうようにした。

退院前に，日中の過ごし場所の確保や見まもり体制を整えておいたことで，退院後のDさんは地域で安心して生活できている。支援の過不足は，実際の生活の様子をみながら，再調整が行われている。退院後のDさんは，姉への電話の回数も減り，支援者の訪問を楽しみにしながら過ごすことができている。

● **地域での居場所の確保**　今日では，高齢者を対象とした地域活動の場も広がってきている。精神障害をもつ高齢者であっても，地域のなかでの交流は，生活の質を高めることにつながる。しかし，人とのかかわりが苦手な精神障害者は多く，地域の交流の場に参加することがむずかしい場合もある。個々の患者がもつ障害や傾向を考慮しながら，社会参加の方法を考えていくことは，高齢精神障害者を地域で支えるしくみをつくるうえで重要となる。

● **介護施設との連携**　高齢精神障害者のなかには，在宅生活が困難なために，介護施設に入所する人もいる。認知症者や精神障害者に対応できる施設は増えているものの，問題行動が心配され，受け入れがむずかしかったり，入所後の対応が困難ですぐに退所が検討されてしまったりすることもある。このような状況を避けるためには，介護施設の職員から患者への理解を得ることが重要となる。入院中の患者の様子や患者とのかかわりから得られた情報は，施設入所後の介護支援にも役だつため，施設入所にあたっては，施設職員との連携を十分にはかり，情報を共有しながら退院支援を進めていく。また，退院後のフォロー体制も必要である。短い期間を設定して生活状況を評価するなど，病院スタッフも積極的に参画しながら，施設移行をスムーズにしていくことが必要である。

B 長期入院患者の地域移行支援・地域生活支援の展開

　1年以上入院している長期入院精神障害者は，退院への意欲のない場合が多い。なぜなら，長い入院期間によって，病院で暮らすことがあたり前になっていたり，退院することをあきらめていたりするからである。また，長期入院の間に家族(両親や兄弟など)が亡くなり，帰る家がなくなってしまったりすると，余計に退院することのイメージがつかなくなっている。そのような患者には，まず「退院する意欲をもってもらうこと」が大切になる。そのうえで，多職種チームでかかわりながら退院を考えていくことが必要となる。
　ここでは，長期入院しているEさんの事例をみてみよう。

事例 **Eさんの事例①統合失調症で十数年前から入院しているEさん**
　Eさんは48歳。中学校卒業後に統合失調症を発症した。発症後，両親が存命中は短期間の入退院を繰り返した。両親が他界してからは，妹と2人

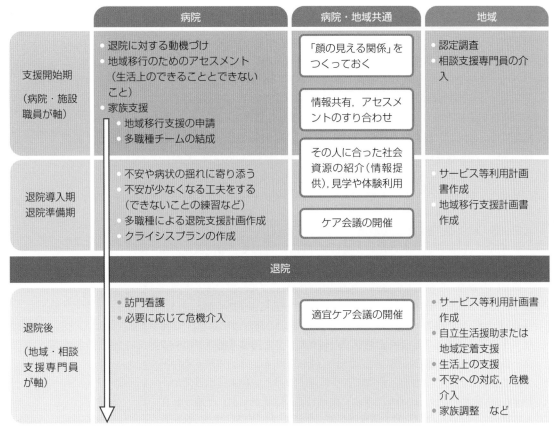

	病院	病院・地域共通	地域
支援開始期 （病院・施設職員が軸）	・退院に対する動機づけ ・地域移行のためのアセスメント（生活上のできることとできないこと） ・家族支援 　・地域移行支援の申請 　・多職種チームの結成	「顔の見える関係」をつくっておく 情報共有, アセスメントのすり合わせ その人に合った社会資源の紹介（情報提供）, 見学や体験利用	・認定調査 ・相談支援専門員の介入
退院導入期 退院準備期	・不安や病状の揺れに寄り添う ・不安が少なくなる工夫をする（できないことの練習など） ・多職種による退院支援計画作成 ・クライシスプランの作成	ケア会議の開催	・サービス等利用計画書作成 ・地域移行支援計画書作成
退院			
退院後 （地域・相談支援専門員が軸）	・訪問看護 ・必要に応じて危機介入	適宜ケア会議の開催	・サービス等利用計画書作成 ・自立生活援助または地域定着支援 ・生活上の支援 ・不安への対応, 危機介入 ・家族調整　　など

◎図 6-7　長期入院患者の地域移行支援

暮らし。妹にも精神疾患と思われる症状がみられるが, 未治療である。E さんは働いて得たお金のほとんどを妹にとられる状況で, 妹から毎日 100 円ずつもらって生活をしていた。ほかにもきょうだいはいるが, かかわりを拒否されている状態であった。
　十数年以上前, E さんは家に引きこもるようになり, 治療中断になっていた。市のケースワーカーが訪問して受診に同行し, その日のうちに入院となった。入院後, E さんはときどき大声を出すことがあったが, 作業療法などに参加して過ごしていた。こだわりが強く, ほかの患者の行動を見張る様子もあった。5 年前より地域移行支援が開始された。

　E さんのような長期入院患者の地域移行支援・地域生活支援は, 患者の状態にそって段階をふんで行われる（◎図 6-7）。

1　支援開始期の支援

事例　E さんの事例②地域移行支援の開始
相談支援専門員の面談開始
　長期入院中の E さんに対する地域移行支援として, まず, 相談支援専門員による病棟訪問が始まった。相談支援専門員との面談で, E さんは「あと

3年たったら退院します。いまは退院しません」と話した。以後，相談支援専門員が，Eさんとの関係づくりを目的に2週間に1回の病棟訪問を繰り返した。面談時には病棟看護師や精神保健福祉士が同席した。同じ状況が2年たってもEさんは「3年後に退院します」と言い続けた。しばらくたって，相談支援専門員が「今のEさんの希望はなんですか」と聞くと，Eさんは「閉鎖病棟の隔離室に入ることです」と返事した。理由を聞くと，「隔離室にいれば，退院しようって言われないですよね」と言った。主治医，病棟看護師，精神保健福祉士，相談支援専門員は情報共有をしながら，Eさんが退院への意欲をもつにはどうしたらよいかを検討した。その結果，Eさんが病棟内で頼りにしていたYさんが1年前に退院し，グループホームに入所しているという情報を得た。

▶ **ピアの導入による，退院意欲の喚起**

　Yさんに，ピアとしてEさんを支援してほしいと相談支援専門員が依頼した。Eさんには新人看護師がグループホームの見学に行きたいから同行してほしいと頼み，Eさんと看護師，相談支援専門員でグループホームを見学することになった。見学中，Eさんはグループホームにまったく関心を示さなかったが，Yさんの「今度また来たらいい」という声かけに対し，「3年後に来ます。それまでいてください」と答えた。Yさんは「私はグループホームを出てひとり暮らしがしたいから，3年も待てないよ。退院するかどうかはどちらでもいいから，一度泊まりに来てみるといいよ」と答えた。「私は生活保護を受けているんですよ。生活していけませんよ」と言うEさんに対して，Yさんは「私も生活保護だよ。生活はきつきつだけど，なんとかできているよ。だいじょうぶ」と答えた。このやりとりのあとEさんは病院に帰る車の中で，「Yさんがいるときなら安心だから，泊まってみたい」と看護師に話した。それから1週間後，Eさんはグループホームの体験利用をすることになった。

1　退院意欲の喚起

　患者が「退院したい」という気持ちをもつためには，退院して地域のなかで暮らすイメージをもってもらうことが大切である。そのためには，以下の4点が重要となる。

● **「退院したくない」理由を聞く**　長期入院患者の多くは「退院したくない」と言う。理由を聞くと黙り込んでしまう人もいれば，理由を話してくれる人もいる。

　看護師は，退院したくない理由についてゆっくり話を聞くことが大切である。理由を聞くことは，どのような援助を行うかにつながる。たとえば，家族が反対しているならば，家族が安心できるように退院後に相談できる相手を紹介する，住居がないならば，どのような場所に住みたいかといった具体的な相談をするなどである。退院を阻害するおもな因子としては，▶表6-1のようなことがある。どの点が理由になっているのかを聞き，患者と一緒に考えていくことが重要である。

　退院意欲がまったくないEさんの事例では，その理由をいくら聞いても

●表6-1　地域移行を阻害するおもな要因

・家族の受け入れが困難	・火のしまつが不安
・住むところがない	・昼間の居場所がない
・病状がある	・緊急時が不安
・お金がない	・受診先が心配
・金銭管理ができない	・手続きなどの不安
・家事全般が困難	・相談できる相手がいない
・見まもる家族がいない	・病状悪化時が不安

はっきりとしたものはなかった。そこで，人の役にたちたいというEさんの特性をいかし，新人看護師のためにグループホームの見学に行くという提案をしている。これは，看護師が患者のどの部分に訴えかけるとよいかという特性を知っているからこそできた支援の方法である。

● **ピアサポートの活用**　Eさんが感じている不安は，看護師や精神保健福祉士，相談支援専門員の言葉では解消されなかった。同じ病棟で頼りにしていたYさんという仲間の存在が，Eさんの心に響いている。また，Yさんとは生活保護を受けているという共通点があり，退院後の自分の生活をイメージすることにつながったといえる。Eさんの退院意欲の喚起には，同じ経験をして環境因子が似ているピアの存在が大きな役割を果たしたのである。

　当事者であるピアサポーター(● 140ページ)が語る言葉は，長期入院患者に「自分にもできるかもしれない」という勇気を与える。「自分も退院するなんて思ってもみなかったけど，退院したら自由でいいよ」や，「生活は苦しいけど，生活保護でなんとかやっているよ」など，体験・実感に基づいた話が効果的である。同じ病棟で入院生活を送っていた人の言葉だと，なおよい。また，看護師自身も，退院した人の話を聞くことで勇気がもらえることがある。ピアサポーターに病院訪問をしてもらい，患者と一緒に話す機会をもち，SST(● 110ページ)やWRAP(● 108ページ)，あるいは講演会を開くことなどは，退院後の暮らしのイメージをつくることにつながる。

● **院外との交流**　患者の退院意欲を喚起する工夫として，相談支援専門員の病棟訪問や，地域活動支援センター(● 128ページ)のイベントに入院中の患者や看護師が参加するなどがあげられる。このように院外の支援者や関係機関と交流をもつことが，退院へのきっかけづくりになることもある。

● **意思決定の段階にそった支援**　患者が「退院したい」または「退院してもいいかな」という意思決定をするまでには，段階がある。まずは，患者自身が自分の意思(気持ちや思い)を自問自答する段階である。この時期には，ピアが介入し，患者の話をゆっくり聞くとともに，ピア自身の体験談を話すことが効果的である。また，社会資源の見学などをすることによって自分なりのイメージをつくることが重要である。

　次は，患者自身が自分の気持ちを語る段階である。この時期には，患者が退院後の自分についてなんとなくイメージができ，したいことや不安なこと，わからないことを語るようになる。看護師は患者の気持ちをしっかり聞くことが重要である。また，患者がもっている不安は，患者を中心に病院内外の

多職種と一緒に話し合い，解決に向けた支援を組みたてる。

　患者の意思が決まったら，患者の意向をかなえるように退院後の生活を具体的に考え，できないことはやってみながら不安を最小化していく。この時期には，病院内のスタッフと地域のスタッフが役割分担をしながら，一緒に実践していくことが重要である。

　患者が自分で退院を決めたとしても，実際に退院が近づくと不安が強くなることも多い。そのような場合，看護師は患者の不安に寄り添うことが最も大切である。同時に，患者の退院意欲を後押しできるよう，地域の支援者などにかかわり方を工夫してもらう必要がある。

2　看護師の強みをいかしたかかわり

● **こまやかなアセスメントをする**　24時間365日，患者のそばに寄り添い観察ができる看護師は，退院に向けて「地域で暮らす」ことをイメージしながら細やかな**アセスメント**をすることが重要である。観察は，医・衣・食・職・住・什❶・友・遊・場という視点で考えると，生活をイメージしながら行うことができるので，退院後の暮らしを患者と一緒に考えながらアセスメントすることが可能となる。生活をイメージしたアセスメントは看護師と地域のスタッフが同じツールや項目を用いてそれぞれが行うことにより，視点の違いが明確になり，患者を多面的にみることができる（▶表6-2）。

● **信頼関係をつくる**　退院に向けてはたらきかけるには，患者・家族・看護師の間に**信頼関係**があることが重要となる。まずは，退院の話を直接する前に，患者や家族から「この人に相談してみよう」と思ってもらえる存在になることを目ざす。そのためには，患者や家族の言葉や思いに耳を傾けることが大切である。ささいなことでも，患者や家族が心配に思っていることや不安に感じていることをひとつずつ解決していく。すぐには解決にいたらなくても，一緒に考える姿勢が重要である。

● **「できていること」を認める**　日常生活のなかで，できてあたり前だと看護師が感じていることは多々ある。同時に，できないことばかりに目が向くのも看護師の特徴である。長期入院患者は，病院という環境のなかで過ごすうちに自信を失い，自分のことを「なにもできない存在」だと決めつけていることも多い。また「家族に迷惑をかけるから」と退院をあきらめている場合もある。病院での暮らしのなかで，「できていること」や「小さなことでもできるようになったこと」を認めることが大切である。看護師より年上の患者の場合は「感謝する」や「ねぎらう」という表現で伝えることが効果的な場合もある。

● **タイミングをはかる（患者の変化を見逃さない）**　退院導入に進めるタイミングを見はからい，タイミングよくステップアップすることはとても大切である。患者の変化を見逃さないようにし，看護師の「なにかいつもと違う感じ」という視点を大切にすべきである。長期入院患者の変化はなかなかわかりにくいこともあるため，他職種の意見にも耳を傾けることが必要となる。たとえば，作業療法中に興味を示したことや熱心に行っていたことなどが本

□ **NOTE**
❶**什**
　生活のQOLを示す。たとえば，総菜を食器に移して食べる，自分の好きなものりや季節のものを部屋に飾るなど。本人なりに生活をゆたかにするために工夫していることを意味する。

◉表6-2　地域移行支援・地域生活支援で活用するアセスメント項目

医療 (健康面)	**健康管理** ①健康状態で心配なことはあるか　②自分の病気について説明を受けたことがあるか　③自分の病気について理解しているか　④健康に過ごすために実施していることがあるか　⑤具合がわるくなったときに相談する相手がいるか　⑥具合がわるくなったときに相談する手段はあるか　⑦体調がわるくなるサインがわかるか　⑧状態の悪化による入退院を繰り返しているか　⑨最近大きな病気やけがで入院または治療したことがあるか
	精神症状 不眠・妄想(被害・誇大・嫉妬・ほか)・幻覚(幻聴・幻視)・独語・感情のコントロール困難・強迫行為・抑うつ気分・対人不安・収集癖・虚言・作話・暴言・暴力・器物破損・自傷行為・自殺企図・過食・拒食・依存(アルコール・ギャンブル・薬物・買い物・対人)・盗癖・行方不明・徘徊・もの忘れ・突発行為・異食・奇声・不潔行為・破壊行為・パニック・強いこだわり・多動・精神的混乱・注意集中困難・引きこもり・昼夜逆転・無為自閉・性的逸脱行為・その他(　　　　　　　　　　) 　＊とくに気になる状態について(　　　　　　　　　　　　　　　)
	受診行動 ①積極的に治療に参加できているか　②通院の手段はあるか　③外来受診の仕方はわかるか(受付や会計の仕方，薬局への行き方など)　④自立支援医療の手続きはできているか
	服薬 ①服薬は自分でできるか　②服薬管理の方法はわかっているか　③拒薬をすることはないか　④大量服薬や誤薬はしないか　⑤飲み忘れはないか　⑥薬がなくなったときや副作用が苦痛なとき相談できるか
身のまわりのこと	**衣(清潔や整容に関すること)** ①洗濯はできるか　②洗濯物を干すことができるか　③季節に合った服装ができているか　④衣類を交換できているか　⑤TPOに合った服装ができるか　⑥身だしなみは整えられているか　⑦買物に行って衣類を選ぶことができるか　⑧買い物に行って衣類を購入できるか
	整容 ①化粧や整髪・ひげそり・爪切りなどができているか　②入浴・洗髪・洗身ができるか
	清潔 ①手洗い(外出から帰ったとき・食前)ができるか　②過度に手洗いをしすぎることはないか　③洗面や歯みがきができるか
	食事 ①必要な食事がとれるか　②偏食はないか　③食事の準備はできるか　④調理はできるか　⑤電子レンジは使えるか　⑥ご飯はたけるか　⑦食事のかたづけはできるか　⑧買い物に行けるか　⑨人に食事の準備を頼めるか　⑩外食ができるか　⑪食事制限を受けているか　⑫間食を好んでするか　⑬嗜好品はあるか　⑭食に対する考えや思い(宗教上の理由)があるか
役割(職)	**仕事** ①仕事はしているか　②働きたいと考えているか　③就労の経験はあるか　④活動の場所はあるか ⑤就労事業所を紹介してもらったり見学したりしているか
	趣味や特技 ①趣味はあるか　②特技はあるか　③生きがいはあるか　④家族や地域のなかでの役割はあるか
住居 (住環境・掃除・緊急時対応・金銭管理)	**住環境** ①住居はあるか　②住みたいと思っている場所はあるか　③住環境は整っているか　④住環境は自分で整えられるか　⑤近隣住民との関係はよいか　⑥町内会の役割ができるか(掃除や行事などへの参加) ⑦公共交通機関が利用できるか　⑧交通手段はあるか
	掃除 ①掃除やかたづけはできるか　②ごみの分別ができ，定期的に捨てることができるか
	緊急時の対応 ①火のしまつはできるか　②電話の利用ができるか　③不適切な時間や相手に電話をすることはないか ④緊急時連絡ができるか(警察・消防署・病院など)

○**表6-2** （つづき）

住居（住環境・掃除・緊急時対応・金銭管理）	**金銭管理** ①経済基盤は安定しているか　②金銭管理はできているか（1週間や1か月分など）　③1か月の収支がわかるか　④金銭の貸し借りはしないか　⑤貴重品（財布・印鑑・鍵・通帳・重要な書類など）の管理はできるか　⑥郵便物の受け取りや開封ができるか　⑦自分ではわからない内容の郵便物が来たときに相談できるか　⑧電気・ガス・水道など公共料金の支払いができるか　⑨金融機関の利用ができるか
	生活の質 ①望んでいる生活のイメージがあるか　②自己選択をして生活を営んでいるか　③各種サービスの手続きができるか　④季節に合った食器を使ったり花を飾ったりできるか　⑤総菜を食器に移して食べることができるか　⑥公共機関の利用ができるか
対人関係	**人間関係について** ①話し相手や相談相手があるか　②心配ごとを表現できるか　③あいさつができるか　④断ることができるか　⑤自分の意思を伝えることができるか　⑥人を拒否していないか　⑦信頼している人はいるか　⑧一緒に食事をしたり楽しんだりできる人はいるか
	ゆとりのある生活 ①自分なりのペースで時間を過ごすことができるか　②心にゆとりのある生活ができているか　③趣味により生活のリズムが乱れることはないか　④休日を自分なりに過ごすことができるか　⑤休日を一緒に過ごせる人がいるか　⑥友人と約束して出かけることがあるか　⑦必要に応じて人に話しかけることができるか（道をたずねるなど）　⑧気分転換はできるか
場所	**居場所** ①安心できる場所やゆっくりできる場所はあるか　②出かける場所や行きつけの場所はあるか

注）その他特記事項やアセスメントの要約・今後の方向性などが項目としてあげられる。

人の興味関心のあることにつながり，退院に向けた支援につながるといった場合もある。

●**障害（生活のしづらさ）と付き合えるようにする**　看護師は，疾患のことと生活のことの両面にかかわれることが強みである。まずは，患者本人が精神疾患（自分の障害や生活のしづらさ）と向き合えるようにケアすることが大切となる。自律への第一歩は，自分の障害や症状を理解し受け入れることから始まる。たとえば看護師は，患者が医師からの病状説明や薬剤師からの服薬指導を受ける際に同席し患者の理解を支えるなど，患者が自分の障害や症状と向き合い，どうすれば生活のしづらさが解消できるかを考えられるようにはたらきかけることが必要である。その場合，患者が精神疾患になったことで，くやしい思いや苦しい思いをしたり，悲しかったりした経験が語られることもある。そのときは患者の話にしっかり耳を傾ける。そして，「それはつらかったですね」など患者の思いに共感していることをあらわす。生活のしづらさとの付き合い方について，具体的にその人なりの対応方法を一緒に考えることが大切である。

3　患者に合った人・ものにつなぐ（チームアプローチ）

◆ 院内連携

支援開始期の院内連携では，院内活動のなかでかかわっているスタッフどうしが，観察したことや感じていることを話し合う場が必要である。可能であれば，病棟カンファレンスなどに院内多職種が参加し，意見交換ができる

場をつくるとよい。それぞれの活動中の様子やほかの職種に見せる顔などについて情報収集をすることも，患者を多面的にみるためには必要である。

◆ 地域連携

　地域連携でまず必要なことは，医療機関と地域とが「**顔の見える関係**」であることである。お互いなにをしているのかわからない状態では，連携できるはずもない。まずは院内での研修会や意見交換会を開催して地域の支援者をよぶなど，顔の見える関係をつくっておくことが重要である。医療機関と地域が，お互いの取り組みについて理解を深めることで，かみ合った連携が可能となる。また，病棟看護師が知らない地域の情報を教えてもらえる関係づくりをしておくと，患者から質問を受けたときなどにも有効である。

2 退院導入期の支援

> **事例** Eさんの事例③退院を前向きに考えはじめたEさん
>
> #### グループホームの体験
>
> 　Eさんはグループホームの体験を1泊2日からスタートし，2泊3日，3泊4日と継続した。
>
> 　体験のなかで，ピアであるYさんがグループホームでの生活のことを細かく教えてくれた。看護師は，体験をしての感想をそのつどEさんから聞くにとどめた。Eさんは「よく眠れます。ゆっくりできますよ。病院より静かですしね」と話した。
>
> 　3泊4日の体験が終了したころに，相談支援専門員はEさんと面談し，今後のことについて話し合った。Eさんは，不安はあるもののグループホームで生活してもいいかなという気持ちになった。
>
> #### 不安の解消と生活の準備
>
> 　経済的な不安があったため，Yさんに1か月の生活のやりくりについてたずねた。また，グループホームの生活にあたり準備すべきものや必要な経費を検討した。看護師と相談支援専門員はEさんと一緒に買い物に行きいままでの暮らしぶり（生活歴）について聞いていった。
>
> 　次にEさんが気になったことは，昼間になにをするかであった。これについては，相談支援専門員と一緒に日中活動の場（デイケアや就労支援事業所・地域活動支援センターなど）を見学しに行った。また看護師は，Eさんがしたいことについて作業療法や生活歴のなかからヒントを得ながらEさんと一緒に考えた。

1 社会資源の紹介（情報提供）

　現在は，さまざまな**社会資源**を活用し，地域のなかで当事者それぞれの強みをいかしながら，また，生活機能の低下や背景因子の影響などによりおこる生活のしづらさを軽減しながら，本人が望む生活を送ることがスタンダードになっている。

　社会資源は，フォーマルなものだけではなくインフォーマルなものも含め

て考えて情報提供していくことが必要である。一見，資源がないようにみえても，「しかたがない」とあきらめるのではなく，「なにがあったら便利か」と発想を転換し，それを会議の場で話したり，ほかの地域ではどのように対応しているかを調べたりしてみる。そうすることで，思わぬところで協力者が見つかり，新たな資源が開発されていくこともある。また，地域にすでに存在していて，資源として認識していなかったものが，活用できる資源へと変化することもある。

　地域での暮らしを支える社会資源には次のようなものがある。

● **相談機能**　指定特定相談支援事業所(計画相談支援)，指定一般相談支援事業所(地域相談支援)，行政(都道府県や市区町村)など(● 57ページ)

● **生活基盤(収入・お金の使い方)を支えるもの**　収入源としての障害年金や生活保護(● 216ページ)，お金の使い方の支援としては日常生活自立支援事業など(● 171ページ)

● **住居の支援**　グループホーム，公営住宅，自宅，アパート(理解のある大家・不動産屋)，保証人制度など

● **セルフケアに関する支援**

　① **健康に関することで活用できる社会資源**　精神科訪問看護，診察(かかりつけ医)，自立支援医療(市町村によっては助成がある)，保健師訪問，セルフヘルプグループ(ピアサポート)，家族の見まもり，ホームヘルパー(通院介助など)，緊急時の相談窓口(精神科救急医療システム)など

　② **身のまわりのこと(清潔や居室環境，食事など)に関する(代行や技術の習得のための)支援**　ホームヘルパー，精神科訪問看護，保健師訪問，自立訓練(生活訓練)，宿泊型自立訓練，自立生活援助，家族の支援，食事の提供(デイケアや福祉サービスを利用するときの)，友人の訪問，外出の機会など

● **家事に関する支援**　ホームヘルパー，配食サービス，買い物宅配サービス(インターネットや生協など)，精神科訪問看護，相談支援専門員，自立生活援助，家族，友人，スーパーマーケットやコンビニエンスストアの総菜，ACT，有償家事サービスなど

● **外出・移動に関する支援**　ホームヘルパー(移動支援)，デイケアや福祉サービスの外出レクリエーションや送迎サービス，タクシー，公共交通機関，友人，親切な隣人，家族，自分で運転すること(運転免許，自家用車所持)など

● **困りごと・緊急時の発信に関すること**　地域定着支援，相談支援事業所，訪問看護師，保健師，ホームヘルパー，医療機関(主治医，看護師，精神保健福祉士など)，精神科救急医療システム(精神科救急情報センター)，民生委員，友人，家族，隣人など

● **「働きたい」を支援**　障害者雇用促進法(法定雇用率)，相談機関(地域障害者職業センター，ハローワーク，障害者就業・生活支援センター，相談支援事業所)，企業，就労移行支援，就労継続支援A型・B型，地域活動支援センター，デイケア，社会適応訓練，新聞や広告の求人など

● **仲間・居場所づくりを支援**　地域活動支援センター，自立訓練(生活訓

練)，デイケア，就労支援事業所，当事者会，趣味の活動，職場など
- **余暇活動支援**　個人のもつ特技や趣味，公民館活動，市民サークル，ショッピングセンター，映画館，当事者会，友人，家族，職場の親睦会，地域活動支援センター，自立訓練(生活訓練)，福祉事業所のレクリエーション，デイケア，移動支援(ホームヘルパー)など

◆ 見学しながらイメージをもつ

「百聞は一見にしかず」というように，退院後の話を聞くだけでなく，実際に見ることによって具体的なイメージができる。実際に出かけて，人と会ったり，その場所を見たりすること，そして見聞きしたことを患者中心に多職種が共有することが大切である。
- **住む場所・出かける場所などをイメージする**　生活する場所として自宅しかイメージができてないこともあるが，自宅には帰れない事情がある場合，ひとり暮らしをするためのアパートやグループホームなどを見学し説明を聞くとよい。そうすることで，実際に暮らした際に困るであろうことが患者自身も看護師も想定できる。また，日中に出かける場所として，就労支援事業所や地域活動支援センターなどを見学しておくと，退院後に出かけていける場所をイメージできる。あるいは，病院の売店でしか買い物をしたことがない患者がスーパーマーケットなどに行くと「売店はけっこう高い」ことや，「靴下にもいっぱい種類がある」ことなどがわかる。そして，自分の食べたいものを買って食べる，好きな色の靴下を買うなど，生活の幅の広がりにつながっていく。実際に見聞きしたことについて話し合い，工夫できる点を考えてみるとよい。
- **経済生活の自立は生活の自立につながる**　退院のイメージをもつためには，退院後の暮らしにかかるお金の収支を把握することも大切である。入院中は，患者の手元にあるのはお小づかいだけであることが多く，長期間入院していると，医療費がかかっていることさえイメージできない場合もある。退院後の生活にかかるお金，たとえば1か月の年金などの収入額と，家賃や光熱費・医療費・生活費などの支出額の目安がわかると，より具体的に生活のイメージができる。

2 看護師の強みをいかしたかかわり

◆ 思いを引き出す

患者が思っていることを言語化することはとても大切である。看護師は，患者のこれまでの人生をストーリーとして語れるくらい知る必要がある。生活歴をじっくり聴いたり，子どものころの夢について語り合ったり，趣味や特技について話してもらったりするとよい。そのような話をしていると，かかわるきっかけになることがあるほか，これからの暮らしについて考えるヒントが見つかることもある。ただ話をするだけではうまく引き出せないこともあるので，看護行為(足浴など)をしながら話をすると，患者がリラックス

し，いままで聞いたことのないような話が聞けることもある。また，患者と1対1では話が続かないときなどは，グループで話をする機会をもつとよい。

◆ 不安や病状の揺れに寄り添い，不安が少なくなる工夫をする

● **患者の気持ちに寄り添う**　誰でも環境がかわることには不安がある。ましてや，長期入院患者にとって退院することは環境の激変であり，強い不安にさらされる。また，自分の不安な気持ちをうまく言葉で表現することができず，暴言や暴力というかたちであらわれることもあれば，幻覚・妄想がひどくなったり，落ち着きがなくなったりというように症状としてあらわれることもある。看護師は，そのような表面上にあらわれる症状に左右されることなく，その症状（患者なりの表現）に隠された気持ちに寄り添っていねいにキャッチすることや，言葉にならない思いを言語化することが大切である。

　たとえば，グループホームなどを体験利用したとき，支援者は根掘り葉掘り患者の気持ちを聞いて，前に進ませようとする傾向にある。しかしそのはたらきかけが，患者にとっては，あせりや，病院を追い出される，看護師に見捨てられるというマイナスの感情につながりやすい。この時期は患者の気持ちに寄り添い，患者のペースで支援することが重要である。Eさんの事例では，看護師は体験利用の感想や気持ちを聞くにとどめている。つまり，共感するのみの看護を展開しているといえる。

● **不安の原因への対処**　退院について話しているときに，「**不安だから退院したくない**」という言葉が聞かれることがある。そのとき，「退院したくない」の部分に着目してしまうと，なんの工夫も思いつかず，退院をあきらめることになってしまう。しかし，「不安だから」に着目し，なにが不安なのか，どうすれば不安がなくなるのかを考えれば，退院へのなんらかの糸口を見つけることができるはずである。たとえば，「お金のことが心配だから退院したくない」と言われたら，お金の心配が少なくなるように，一緒に1か月の生活にかかるお金の収支の計算をしてみたり，お金を管理してくれる日常生活自立支援事業の紹介をしたりする。

　事例では，生活をより具体的に考えるために，グループホームで生活をしているピアの力を借りている。実際に地域で生活をしている当事者の話を聞くと，「食事代を安くするためにスーパーには17時以降に行って総菜や弁当を買うと半額になっているからお得」や，「デイケアや生活訓練事業所など，昼間に活動に出かけると安く食事提供をしてくれて，しかもバランスのとれた食事が食べられる」「自分も生活保護で生活しているけど，なんとかやっていけるよ。少し苦しいときもあるけどね」といった，具体的な提案をしてくれる。退院を現実的に考えるときには，退院後の生活を目に見えるかたちで具体的に提示する必要がある。事例のように，ピアの暮らしを見ながら，患者にとって必要なものを一緒に検討することも有用である。

　退院して地域での暮らしが始まる際に患者がいだく不安は，マズローA. H. Maslow の欲求段階説で考えると理解しやすい。すなわち患者は，まずは

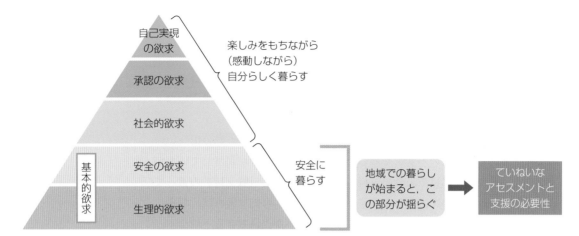

● 図 6-8　マズローの欲求段階説で考える地域移行支援

マズローの欲求段階説の低位階層である生理的欲求や，安全の欲求の部分が揺らぐため不安を感じるのだと思われる（● 図 6-8）。たとえば，「病院では三食きちんと食事が出てきたけど，ひとり暮らしが始まったらどうしよう」という生理的欲求面での不安や，「幻聴がなく安心できる場所で暮らせるだろうか」といった安全の欲求面での不安である。そのようなときは，食事が三食確保できるように配食サービスの利用や弁当を買いに行く練習をする。また，どのような住環境であれば患者が安全と感じられるのかを考える。あるいは，「眠れないときは頓服薬を服用する，あたたかい飲みものを飲む，ちょっと手や足をあたためる」など対処方法の実践や，「便が出なかったときは市販の浣腸剤を使う，緩下薬を調整する，腹部をあたためる・マッサージをする」など，退院後の生活を具体的に意識しながら準備をしていくことが必要となる。つまり，退院後の生活（ひとり暮らしで困ったことがおきても自分が対処しなければならない状況）を想定して，「こんなときにはどう対応するか」を一緒に考え練習しておくことが大切になる。

　このような生理的欲求や安全の欲求が満たされることで，社会的欲求（仲間がほしいなど）や承認の欲求，自己実現の欲求など，いわゆる楽しみをもちながら（感動しながら）自分らしく暮らすことの実現へとつながっていく（● 197 ページ）。

　患者の不安の原因がわかれば，院内の専門職だけでは解決できなかったとしても，地域の支援者に協力を要請するなど，なんらかの工夫を見つけることができる。

3　患者に合った人・ものにつなぐ（チームアプローチ）

● 患者の性格や特性を把握する　看護師は 24 時間 365 日患者のそばでケアをしているため，患者の性格や特性などについてもよく知っている。地域の支援者にその情報を伝えることはとても重要で，患者に合った人やものにつなげるのに役だつ。患者ができないことや自信のないことについて，手

伝ってくれる人を紹介する場合に，患者に合った人とつなぐことは重要である。看護師は患者自身の希望にそって，患者がどのようなタイプの人と合うのか，性格などを把握しておくことが必要である。また，それぞれの事業所にどのようなタイプの人がいるのか，事業所が得意としていることはなにかなどを知っておく必要もある。そのうえで，患者と支援する人や場所をマッチングする。

● **患者と地域生活支援をつなぐ**　患者と地域支援者のはじめての出会いの場面には同席し，患者の不安をやわらげるとともに，患者が理解していないようだと感じたときには，患者の気持ちを代弁したり，地域支援者の言っていることをかみくだいて説明したりする役割を担う。可能であれば，背中に手を置くなど，スキンシップをとることでも安心感が提供できる。

● **退院後を見すえたチームをつくる**　患者を取り巻くチームは退院に向けて変化していく（◯図6-9）。患者の安心のためには，看護師は最初から退院後しばらくの間までチームにいる必要がある。チームでかかわる場合には，各職種の特長をいかすことが重要になるため，まずはそれぞれの職種が自分の専門性について確認すると同時に，役割をチームのなかで共有しておく。

　退院したらなんでもひとりでしないといけないと思って心配になる患者もいる。退院後に相談できる人をつくっておかなければならない。

◆ 院内連携

　退院導入期における院内連携では，医師・看護師・作業療法士・精神保健福祉士など，院内で働く多職種が患者の退院に向けてチームを構成し，定期的に支援会議をしながら患者を中心に退院の方向性を決めたり，具体的に支援を進めていったりする。

● **退院支援計画の作成**　退院に向けて院内多職種がかかわる場合は，患者

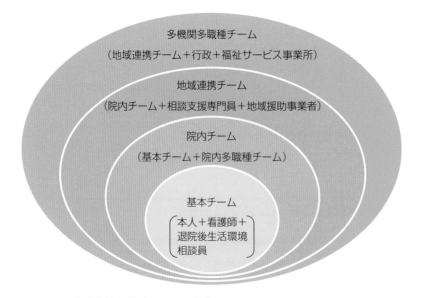

◯**図6-9　患者を取り巻くチームの変化**

の**退院支援計画**を多職種で作成することが必要である。退院支援計画には，患者の希望・目標，その達成のために必要な支援や患者の不安の解消のために必要な支援，担当する支援者，家族の状況などの内容をおもに盛り込む。その際，各職種が専門性をもってアセスメントし，異なる視点から意見交換しながら情報を共有し，役割分担をしてかかわらなければならない。

　退院支援計画で大切なことは，患者自身の気持ちを中軸において考えることであり，看護師や多職種が考える「支援者にとって都合のよい退院計画」になってはならない。患者がどこに退院しどのような暮らしをしたいかという気持ちをしっかり聞いて，一緒に計画をたてることが重要である。

　計画のなかの目標は，患者自身ができたかできなかったか，もう少し時間があればできるのかなどを具体的に評価できるものとする。そのなかで看護師はできたこと（目標が達成したこと）を一緒に喜び，次の目標をたてるという「**スモールステップの繰り返し**」に付き合うことが大切である。また，多職種と一緒にできたことを評価することも，患者自身のエンパワメントには重要である。つまり，計画は患者を中心に患者を支えるチームで共有し，そのプロセスにチーム全員でかかわることが大切である。

● **院内の意思統一と役割の明確化**　　この時期は地域の支援者もかかわってくるため，院内で意思統一をはかっておくことや，役割を明確にしておくことも重要になる。たとえば，地域の支援者からの窓口を統一するなども大切なことである。院内多職種の言うことがバラバラだと，患者・家族はもちろん，地域の支援者にも不信感を与えることになりかねない。

◆ 地域連携

● **地域支援者と顔を合わせる**　　退院導入期の地域連携においては，院内チームと地域の支援者が定期的に顔を合わせて情報交換する会議をもつことが必要になる。具体的に退院支援をしながら気づいたことを話し合い，両者が患者の退院後の生活をイメージしながらかかわることが重要である。

● **看護の工夫を地域支援者と共有する**　　看護師は病状回復の状況を段階的に観察しているので，病状悪化のサイン，回復のサイン，病状悪化時のかかわり方（患者自身が看護師の声かけに耳を傾けられる表現方法），支援するときの工夫（紙に書いて説明するほうがわかりやすいなど），看護をするうえで工夫した点などについて，退院後に地域の支援者がかかわるうえで役にたつ情報を提供することが重要である。つまり，病院内での看護の工夫を地域支援に役だててもらえるように情報提供することが望まれる。また，看護師は，入院にいたった経緯のなかで気にかかることについて，地域支援者から情報収集を行う。地域生活をするうえで，どのような場面で患者が不安を感じ精神的に混乱をきたしていくのか，地域環境のなかで受けるストレス状況についても共有し，ともに対応策を検討する。

　地域連携は，患者を中心に，一緒に「できること」を考えることから始まる。困った課題を共有することから，一緒に知恵をしぼって「よかったこと」の共有につなげていくことが，連携をうまくするコツともいえる。

3　退院準備期の支援

> **事例**　E さんの事例④退院に向けての準備
>
> **● 具体的に今後の生活について決める**
>
> 　E さんの退院先・日中活動の場所・支援体制などについて，相談支援専門員が E さんの気持ちを確認した。そのうえで，退院後にかかわる支援者が E さんを中心に集まって，ケア会議を開催した。ケア会議では，支援者が全員集まり，これからの生活でできる支援について伝え，それぞれの役割を簡潔明瞭に提示した。また，E さん自身が不安に思っていることを聞いた。同時に，病棟看護師はクライシスプランを作成した。E さんと一緒に，調子をくずすサインを確認し，調子に合わせて E さん自身が行うことと支援者にしてもらいたいことをクライシスプランに具体的に書き込んだ。さらに，現段階で準備できていることと準備に時間がかかることを明確にし，退院までには準備が整うことを確認して退院日を決定した。
>
> **● 患者の気持ちの揺れに付き合う**
>
> 　退院することに不安をもちつづけていた E さんは，退院日が具体的に決まると不安が強くなり，気持ちが揺れ精神症状が悪化すると予測された。それを見こして，病棟カンファレンスを行い，E さんの精神症状が悪化しても病棟で支えきることを確認した。
>
> 　予想どおり，退院日の1週間前に E さんは病棟内で大声を出したり暴言を吐いたり，受け持ち看護師に対して幼稚にふるまったりする様子が見られた。そこで受け持ち看護師は E さんの不安を聞く時間をもった。するとはじめて E さんは，入院前の暮らしでつらかったことを語りはじめた。つらい体験を聞いた受け持ち看護師は「このまま入院してもらっていてもよいかも」と感じ，それを相談支援専門員に相談した。相談支援専門員と地域移行支援をおもに実践する看護師は，いままで退院をいやがっていた人も退院して数週間で「やっぱり地域で暮らすほうがよい」と笑顔で語る姿を見ているので，E さんも必ずそうなると伝えた。このような経緯もありながら E さんは退院し，グループホームに入所した。

1　退院を具体的に考える

　退院に対するイメージができたら，5W1H で退院について具体的に考える。すなわち，退院日はいつごろにするか，退院日までに準備することはなにか，どこに退院するのか，誰と一緒に暮らすのか，どのような暮らしをするのかなどについて，1つひとつ考えていく。そのうえで，できることとできないことを確認しながら，できないことの練習をする。その際に大切なのは，退院後に実際に生活する場所で練習を行うことである。

● **患者をエンパワメントするかかわり**　長期入院患者は自信を失っていることが多い。そのため，できていることを患者自身が認め，言語化し，意識化することが大切である。「できることがけっこうある」「いまは必要ないからできないだけだ」と感じることは，新しいことにチャレンジする意欲につ

ながる。

　患者が，それまでできなかったことができるようになったり，勇気をもって挑戦したりしたときには，具体的にほめる。感謝する，ほめる，一緒に考える，役割を与える，認める，まかせる，支えるといったかかわりによって，患者を**エンパワメント**（◐68ページ）し，やる気を引き出す。本人の長所や，好き・得意だと思っていることなどをいかすことが大切である。

● **退院後の利用施設の体験**　具体的なイメージをもつためには，体験してみることが一番である。実際に利用する就労支援事業所や地域活動支援センター，デイケア，グループホームなどを体験する。そして，できなかったことについて多職種とともに工夫できる点を考え，再度体験するとより効果が上がる。

2　看護師の強みをいかしたかかわり

◆ 不安を小さく，感動を大きくする

● **暮らしのなかの感動を一緒に喜ぶ**　暮らしのなかで楽しいことや感動することが増えてくると，おのずと不安は小さくなるものである。患者が，暮らしのなかでちょっとした感動を見つけられるようにする。たとえば，好物を好きなときに食べられる，桜が咲いていてきれいなど，小さな感動を大きく喜ぶことである。また，一緒に喜んでくれる人がいると，より喜びは強まる。退院後の暮らしでは不安なことや困ることが多いかもしれないが，同時に感動することも多くある。1つひとつのエピソードに一緒に感動できる存在として，看護師は重要である。

● **支援者とのつながりをつくる**　相談支援専門員（◐57ページ）や，暮らしの手伝いをしてくれる人（ホームヘルパーなど）と会ってみたり，実際にそれらの支援を受けている当事者の話を聞いてみたりすることも必要である。会ってみてどのような人が支援してくれるかわかることが，イメージをもつことにも安心にもつながる。

◆ クライシスプランをつくる

　退院後に病状がわるくなったときにどうするかについては，入院中に患者とともに具体的に考えておくことが必要である。具合がわるくなるのはどのようなときか，その際に患者自身はどうすればよいのか，誰にどのような手だすけをしてもらうのかを明確にしておく。

　看護師は患者と向き合い，患者を中心に地域で支援する相談支援専門員とともに**クライシスプラン**を作成しておく。クライシスプランを患者と一緒につくることと，患者の不安に寄り添い，気持ちをじっくり聞くことが看護師の大切な役割である。Eさんの事例では，そうすることによって，まもられていると感じ，精神的な安心感をもつことにつながった。クライシスプランは，精神的に安定した安全な場所でつくることが重要である。つまり，まもられている環境である入院中に，患者の危機状態を知っている看護師が一緒

にクライシスプランをつくることに意味がある。

3 患者に合った人・ものにつなぐ(チームアプローチ)

◆ 院内連携

この時期は，院内連携チームのなかに外来看護師や訪問看護師が入る。入院中の様子，とくに調子がわるくなるサインなどは共有しておくことが重要である。また，通院時に困ることがないように，患者を院内の外来部門のスタッフに紹介したり，通院方法についても一緒に考えたりする。同じ医療機関で働いている看護師どうしでも，部署が違えば視点も違うため，病棟看護師から外来看護師や訪問看護師に情報提供を行うとともに，情報共有をはかっておくことが必要となる。

◆ 地域連携

実際に退院が具体的になると，退院後の生活に向けた各種手続きが必要になる。たとえば，退院後に福祉サービスを利用するには，相談支援専門員がサービス等利用計画をたてなくてはならない。そのため，この時期には相談支援専門員につなぎ，そのうえで相談支援専門員と協働しながら地域のサービスにつないでいく必要がある。

連携のコツは，患者を中心に両者が一緒に考える場をもつことである。その場が事例に示したケア会議である。

◆ ケア会議を開催する

退院について具体的になってきたら，患者自身を中心に家族と支援者が一堂に会する機会(**ケア会議❶**)をもつ。ケア会議は，支援者の顔と人数が目に見えるかたちでわかるため，患者や家族の安心感につながる。それぞれの立場によって視点が異なるため，ケア会議までに，看護師と相談支援専門員が同じアセスメントツールを利用し，両者のアセスメントをすり合わせる作業を行う。そうすることで，お互いの専門性の理解にもつながる。そして，お互いに役割分担をして地域移行支援を進める。この共同作業を通して，課題の共有が「よかったこと」の共有に変化し，つながりがより強くなる。この過程で，患者ができるようになったことを情報交換し，喜びを共有することが重要である。

● **効果的なケア会議のコツ** ケア会議を効果的に行うコツは，①ケア会議の目的を明確に伝えること，②その時期の課題解決について話し合うと同時に，患者自身も含めた関係者の役割分担について確認し進行状況を共有すること，③かかわるなかで行ったアセスメントを伝え合い共有すること，④患者にとって負担にならない時間帯に設定したうえで，1回の会議を30分程度にし，段階的に行うこと，である。会議前には，会議の目的や内容について参加者全員で確認し，支援者それぞれが自身の役割を自覚しておかなければならない。会議の調整をする退院後生活環境相談員(◐ 49ページ)や精神保

NOTE

❶ケア会議

多職種・多機関で行うカンファレンスである。一般的に，医療機関ではカンファレンスとよぶことが多いが，地域ではケア会議とよばれることが多い。また，退院後に地域で行われるものはケア会議ということが多い。

健福祉士は，あらかじめレジュメを作成する。

　また，会議でネガティブな発言ばかりあると，患者はせめられた印象しか残らず，次回以降の会議に出たくなくなってしまう。患者自身がこの会議があってよかったと思えるよう，ポジティブな未来志向の会議にすることが大切である。事例では，本人と顔を合わせて，Eさんのできていることを認め合い，できていないことはどのように支援するかを具体的に提示する。

● **会議開催のタイミング**　会議は，①支援開始時，②見学や体験利用の前後，③退院時には必ず実施し，情報を共有しながら退院に向かって進むようにする。この時期のケア会議では，具体的に退院後の支援体制やサービスの利用頻度，緊急時の連絡先などについても決定する。

4　家族へのかかわり

● **家族に伝えること**　家族は「患者を病院に預けっぱなし」にしていることに罪悪感をいだいていることもある。また，患者に対してどのように対応すればよいかわからないこともあれば，患者を支えることに負担感をもっていることも少なくない。家族が面会に来たときには，看護師から「よくいらっしゃいましたね，ありがとうございます」など，感謝の気持ちで声をかけることが大切である。また，患者のよくなっているところを伝えることも重要である。最近の様子で，よかったことやうれしかったこと，家族への思いなどを伝えるように心がける。

● **退院に向けて**　長期入院患者の家族は，いままで退院を考えもしなかった，考えることができなかったという場合も多い。家族は，入院前の患者の状態や入院にいたる経緯でつらい思いをしたり，苦しかったりしたことを覚えていて，二度とそのような思いをしたくないと感じている場合も多い。あるいは，退院したら家族だけで患者を支えないといけないと思っていたり，もう入院させてもらえないのではないかと不安に感じていたりすることがある。また，入院が長期になると患者のいる生活がイメージしづらくなっている場合もある。つまり，患者がいない生活があたり前の生活であったがゆえに，退院した患者とどのように向き合えばよいのか，どう接すればよいのかさえわからず，患者が退院することに対して強い負担感や不安をもっているのである。そのため，医師や看護師から「そろそろ退院を考えて」というニュアンスのことを言われただけで，過去のたいへんだったことがよみがえり不安でいっぱいになってしまうこともしばしばである。

　看護師は，家族にとってわかりやすい言葉で，これからの方向性について，順序だてて，ていねいに具体的に説明することが大切である。初回の説明で失敗すると，家族は「病院から見放された」というイメージをもち，退院に拒否反応をおこしやすくなるため注意を要する。家族の気持ちの準備も考え，少しずつ話をしていくことが肝要である。また，家族のつらかった体験をじっくり聞く時間をもつことも大切で，これが家族の気持ちに変化を与えるきっかけになることも多い。

　看護師は退院しても病院と縁が切れるわけではないこと，いつでも相談に

のれることをきちんと伝えることが必要である。さらには，退院後の支援者につなげて，退院後も家族だけで対応しなくてもよい体制をつくることが重要である。家族が自分たちだけで支えなければならないと思わないように，早めに退院後の支援者との顔合わせをしておくとよい。

　家族を孤独にしないこと，家族の負担感をなるべく少なくし，家族は家族でなければできないことだけをするようにする。家族を支える支援として，家族会などを紹介することもひとつの方法である。

4 退院後の地域生活支援

　長期入院後は，前節で解説した住まいの場の確保から，家事(掃除，洗濯，調理，買い物)お金の管理，日中の過ごし方，通院や服薬といった幅広い生活支援が必要になってくる。地域移行支援を受けて退院してきた場合は，すでに関係者のネットワークが構築され，地域で利用する社会資源についても決まっていることもある。

事例　長期入院後，ひとり暮らしを始めたＦさん

　Ｆさんは50代の統合失調症の男性。Ｆさんの場合は，父親と一緒に住んでいた家が老朽化し住めなくなっていたことと，父親が認知症で施設に入ったこと，父親以外の身内がいないことがあって，居住サポート事業を利用してアパートを探し単身生活することになった。入院中からひとり暮らしのアパートを契約し，外泊練習を重ねて退院した。経済基盤が生活保護であったために，最低限の生活に必要なものは新しく買いそろえることができたが，足りないものは，リサイクルで準備した。

　アパートの部屋には，必要最低限の家電製品しかなく，とても殺風景な状態である。Ｆさんの唯一の楽しみは，CDラジカセで音楽やラジオを聞くことと，テレビで歌番組やスポーツを見ることである。床には洋服や古い雑誌，CDが散乱しており足の踏み場もない。薬を飲み忘れてしまうので，精神科訪問看護を週2回利用して服薬カレンダーで管理している。また，財布にお金があるとすぐに使ってしまうので，日常生活自立支援事業を利用して，月1回の支援員の訪問を受けるほか，自立生活援助のスタッフが1週間ごとの小づかいを小分け袋に入れてくれている。

　退院してからのＦさんは，自由に暮らしたいという気持ちと，ひとりでいるとさびしいという気持ちが混在していた。そこで，Ｆさんの生活上の希望といまの暮らしの不安を相談支援専門員と訪問看護師がじっくりと聞いた。その結果，ヘルパー利用と生活訓練の利用が決まり，支援者全員が集まり担当者会議を行った。幻覚妄想は活発で，夕方から不安が強くなることが多かったので，訪問系の支援(精神科訪問看護とホームヘルプ)は，夕方からの支援を行うよう調整した。Ｆさんは，いままで家事をしたことがなかったので，家事全般をヘルパーと一緒に行いながら自分でできるようにしていった。また，Ｆさんの特性として，幼少期から母親に甘えられなかったことがいまの病状に影響していることや人に慣れるのに時間がかかることがある。それらを考慮し，母親的な支援をゆっくりしたペースで行ってくれる居宅介護事業所を選んだ。

1 住まいの場の確保

　このように長期入院後には住まいの確保が必要になることが多い。入院前に実家に住んでいた場合にも，長い間空き家になっていたために住める状態ではない場合や，両親が他界するなどして代がわりし戻れない場合も多い。その場合，以前に住んでいた地域に戻るのか，それとも通院のしやすさや生活の便利さ，社会資源の利用しやすさなどを考慮して便利のよい場所に住むのか，住む場所の選択から始めなくてはならない。ひとり暮らしがよいのか，グループホームなど支援者が近くにいるところがよいのかという問題もある。体験宿泊などをしながら看護師や精神保健福祉士，相談支援専門員と一緒に住まいの場を考える必要がある。

2 家事

　掃除・洗濯・調理など家事全般の支援については，居宅介護事業を利用することになる。

　福祉サービスにおける居宅介護事業は，利用者が一緒に家事を行う場合は身体介護になり，ヘルパーだけが家事を行う場合は家事援助という区分になる。利用者が，家事をできるようになりたいかどうかの気持ちを聞いて支援を組みたてることが必要である。Fさんの場合は，自分でできることが目標であったので，身体介護で支援を行った。

　居宅介護事業所によって得意なことが違う場合もある。利用者の生活の質を向上させるためには，利用者の希望する支援を考慮したうえで事業所を選んだり，利用者と相性のよいタイプのヘルパーとのマッチングをしたりすることが必要である。さらにはヘルパーとの対人関係をつくる過程は，他人との信頼関係をつくる過程と同じなので，コミュニケーションの苦手な利用者にとって，信頼関係の構築の練習にもなる。

3 お金のこと

　入院中のお金の管理は小づかいのみということが多い。また，長期入院患者は，入院前にひとりで生活した経験が少なく，お金の管理にむずかしさを感じる人も多い。しかし，生活を始めると，家賃・光熱水費・食費・諸経費等1か月の収支をきちんと考えなくてはならない。

　日常的な支援が必要な場合は日常生活自立支援事業を利用したり，契約などに不安がある場合には成年後見制度を利用したりする必要がある。利用の可否については入院中には判断がしにくい場合もあるので，生活状況を見ながら判断し必要な支援につなぐことが重要である。また，1か月の収支についても必要に応じて支援者が一緒に考えていかなければならない場合や，1週間分のお金の管理から始めなくてはならない場合もある。出納帳をつけるのもむずかしいことがあり，買い物したレシートをとっておいてもらって支援者が一緒に収支計算をしながら練習していく場合もある。

4 日中活動の場

　長期入院をしていると友人とも疎遠になり，地域で生活が始まってもなかなか友人をつくることがむずかしく，さびしいと訴える人は多い。また，生活の場がかわると近くに顔なじみの人もいないので話し相手さえいないことが多い。Ｆさんの場合も殺風景な部屋で一日中誰とも話すことのない生活が続いた。さびしさは不安を強くし妄想を大きくし，病状の悪化にもつながりかねない。

　そこで必要になってくるのが日中活動の場である。利用者の「働きたい」「友人がほしい」「趣味の場がほしい」などの気持ちをよく聞き，利用者に合った活動の場所を選ぶことが重要である。たとえば，地域活動支援センター，生活訓練や就労支援事業所など，本人の希望にそって日中活動の場の情報提供をしてみることが必要である。しかし，実際に行ってみないとどのような場所かもわからないので，利用する前には体験利用をしてみて，その場の雰囲気等を感じてみることも必要である。対人関係が苦手な人が多いので，最初は相談支援専門員などが同行して一緒に過ごすことから始めるなどの工夫も必要である。

　少しずつ自分の生活に慣れてきたＦさんは，以前住んでいた町の民生委員と連絡がとれた。そして，旧知の友人が家に来てくれるようになった。日中活動の場は徐々に，福祉サービスに頼らずインフォーマルな場所になっていった。人によっては，昼間に行く場所が地域にある将棋道場やコミュニティセンターの手芸教室などになることもある。支援者が考えなくてはいけないことは，利用者にとってどのような場所が昼間過ごす場所として安心できるのか，楽しいのかということである。

5 精神科訪問看護と危機介入

● **小さな変化に気づく**　地域での暮らしが始まると症状悪化のサインを早く見つけることはむずかしくなる。また，在宅における服薬管理も困難である。なぜなら，生活の場をともにしているわけでもないし，24時間観察ができるわけでもないからである。

　Ｆさんの場合の症状悪化のサインは，タバコの量が増えること，洗濯物の干し方が雑になること，缶コーヒーの空き缶が増えること，不安の訴えが多くなり電話の回数が増えることであった。

　生活のなかでの小さな変化は精神状態の変化につながっていることが多い。日頃との違いをしっかり観察することができるのが，訪問看護師やヘルパーといった家に入ることのできる支援者である。

　精神科訪問看護では，まず信用されることがスタートになる。時間や約束をまもること，利用者の話に耳を傾けること，利用者の真のニーズをキャッチすることが必要になってくる。信用されたら，次は信頼関係の構築が大切となる。「この看護師に聞いてもらったら安心できる」とか「困ったときや不安なときには訪問看護師の顔が浮かぶ，相談したくなる」というような関

係性をつくることが必要である。そのためには，訪問看護師は，利用者の希望に寄り添いながらともにリカバリーを目ざす存在でなければならない。利用者の真のニーズをキャッチし，利用者の思いを言いあてることができると関係性は深まる。その関係性のなかで小さな変化に気づき，いつもと違うことに違和感をおぼえることが危機介入では必要となる。小さな変化や小さな不安をキャッチしそのことについて利用者と話し合うことが重要である。

● **支援者どうしで情報を共有する**　　支援者どうしは，お互いに情報交換をしながらちょっとした変化に気づくことが大切であり，変化に気づいたら声に出して，ほかの支援者に伝える必要がある。自分の胸のなかだけにしまっておくと，せっかく気づいた変化を忘れてしまい症状悪化を見すごしてしまうことにもなりかねない。精神科訪問看護のスタッフどうしだけでなく，ほかの支援者とも情報共有を行う。

　精神状態の悪化に気づいたら，主治医との情報共有が必要になってくる。客観的な情報とアセスメントが混在すると主治医が状況を判断しづらいので，主治医には客観的事実を伝えたうえで，訪問看護師のアセスメントを伝えるべきである。具体的には，利用者の言動と家族からの情報，看護師のアセスメント，多機関の支援者からの情報を分けて報告する必要がある。

● **再入院時の訪問看護師の役割**　　利用者が再入院したときに，訪問看護師はそれを残念だと思ってしまうことがある。しかし，幻聴や妄想状態が激しく，自分がおびやかされる感情が強まると，利用者は家では安心して過ごすことができなくなる。また，再入院しないようにと頑張りすぎた結果，状態が悪化し，回復後も「あんなつらい思いは二度としたくない」と思い，地域での生活に不安をもってしまうこともありうる。

　訪問看護師の大きな役割のひとつは，利用者が生命の危険を感じることなく地域で安心・安全に暮らせるように支援することである。したがって，危機的な状況のときには，再入院が必要となることもあり，それを視野に入れて支援する必要がある。

　再入院の判断は主治医が行うが，その判断材料となるのが訪問看護師のアセスメント情報であることを忘れてはならない。再入院時には，訪問看護師は在宅生活での課題などの情報を病院に提供し，入院時カンファレンスなどに参加することが望ましい。

6　主体的な地域生活のための支援

　患者が地域で主体的に生活するためには，患者の意思を尊重することが重要である。支援者は，患者と一緒に定期的なクライシスプランの変更，申請手続きの支援などを行っていく。

● **本人の意思の尊重**　　地域での生活の大切な目標は，利用者が自分の夢に向かって自分の人生を送ることである。自分の生活の主人公は自分だと実感できてこそ，自分の暮らしに主体的に向き合うことができる。そのために支援者は，本人の気持ちに耳を傾け，本人の伴走者として，寄り添い型の支援をしていくことが重要である。サービス等利用計画もクライシスプランも自

分のための計画だと実感できるように，支援者は本人の意思を確認しながら支援を組みたて，困ったときには相談したいと思われるようなかかわりをすることが重要である。

● **クライシスプランの変更**　地域での生活が続いてくると，利用者自身の気持ちの変化や支援者との関係性の変化，生活環境の変化が生じる。そのため，入院中にたてたクライシスプランから，危機介入を誰にどのようにしてほしいかがかわることが多い。クライシスプランは退院後1か月・3か月・半年・1年というタイミングで再度確認し，つくり直す必要がある。もちろんクライシスプランは利用者本人が中心のものなので，本人と相談支援専門員，訪問看護師などが一緒に話し合いながらつくり直すことが大切である。

● **申請手続きの支援**　自立支援医療，障害福祉サービス，精神障害者保健福祉手帳，障害年金など，地域生活をするうえで申請しなければならないことは多く，申請手続きは地域で生活するうえで重要なことである。しかし，長期入院後，地域で暮らしはじめた人のなかには，役所から封書が届いただけで不安になる人や，届いた書類の管理ができない人もいる。また，役所にひとりでは行けない場合もある。そのような場合に各種申請手続きを利用者と一緒にすることは支援者の役割である。利用者本人や家族がわからないことは，ひとつずつていねいに説明し，理解できたことを確認しながら進めていくとよい。

C 地域生活の中断を防ぐための支援の展開

　地域移行後，通院や服薬など継続して行われていた治療が続けられなくなったり，病状が悪化したりするなど，なんらかの理由によって地域生活の継続が困難となってしまうことがある。その徴候をいち早く察知し，地域生活の中断を未然に防ぐことは，地域生活支援の重要な課題となっている。地域生活の中断を防ぐための支援にあたってふまえておかなければならない大切なことは，精神障害者本人にとって，治療や地域生活を中断する理由が必ずあるということである。中断の背景にある**生きにくさ**に着目しなければ，解決にはいたらない。

● **継続を困難にする理由**　地域生活の継続が困難になる理由として，精神疾患の進行に伴って病識が乏しくなり治療の機会を逃してしまう場合があること[1]や，治療時の対応によって治療内容や医療者に不信感をもつことがあるといわれている[2]。

　精神疾患では，本人が必ずしも病気を理解している，病感をもっているとは限らない。妄想や幻聴と付き合いながら生活している人も多い。病感がな

1）水野雅文：精神疾患に対する早期介入．精神医学 50(3)：217-225，2008．
2）特定非営利活動法人京都メンタルケア・アクション：平成21年度厚生労働省障害者保健福祉推進事業（障害者自立支援調査研究プロジェクト）多職種による重度精神疾患者への治療介入と生活支援に関する調査研究―新たな地域精神保健システムの構築―報告書．2010．

い場合は治療そのものの必要を感じることがむずかしいため，通院や服薬を中断しやすい。また，精神症状は，身体疾患の悪化や家族の疲労，周囲との付き合いによっても悪化しやすい。精神障害者は自分の病気と付き合っていくだけではなく，周囲からの視線や付き合いにおいても神経をつかっていることを支援者は忘れてはならない。受診のための時間の確保すらむずかしいこともあるだろう。さらに，支援を必要としている場合であっても，「誰にどのようなことを聞けばよいのかわからない」「支援者はなにもしてくれない」「まわりは誰もわかってくれない」と感じている精神障害者もいる。

● **看護師の役割**　支援者が治療や地域生活を中断した背景をきちんと理解しようとしなければ，本人の傷つき体験になり今後の治療関係に支障をきたしかねない。これまで述べてきたように，精神障害者が地域で生活するための施策が進められてきているが，社会の受け入れ状態は十分整っているとはいいがたい。専門職である看護師は，入院中から退院後の生活を支えるために，社会生活における医療的支援と生活支援の両方の機能を果たしながら，精神障害者のセルフケア能力をアセスメントし，自己決定・自己選択を支えていくことが大切である。

● **服薬への支援**　治療の必要な精神障害者の多くは，向精神薬を服薬している。これらの薬は，精神症状を軽減するだけでなく，便秘や口渇，振戦，倦怠感，血圧低下などさまざまな副作用を引きおこす(◉表6-3)。そのため，患者本人が規則正しい生活を送ろうと思っていても，これらの副作用が影響することもある。その結果，服薬の中断や服薬が不規則となり再発につながることも少なくない。入院中にみられていなかったとしても，退院後の生活状況に応じて服薬の効果に影響が生じたり，副作用があらわれたりする場合もある。

　病棟看護師は，入院中にどのような服薬支援をしていたのか，本人の服薬に対する思いや意識や服薬に対する認識を退院サマリーに記載するなどして，地域で支援する外来医師を含む専門職に伝えることが大切である。外来看護師がいる場合は，外来看護師に引きつづき服薬支援を継続してもらうことも1つの方法である。さらに精神科訪問看護を導入している場合は訪問看護師に支援してもらうことで中断を防ぐことができる場合もある。

　支援者は，薬物の効果や副作用の観察と同時に，飲みごこちなどを確認す

◉表6-3　向精神薬の副作用

抗精神病薬	治療早期に出現する副作用	錐体外路症状(パーキンソン症状)，アカシジア，急性ジストニア
	長期服用で出現する副作用	乳汁分泌，無月経，頻脈などの循環器症状
		遅発性ジスキネジア，肥満，口渇，イレウス，巨大結腸症
抗うつ薬	めまい，立ちくらみ，眠け，口渇，尿閉，便秘など	
抗不安薬と睡眠薬	副作用で眠くなるため倦怠感が出現することから，ふらつき，転倒に注意が必要である。依存につながるものもある。	

る必要がある。本人が飲みにくさを感じている場合は，医師に相談するように伝えたり，服薬がむずかしいようであれば支援者が医療機関と連絡をとり，本人が安心して服薬できるように生活の過ごし方に合った服薬回数や時間，形状といった服薬方法を工夫したりする。こうしたことは地域生活の中断を防ぐための看護師の重要な役割である。

● **家族への支援**　患者本人を支える家族が身体的にも精神的にもストレスをかかえている状態では，精神疾患の再発率が高まる。そのため，本人と同時に家族への支援が必要である。家族支援としての訪問や，病院や地域で開催されている家族心理教室や家族会を家族に紹介することも支援の1つである。また，地域の支援者と家族の状況を共有していくことが大切である。

● **他職種との協働**　看護師は入院中から退院後の生活を見すえて患者家族に必要なケアやサービスが継続できるように退院後生活環境相談員や他職種，地域支援者と協働して調整していくことも大切である。精神障害者が遭遇する生きにくさにまわりが気づくこと，「いつもとなにか違う」という周囲の気づきや支えがあってこそ，地域生活の中断を防ぐことができるのである。

1 地域との連携

ここからは事例とともに具体的な支援を解説していく。地域生活中断の徴候に気づくのは，やはり地域の支援者であることが多い。異変を察知した際に，協働体制を組んで迅速にかかわることで，地域生活の中断を未然に防ぐことができる。また，前述のとおり，なにより当事者への理解が大切である。支援にあたっては，中断の危機へと陥ることになった当事者の生きにくさに着目していかなければならない。

事例　**40年間の長期入院後単身生活を始めたGさん**

Gさんは65歳の統合失調症の男性。身長は168 m，体重は55 kg。入院時の主訴として，「自分は外務大臣である」という誇大妄想があったが，約40年間に及ぶ精神科病院への入院治療によって，最近は陽性症状が軽減していた。長期入院の結果，周囲への関心がなく他者との交流がなくなるなどの陰性症状や，ホスピタリズムによる活動の低下があった。病名の告知は受けているが「病気についてはよくわからない」と話している。しかし，今回Gさんの「死ぬまでに一度退院してみたい」という希望から，はじめて生活保護を受給し，病院近くにアパートを借り単身生活をスタートさせることになった。すでに両親は他界しており，キーパーソンである妹とは疎遠で協力は得られない。地域活動支援センターに週5日通い，洗濯や部屋掃除，買い物同行としてヘルパーを週3回使用していた。精神症状の安定をはかるために抗精神病薬・睡眠薬・緩下薬を内服し，服薬の自己管理をしていた。副作用として流涎がみられていたが，Gさん自身は流涎について困ってはいない。

Gさんは今回ひとり暮らしを始めるにあたり，自分自身のお金をはじめて手にすることになる。入院後は家族から病院にお金が入金されており，どのぐらいもっているのか自分ではわからなかった。退院を機にすべてのお金

を自分自身で管理することになり，このお金でひとり暮らしができるのかという不安を訴えることもあったため，看護師，精神保健福祉士と具体的に1日に使用するお金を相談し，安心できた時点で退院となった。

　退院後のGさんは，活動範囲が広がり，自分のペースで過ごせる時間が増えていった。そのため，しだいに服薬時間が遅れてしまい，飲み忘れることがでてきた。さらに，お金のことが心配になり，予算の半分で食事を購入するようになり，3か月で50kgまで体重が減った。Gさんは定期的に外来受診していたが途中で主治医が交代し，退院2か月後から受診しなくなった。今回，地域活動支援センターのスタッフは，Gさんの体重減少や妄想発言が増えてきたことから調子がわるくなっているのではないかと不安になり，外来の看護師に連絡をした。外来看護師が訪問してみると，飲んでいない薬が部屋にあったことで，Gさんの服薬が不規則になっていることがわかった。

◆ 生きにくさ

　Gさんは，長期入院後にはじめて単身生活を送ることになった。単身生活では，食事・日常生活用品の購入，四季や季節に応じた衣類の選択などを自分で行わなくてはならない。Gさんが想像していた以上に，入院中は必要を感じなかったことを即座に判断しなくてはならない毎日が続いた。Gさんにとっては地域活動支援センターが居場所になっており，休まず通っていたが，地域活動支援センターの利用者のなかには食事準備を手伝うGさんの流涎を不快に感じる人もいた。

　自分自身の精神障害を受けとめていない人でも「気にかけてくれる存在＝支援者」に出会うことによって，「なんとなく」病院に通院したり障害福祉サービスを利用したりすることもある。支援者は，本人が「いま，なにに困っているのか」「他者との関係性のなかでの困りごとはないのか」ということを意識して具体的な支援を行う必要がある。

◆ 精神症状改善への援助

　Gさんは，退院後も入院していた病院に通院していた。しかし，退院して2か月後に外来の主治医が変更になり，服薬の調整が行われていた。服薬の回数には変更がなかったが，薬の形状が口腔内崩壊錠に変更されていたため，うまく服薬できず精神症状の悪化につながっていたことがわかった。

● **服薬の支援**　Gさんのように，病名告知を受けてはいるが，本人がどのような病気であるか認識していない場合は，通院そのものが不規則になったり中断したりしやすい。また，同様に服薬の必要性を意識することがむずかしい。入院生活では，処方が変更になった場合は，看護師や薬剤師から必ずGさんに服薬の方法などを説明していたが，退院後はGさん自身にすべてまかされていた。Gさんは服薬の自己管理をしていたが，1つひとつの薬が自分にとってどのような効果があるのかまでは把握していない。しかし，Gさんから薬について確認することや聞いてくることはいままでに1度もな

かったため，主治医や外来看護師も気にしたことはなかった。

　このことから，医療者には，処方の変更時には必ずその後の様子をモニタリングするなど，意識的な観察が求められることがわかる。また，Gさんの場合は，地域活動支援センターの支援者にもそのことを伝えておくことで気にかけてもらうことにつながる。

●**日常生活の観察**　長期間入院生活を送ってきたGさんにとって，単身生活で乗りこえていくべき壁は想像以上に高い。しかし，専門職のサービス導入がむずかしい状況であっても，日常生活の変化にいち早く気づくことで再発のリスクを軽減することができる。たとえばふだんとかわらず眠れていたとしても，熟睡感があるのか，疲れがたまっていないかなど，Gさんが本当に休めているのかを，正確にかつ具体的に確認する必要がある。

◆ 日常生活を維持するための援助

　社会においては，まだ精神障害が受けとめられている現状とはいいがたい。

　本人が希望をもったり回復を願ったりしていても，周囲からの支援や言動に心を痛めて治療から遠ざかり，病気とうまく付き合えなくなることもある。ずっと自宅に引きこもってしまうと，生活リズムがくずれ，精神状態の悪化につながりかねない。

　Gさんは入院中から自室にいることがほとんどなく，ホールでテレビを見たり新聞読んだりしていたりしたため，できるだけ入院中の生活が継続できるように地域活動支援センターを活用することになった。

　退院後のGさんは，地域活動支援センターを週5日使用し，仲間とともに食事の準備をしたり，新聞を読んだりしていた。しかし，定期的に来所していたGさんが，月日が経過するにつれて来所回数が少なくなり，体重が減少し妄想発言が増えてきた。その時点で支援者がいつもと違うことに気づき，単身生活でのストレスや服薬が中断していたことに気づいたのである。

　地域の支援者は，Gさんの活動と休息の場を提供すると同時に，そばにいることで精神症状の悪化をできるだけ防ぐという役割も担っている。Gさんの事例はその役割が果たされたといえるだろう。

◆ 経済面での援助

　Gさんは精神障害者保健福祉手帳2級・障害者等級2級をもち，生活保護・障害年金を受給している。1か月の収入は障害基礎年金と生活保護を合わせて約145,000円であり，支出は家賃が40,000円，食費を1日約1,000円としていた。そのほか，地域活動支援センターに通うためにバス賃が往復300円（通常の半額）❶かかっていた。長期入院後成年後見制度の活用も検討したが，Gさん自身は成年後見制度の活用にも費用が必要となることもあり，まずは自分でやってみたいという意向であったため，すべて自己管理とした。退院前はこの金額で生活していけると安心していた。

　しかし，実際に単身生活が始まると，Gさんはお金のことが心配になり徐々に節約生活となり，朝食はあんパン1つ，夕食はいつも同じ300円の弁

NOTE
❶都道府県や市町村によって，負担金額やサービスの内容が異なる。原則，生活保護を受けていると，生活保護費から障害年金の額が差し引かれる。ただし，障害年金を支給されると生活保護に障害年金加算がつき，生活保護費が増えることがある。

当を購入していた。ヘルパーが気にして声をかけてはいたが，Gさんはかたくなに拒否し，このことがきっかけとなり体重が減少し，精神状態が悪化していた。

　Gさんの事例からわかるように，入院中にイメージしていた安心感と実際に生活を始めた場合の安心感は，一致するとは限らない。そのため退院後も引きつづきお金のことで困っていないかなどを確認し，しばらくは金銭管理の方法について一緒に考える場をもつことも，地域生活の中断を防ぐことにつながる。地域の支援者として，精神保健福祉士と相談できる体制があることは望ましい。

2　医療機関での支援

　地域生活の中断を防ぐために支援を行っても，精神症状が悪化し入院となるケースもある。しかしその場合も，再び地域生活に戻ったときに患者の望む生活が継続されるよう，医療機関において地域生活を意識した支援を行っていく必要がある。

事例　躁状態が悪化し家族の疲弊も強く入院になったHさん

　Hさんは38歳の女性。病名は双極症であり，本人には病名告知がされている。夫と10歳の娘の3人暮らし。責任感が強く，自分から率先して行動するタイプである。25歳で結婚，29歳で出産後に発症し，その後通院していたが，ここ半年間は通院が中断していた。通院には電車で約1時間かかる。入院歴はない。

　Hさんには躁とうつの波がある。調子をくずすサインとしては，うつ状態では食欲低下，動けなくなること，躁状態では不眠や浪費，家族や周囲に強い口調になることである。ときには手が出ることもあるが，自分自身に躁うつの自覚はない。

　1年前から，自宅から30分のところにあるスーパーマーケットでレジ担当として働いている。職場には精神科に通院していることは伝えていない。Hさんは，徐々に不眠傾向になり化粧品などを購入し浪費傾向となった。夫が心配をして受診をすすめたところ，Hさんは「だいじょうぶ，私の稼いだお金だからいちいち口を出さないで」と強い口調で言い，受診にはいたらなかった。

　その後，眠れない日が続き，娘に対しても大声でどなることが続いたため，夫が心配して付き添って来院し，その日に医療保護入院で閉鎖病棟に入院することになった。入院時は多弁で食事もひとりで摂取することができず不眠状態が続いたため薬剤調整が行われた。Hさんは夫に入院させられたと感じて易怒的になっており，主治医から夫は当面面会禁止という制限がかかっていた。また，娘は入院前よりHさんから食事や学校・外出のことで怒られることがありこわがって面会に来ることができなかった。今回の入院について，職場には体調をくずしていると伝え，療養休暇を申請して休んでいる。

◆ 生きにくさ

　Hさんのように躁うつの自覚がない場合，家事や仕事をしながら生活のなかで症状コントロールをしていくことは，まわりの理解があったとしてもむずかしい。精神科に通院していることを職場に伝えていない場合は，服薬によって生じる副作用や内服のタイミング・場所にまで気をつかう必要がある。また，Hさんのように責任感が強く，自分から率先して行動するタイプの人は，自覚のないまま無理をして仕事をしたり，仕事を引き受けたりすることで，結果として調子をくずしてしまう場合もある。このように，本人の性格や人との付き合い方，職場環境，受診へのアクセスなど，複合的な要因が重なって生きにくさにつながっていく。

◆ 家族（キーパーソン）への支援

　Hさんのように症状の波がある場合や，家族の思いが伝わらない状況は，Hさんだけでなく家族にとってもたいへんつらい状況である。また，身近にいる家族が身体的にも精神的にもストレスをかかえている状態では，精神疾患の再発率が高まることや，家族の過度なかかわりや病気に対するかたよった知識が，本人の病気との付き合いに影響を及ぼすこともわかってきた（◯ 132ページ）。そのため，本人だけでなく同時に家族への支援も欠かせない。

　本人が受診できない状況では，家族の話を聞くことが間接的な支援にもなる。多くの家族は，発症から医療機関につながるまでの間，多くの悩みをかかえ疲弊してきている。そのため，家族をねぎらい，休息がとれるように配慮することも支援の1つとして必要である。Hさんの場合も，入院直前までキーパーソンである夫が受診をすすめてきた経緯があり，10歳の娘はもの心ついたときから母親の調子を気にしながら生活してきている。こうしたことを考えると，面会に来なくても看護師が意図的に電話などで「困っていることはありませんか」と言葉をかけるなどして，気にかけることが大切である。

　とくに入院時に隔離室への入室や拘束といった行動制限を受ける場合は，本人だけでなく家族も自責的になる。そのため看護師は，家族が不安にならないようにHさんの状態をこまめに家族に伝える。同時にHさんに対しては「夫が入院させたのではなく，入院治療の必要性を判断したのは医療者である」ということを伝えることが大切である。また，精神症状の悪化によってHさんと夫の関係性が一時的にわるくなっているが，面会が制限されている間も双方の気持ちを確認し，つなぎ合わせることが大切なのである。

◆ 日常生活を維持するための援助

　看護師はまずHさんをねぎらうとともに「病院に来てくれてよかった」という気持ちを伝えることが大切である。そして，Hさんがどのようなことに困っていたのかをたずね，人として看護師として「ご飯を食べられないことや眠れないこと」を心配しているということを伝える。Hさんに対し

て「治療ありき」でかかわると，その後の治療関係に影響が生じる場合があるため，本人が治療に対して疑問に思っていることなどは，ていねいに聞きとり解消していく。

　また今後の地域生活の中断を防ぐためには，Hさんが退院後にどのような生活をしたいと思っているのかを入院中から話し合うことが大切である。入院中からHさんがやりたいことや希望などを聞き，看護師はそれを実現できるように入院生活や退院後の生活を整えていく。

　Hさんは職場に精神疾患であることを伝えずに一般就労を行っている。Hさんにとって仕事は「生きがい」であり，責任感をもって仕事を継続していることはHさんの強みである。一方で，Hさんは自分自身の悪化のサインがわからなかったり，まわりからなにか言われると不安に感じてしまったりすることもある。そのためHさんが自分自身で危機回避する力を身につけることも大切であり，看護師が入院前の生活を一緒にふり返ったり，退院後の生活の過ごし方を考えたりする姿勢が求められる。

● **WRAP の活用**　近年，自分自身が元気でいるために，そして気分がすぐれないときに元気になるために，WRAP が注目を集めている（● 108 ページ）。Hさんは入院中に病棟の作業療法の一環で行われている WRAP に参加して，「元気に役立つ道具箱」と，6つの元気回復行動プランを作成した（●表6-4）。

● **表6-4　Hさんの元気に役立つ道具箱と6つの元気回復行動プラン**

深呼吸，おいしいご飯を食べること，音楽を聴くこと，音楽番組を見ること，友達とおしゃべりすること，アロマセラピー，犬の散歩

6つのプラン

プランの内容	Hさんの場合
1　日常生活管理プラン	・いい感じがしているときの自分について：笑顔が絶えない ・元気でいるために毎日しなければならないとわかっている元気に役立つ道具：深呼吸 ・ときどきはしたほうがよいかもしれないこと：外食
2　引き金に対応するプラン	・職場でできないと思った仕事を引き受けてしまったときは，仲のよい友達とおしゃべりをする
3　注意サインに対してのプラン	・眠れないときは頓服薬を使用してぐっすり眠る ・アロマオイルを使ってリラックスできる時間をつくる ・ゼリーなど喉に通るものを積極的にとるようにする
4　調子がわるくなってきているときのプラン	・自分で無理をして家事をしてしまうため，食事や洗濯は夫や娘の力を借りるようにする
5　クライシスプラン（緊急状況への対応）	・誰とも口をきかず，人の意見に耳を傾けることができない。夫に病院に電話してもらい，受診に付き添ってもらう。家族から薬をすすめられることはとてもつらいのでやめてほしい。
6　クライシス後プラン	・深呼吸を行う。家事はできるだけ夫や娘にも協力してもらう。

本人が日常生活で意識できるよう，また周囲の人が早めに気づけるように，症状への対処を一緒に考えることは大切である。また，このプランはHさんだけでなく家族や支援者と普段から共有しておくことでクライシスへの対応につながる。

✏ work　復習と課題

❶ 早期退院支援の流れを説明しなさい。

❷ 早期退院支援を実現するためには，入院時にどのような支援を行う必要があるかまとめなさい。

❸ 地域移行支援を進めていくうえで，医療機関が地域の関係機関・職種と連携していくためにはどうすればよいか説明しなさい。

❹ 高齢精神障害者は，どのような問題をかかえているか説明しなさい。

❺ 高齢精神障害者の入院時と入院中の看護のポイントについてまとめなさい。

❻ 長期入院患者の地域移行支援を，支援開始期・退院導入期・退院準備期に分け，それぞれの時期における看護師の強みをいかしたかかわりについて述べなさい。

❼ 長期入院患者の活用できる社会資源にはどのようなものがあるか述べなさい。

❽ 退院を不安に感じる長期入院患者に対して，看護師はどのようにかかわることができるか述べなさい。

❾ 長期入院患者の退院を具体的にするには，どのような支援を行えばよいか説明しなさい。

❿ 地域生活が中断してしまう理由について，どのようなものが考えられるか述べなさい。

⓫ 地域生活の中断を防ぐために，どのような支援を行えばよいか述べなさい。

参考文献

1. 篠田道子編：チームの連携力を高めるカンファレンスの進め方．p. 43，日本看護協会出版会，2010.
2. 西池絵衣子ほか：精神科救急・急性期ケアと多職種アウトリーチサービスとの連携モデルの開発．平成23年〜25年度科学研究費助成事業研究成果報告書．
3. Clubhouse International：International Standards for Clubhouse Programs™.（https://clubhouse-intl.org/resources/quality-standards/）（参照 2021-12-31）.

第 **7** 章

特定の状況に対する
精神保健福祉

A　貧困と精神保健福祉

1　貧困と精神障害のかかわり

● **貧困とは**　**貧困**にはさまざまな定義があるが，一般的には，個人もしく
は世帯が社会生活を営むために必要な資源（モノ，サービス）を欠いた状態を
示している。貧困には，大きく絶対的貧困と相対的貧困という 2 つのとらえ
方がある。**絶対的貧困**とは，衣食住といった必要最低限の生活が維持できな
いような状態，すなわち人間として生存が困難な状態をさす。一方，**相対的
貧困**とは，ある国や地域など特定の社会における標準的な生活レベルよりも，
著しく低い状態にあることをさす。2022（令和 4）年の国民生活基礎調査によ
れば，わが国の相対的貧困率は 15.4% であった。経済協力開発機構（OECD）
の 2023 年のデータベースによれば，この値は OECD 加盟国の平均値を上ま
わり，38 か国中 8 番目に高いものであった。わが国において，貧困が存在
していることは明らかである。

　また貧困は，所得が少ない（**低所得**）という経済的問題が根底となってはい
るが，けっしてそれだけが問題というわけではない。低所得によって，病気
になっても医療機関を受診できない，就職活動に必要な身なりを整えられな
い，冠婚葬祭に用だてできない，安定した住居が得られないといった，生活
の諸側面に問題があらわれる。結果的に，活動の萎縮，友人や家族関係の破
綻など，人間関係や社会参加にも影響をもたらしてしまう。

● **貧困と精神障害のかかわり**　貧困は，精神障害とどのような関係がある
のだろうか。以下の事例をもとに考えてみよう。

> **事例**
> 　I さんは 20 代男性，非正規雇用で働いている。正規雇用の職につけな
> かったことで親族と大げんかをしてしまい，家族とはほとんど連絡をとって
> いない。
> 　あるとき，かぜをひいて高熱が出たが，短期間雇用契約で病気休暇制度が
> なく，欠勤するとそのぶん収入が減るため，生活のために無理をしてでも働
> かざるをえなかった。勤務後はフラフラに疲れ果て，少しでも休みたいと考
> え医療機関に行く手間も惜しんで早々に寝ていた。製品の納期が迫っており，

上司から「とにかく期限に合わせるために死にものぐるいでやれ！」と発破をかけられていた。なかなかよくならない状態のまま，無理をして出勤しつづけていたため，いつもならやらない作業ミスをしてしまった。小さなミスだったが，一緒に作業していた同僚たちに大きく迷惑をかけた。大勢の前でひどくどなられ，周囲から白い目で見られるのを感じた。頭痛とともに，手のふるえがあらわれ，周囲から陰口を言われているのではないかと気が気ではなくなってきた。

　このような状況においては，過労でうつになったり，不安が高じてパニック症になったり，ミスをしないようにと過剰にこだわりすぎて強迫観念におそわれたり，メンタルヘルスになんらかの不調が生じてしまっても当然だろう。しかし，もしＩさんに経済的な余裕があったならどうだっただろうか。生活費を気にすることなく休暇がとれたかもしれない。そして，医療機関を受診して適切な治療を受けられたかもしれない。

　Ｉさんは，現在の就労環境を失うわけにはいかないと考え，窮地に追い込まれてしまった。ストレス脆弱性モデル（ⓞ 133 ページ）を用いて考えれば，貧困によって，ストレスが高まり，精神疾患の発症にいたりやすくなったといえる。また，先述したように，貧困者は人間関係や社会参加が不利な状況にあり，これは精神疾患の悪化にも大きく影響する。

　実際に，生活保護（ⓞ次ページ）の受給者（被保護者）には精神的な課題をかかえている人が多い。厚生労働省の 2021（令和 3）年度被保護者調査によれば，被保護人員のうち 16.4％に精神障害・アルコール依存症・その他の精神病があるとされている（ⓞ図 7-1）。そのほかに，発達障害や心的外傷後ストレス障害，薬物依存症，認知症に伴う精神症状など障害者加算として認定されにくい精神障害者も含めると，その割合はさらに多くなると考えられる。

　また，2022（令和 4）年に国立社会保障・人口問題研究所が実施した「生活と支え合いに関する調査」では，回答者の等価可処分所得，つまり 1 人あたりの手取り収入の金額に基づいて回答者を 10 段階に振り分け，その心の健康状態が分析された。K6 の得点は，5 点未満は健康，5～9 点は要注意とされ，10 点以上の人では 50％に気分障害か不安症の診断がつくとされる。その結果，所得が低いほどメンタルヘルスに問題をかかえる可能性がある人が多くなっており，とくに最も所得が低い層ではメンタルヘルスに問題がない人は半数に満たなかった（ⓞ図 7-2）。

● **貧困について学ぶ意義**　以上のように，精神障害の背景には，貧困に関連した諸問題がかかわっていることがある。その場合，貧困と精神障害が相互に結びついて状況を複合的にむずかしくしており，症状を取り除くだけでは根本的な治療にいたらないことが多い。そのため看護師は，貧困とそれを取り巻く現状，制度について理解を深めることが必要である。貧困を単に「お金がないこと」とみなすのではなく，貧困が学歴や結婚・仕事・住居などに与える影響について，これまでに述べてきたように相対的・社会的な観点から考えていかなければならない。

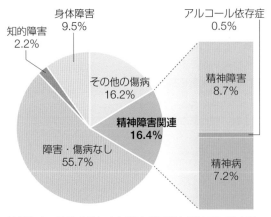

精神障害：精神病等により障害者加算を受けている人員。
精 神 病：精神病等により入院しているか，在宅患者加
　　　　　算を受けている人員，または，そのために働
　　　　　くことができない，もしくはそれと同等の状
　　　　　態にある人員。

◉図 7-1　被保護人員の障害・傷病の状況
（厚生労働省「被保護者調査」2021（令和 3）年度をもとに作成）

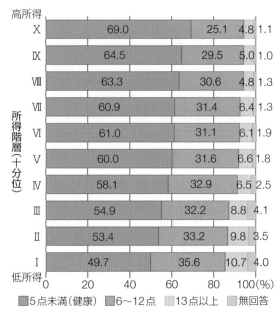

■5点未満（健康）　■6〜12点　□13点以上　□無回答

◉図 7-2　所得階層と K6 得点
（国立社会保障・人口問題研究所「2022 年 生活と支え合いに関
する調査」をもとに作成）

2　貧困・低所得に対する社会保障制度

　個人の努力や備えだけでは通常の生活が困難・不可能となった場合に，国
の責任で給付を行う公的制度を**社会保障**という。貧困・低所得者問題に対し
ても，いくつかの社会保障制度によってセーフティネット（安全網）が形成さ
れている。以下に，貧困・低所得に対する代表的な制度について解説する。

● **生活保護制度**　生活保護制度とは，自己の資産や能力，あるいは扶養義
務者からの援助や他制度を活用してもなお，生活を維持していく最低限の費
用さえもまかなうことができないほどに困窮している世帯に対し，原則とし
て不足分を補う給付を行い，健康で文化的な最低限度の生活を保障し，その
自立を援助する制度である。憲法に定められた生存権の理念に基づき，社会
保障の「最後の受け皿」として制定されている。生活扶助，教育扶助，住宅
扶助，医療扶助，介護扶助，出産扶助，生業扶助，葬祭扶助の 8 種類がある。
居住地の福祉事務所などに申請し，資力調査（ミーンズテスト）に基づいて支
給の要否が決定する（◉図 7-3）。ただし，生活保護を必要とする人が，生死
にかかわるような差し迫った状況にある場合，本人の申請がなくとも必要な
保護を行うことができる（**職権保護**）。

● **生活困窮者自立支援制度**　生活に困窮している人に対して，生活保護に
いたる手前の段階で生活を立て直し，自立に向けた支援を提供するのが生活
困窮者自立支援制度である。福祉事務所の設置自治体により実施される事業
であり，必須の事業が自立相談支援事業と住宅確保給付金事業である。自立

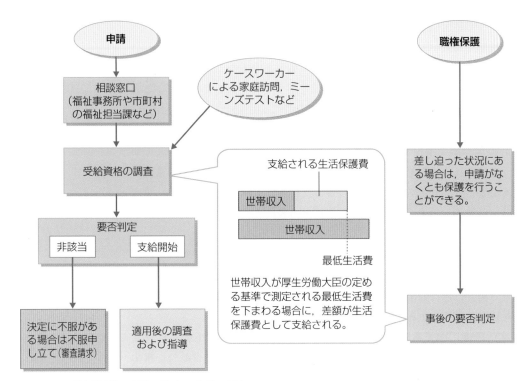

◎図7-3　生活保護の申請・決定・実施の流れ

相談支援事業は，個々の事例の相談に応じ，さまざまな関係機関を活用しながらその人に必要な自立支援計画をたててその実施を推進する取り組みである。住宅確保給付金は，離職により住居を喪失した人に対して家賃相当額を支給するものである。どの自治体に住んでいても個々の事情に応じた相談支援体制と住まいの支援を受けられるという設計である。さらに，自治体ごとに地域の実情に合わせて提供される支援として，就労に必要な訓練を一定期間受けられる就労準備支援や，家計の収支状況の適切な把握や家計改善に向けた支援である家計改善支援，路上生活者などで所得が一定水準以下の場合の緊急的な宿泊場所や食事の提供などを受けられる一時生活支援，子どもの学習の援助や生活習慣・育成環境の改善に向けた支援を行う子どもの学習・生活支援事業がある。また，すぐには一般就労がむずかしい人に対して就労の機会と必要な訓練などを提供する就労訓練事業を提供する法人などを認定している。就労準備支援と家計改善支援については実施率が4割と低調であったため，平成30年の法改正では国庫補助率を高めて自治体の努力義務と位置づけられた。

● **生活福祉資金貸付制度**　生活福祉資金貸付制度とは，金融機関や公的貸付制度からの借入が困難な低所得世帯や，障害者手帳の交付を受けている者が属する世帯に対し，生活の安定と経済的自立をはかることを目的に貸付を行う制度である。民生委員の相談援助活動を通して，社会福祉協議会に申し込みを行う。

● **社会手当制度**　社会保険(現在は貧困ではないが，病気やけが，その他の

事故によって貧困に陥ることを予防する)と公的扶助(現に貧困に陥っている場合に援助する)の中間の性格をもつ,生活保障のための給付である。社会保険における保険料負担や生活保護における資産調査もなく,一定の要件に該当する場合に給付が支給される。中学校卒業までの児童を養育している人へ支給される児童手当(所得制限があり,制限をこえた場合は特例給付あり),ひとり親家庭で18歳までの子どもを養育している人へ支給される児童扶養手当,20歳未満で精神または身体に障害を有する児童を家庭で養育している者へ支給される特別児童扶養手当,重度の障害で日常生活において常時の介護を必要とする在宅の20歳未満の者に支給される障害児福祉手当,重度の障害で常時の介護を必要とする20歳以上の者に支給される特別障害者手当などがあげられる。

● **無料低額診療事業**　低所得者でも必要な医療を受ける機会が制限されないよう,医療機関が無料または低額な料金で診療を行う事業である。健康保険がある場合は無料低額診療施設に直接相談し,ない場合は福祉事務所や社会福祉協議会に相談する。

● **住宅の確保に関する諸制度**　住宅の確保に関しては,先述した生活保護法における住宅扶助や生活困窮者自立支援制度における住宅確保給付金事業のほかにもいくつかの制度がある。

　①住宅施設,無料低額宿泊所,日常生活支援住居施設　生活保護法に規定された保護施設(救護施設,更生施設,宿所提供施設など)を利用できることがある。また,無料低額宿泊所とよばれる,無料または低額な料金で宿泊所を提供させる事業もある。無料低額宿泊所は,生活困窮者の一時的な宿泊所の確保に役だってきたものの,施設によっては劣悪な居住環境や低質の食事等サービスを提供し,提供内容に見合わない高額な料金を請求して利益を得る,いわゆる貧困ビジネスの問題が指摘されており,2020年からは新たに,サービスの質を確保するための基準を設けた日常生活支援住居施設事業が実施されることとなった。これらの事業は,実施主体が市区町村となる。

　②公営住宅制度　地方自治体などが低所得者層向けに健康で文化的な生活を営むに足りる住宅を整備し,低額な家賃で賃貸する制度である。

　③住宅セーフティネット制度　民間賃貸住宅を活用して居住支援を行う住宅セーフティネット法が定められた。同法では,賃貸住宅(セーフティネット住宅)の登録制度があり,住宅の確保に困っている人がそれを見て賃貸人に入居を直接申し込むことができるようになっている。また同法では登録住宅の改修や入居者への家賃補助,家賃債務保証などの支援を提供する居住支援法人の指定などがされている。

　④婦人保護施設・母子生活支援施設　ドメスティックバイオレンス(DV)の被害により住まいを失う女子に対しては婦人保護施設が,母子の場合は母子生活支援施設が利用できる。それぞれ婦人相談所や児童相談所への相談が必要となる。これらの困難な状況におかれた女性への支援のあり方については体系の見直しが進められている最中である。

● **その他**　年金加入中に障害を負った場合に支給される障害年金や,勤労

者が亡くなった場合に遺族に支給される遺族年金といった年金制度も窮乏状態の緩和に役だつ。さらに，障害者手帳の所持者や，住民税が非課税などの低所得世帯に対しては，公共料金の減免・割引制度が設けられていることもある。

3 事例

　本項では，貧困問題と，それに対する精神保健福祉的な支援についていくつかの事例を取り上げる。ひとくちに貧困といってもさまざまなケースがあり，それぞれに個別の対応が求められる。貧困と精神障害とが結びつき，重層化・複雑化している場合にはなおさらである。そのため，これらの事例だけで貧困と精神保健福祉のかかわりの全容を把握することはできないが，実践への手がかりとして参考にしてほしい。

1 虐待・貧困を苦に自殺をはかった若年女性

事例

　Jさん(20歳，女性)は，自殺をはかって救急外来に運ばれてきた。治療は無事にすんだが，ひどく取り乱した様子で「帰る」と言ってきかない。看護師と医療ソーシャルワーカーと3人で別室に行き，おだやかに話しやすい雰囲気を整えたところ，ようやくぽつりぽつりと事情を話しはじめた。

　Jさんは，幼いころに両親が離婚しており，実の父親の顔は知らないという。母親の再婚相手とはそりが合わず，しばしば暴力をふるわれたりしたことから，この家では暮らせないと思い中学生時代から家出を繰り返していた。夜，泊まる場所がなくなると援助交際などでその場をしのいでいたという。そのころから，死にたい，消えたいという思いが強く，自傷行為を繰り返していた。高校卒業とともに地元を離れ，人生をやり直したいと都会に出たが，定職につくことができず，とりあえずのお金と泊まる場所をなんとかするために性風俗業で働くことになった。しだいに，自分には生きている価値がないと思う気持ちが強くなり，また性行為に対する嫌悪感が強くなったことで精神的に不安定になり，不眠や過呼吸に悩まされるようになった。それでも，他人に迷惑をかけたくないとの思いから，誰にも相談せずなんとか暮らしてきたが，もう限界だと感じて自殺をはかったのだと言う。

　どうして急に「帰る」と言ったのかとたずねると，病院代が払えないので早く退院しなければならないと思ったとのことであった。医療保険についてたずねたが「よくわからない」と言う。実家に連絡をとることを提案したところ，血相をかえて「自分がここにいることは絶対に知られたくない」と主張した。

　状態が少し落ち着いたところで，ソーシャルワーカーは婦人相談所❶に一緒に相談に行く提案をした。はじめはいやがっていたJさんだったが，看護師とソーシャルワーカーが2人がかりで説得し，しぶしぶ聞き入れてくれた。婦人相談所では，婦人保護施設❷へ入所して落ち着いた環境で生活を立て直すとともに，継続的な精神科受診を続けることになった。最初は施設の中でも表情がかたく，誰とも話さないような雰囲気であったが，徐々に笑

▣ NOTE

❶婦人相談所
　もとは売春を行うおそれのある女子の相談・指導・一時保護などを行う施設であったが，現在は婦人保護事業の中核施設となっている。配偶者からの暴力の防止及び被害者の保護等に関する法律（配偶者暴力防止法）に基づき，配偶者暴力相談支援センターとしてDV被害者の支援機能ももつなど，女性に関するさまざまな相談に応じている。各都道府県に必ず1つ設置されている。

❷婦人保護施設
　もとは売春を行うおそれのある女子を収容保護する施設であったが，現在はDV被害者の保護や家庭環境の破綻や生活の困窮など，さまざまな事情により問題をかかえている女性も保護する役割を担っている。婦人相談所を通じて保護が行われる。

顔が見られるようになってきたという。

　自殺はわが国における大きな社会問題であるが，その背景には経済的な事情が関係していることが多い。こうした背景への理解がないまま，医学的治療のみの対応を続けると，自殺企図の繰り返しといった問題にもつながりかねない。自殺企図に追い込まれている人は，「死にたい」という思いより，日々の生活が苦しく，支えてくれる信頼のおける親や友人もおらず，追いつめられ疲れ果ててしまった末に「いまの苦しい状況から逃げたい，消えたい」という切迫した気持ちに動かされていることが多い。そのような相手に対しては，「なぜ死にたいと思ったのか」という直接的な動機を聞くよりも，そこにいたるまでに「どのような状況のなかに暮らしてきたのか」を聞くことで，理解につながることもある。

　また本事例では，若年女性における貧困問題の「見えづらさ」も浮かび上がる。一般に，住居を失った場合には路上生活者，いわゆるホームレスになることで問題が顕在化することが多いが，若年女性にとって路上生活は危険であるため，援助交際や，多少のお金を支払ってでもネットカフェなどで過ごすなど，問題が明らかになりにくい。さらに，性風俗業で働く女性に対しては，しばしば心ない言葉や視線が向けられることにも留意しておくべきだろう。「そのような場所で働いている女性がわるい」「自己責任」といったことがいわれることもあるが，上述したように，そこにいたるまでの人生の歩みに考えを向けることが必要である。

　看護師は，医療ソーシャルワーカーや福祉事務所と連携し，活用できる制度やサービスの利用に結びつけることが望ましい。医療保険がないため医療費が支払えないと主張する場合にも，先述の無料低額診療施設であれば，適切な医療を提供することができる。また，虐待や性被害，DVなどにあった女性の場合，深刻なトラウマをかかえていることも少なくない。福祉事務所の女性相談員や，婦人相談所に相談し，住まいの場所がないときには婦人保護施設などに入所しながら，心身の健康を整えていくことが望ましい場合もある。医療機関に勤める看護師は，最も本人が困難を感じているときに援助にあたることができるため，あたたかく受容・共感的な態度でこれらの諸制度やサービスの情報を提供していくことで，適切な支援につながる可能性が高まる。

　なお新型コロナウイルス感染拡大に伴う雇用環境の変化は，非正規雇用や観光業・サービス業などに従事する，とくに女性や若年層の経済状況の悪化をもたらし，女性や若者の自殺率増加につながったと考えられている。政府はこのような困窮世帯に対しては，生活福祉資金の貸付制度や生活困窮者自立支援制度の住宅確保給付金の活用を呼びかけている。

2 親が失職して経済的に困窮した大学生

事例

　大学の保健管理センターに勤めるU看護師は，しょっちゅう体調不良を訴えて来室する3年生のKさん（21歳，男性）のことが気がかりだった。腹痛，頭痛，身体がだるいといった訴えで来室しては，1時間ほどベッドに横になったあと，治ったと言って帰ることを繰り返していた。医療機関を受診するように促しても，「だいじょうぶです」と言うだけであった。ある日，U看護師が「体調がわるいのはしかたないけれど，授業を休んで単位はだいじょうぶなの？」と心配したところ，「本当はまずいです。がんばって授業に出るようにしているのですが，頭がまったくはたらかなくて」と言う。深刻な表情でうなだれるKさんの様子に，雑談ですませてはいけないと思ったU看護師は，あらためて生活状況について詳しく話を聞いた。

　Kさんは，複数のアルバイトをかけもちして夜遅くまで働いており，疲れてなにをする気にもならないとのことであった。アルバイトを減らせないのかたずねたところ，「2か月前に父が失職してしまい，仕送りがないので自分でやりくりしないといけない。退学・休学も考えたが，あと1年で卒業なので，親も学費だけはなんとか捻出するからがんばって勉強するように応援してくれている」とのことであった。住んでいたアパートはすでに引きはらい，友人の家に居候として住まわせてもらっている。食欲はなく，睡眠も十分にとれていない。このままだと単位がとれないと思って，なんとか大学には来ているが，頭がはたらかない。そろそろ就職に向けて準備を始めないといけないのだが，なにをやりたいかまったく思い浮かばないという。

　U看護師は，うつ状態を心配し医療機関の受診を提案した。しかし，「親に余計な心配をかけたくないので」ときっぱり拒否する。「それでは，保健管理センターで所長が健康相談をしているから，それを受けてみてはどうですか」と提案をすると，ためらいがちではあるがKさんも受け入れた。

　所長のT医師によってKさんはうつ状態と診断され，カウンセリングとあわせて，経済的な問題をなんとかしたほうがよいという話になった。T医師が，「授業料減免の制度のことは知っていますか」と確認したところ，Kさんは知らないと答えた。そこで，経済的に困っている学生のためにいくつか制度があること，申請時期が限られているものも多いが，具体的に使える支援のことを知っておくと，来年以降が少しらくになるのではないかと提案し，学生支援課の窓口に行くようすすめた。Kさんの緊張をやわらげるためにU看護師が同行した。

　学生支援課の職員は親切に情報提供をしてくれ，来年度の奨学金の受給と授業料減免の対象になることがわかった。また，Kさんのこれまでの単位取得状況と今後の卒業に向けての必要単位について確認し，「なんとか3年のうちにこれだけの単位はとれるとよいですね」と，具体的な単位の履修計画を説明してくれた。後日，保健センターにカウンセリングのために訪れたKさんは，まだ身体はつらいけれど，見通しがついたことでがんばれる気になったと話した。

　親の失業などの急激な環境の変化，経済的基盤の喪失によって，精神のバ

ランスをくずすことはめずらしくない。睡眠の異常（不眠や過眠）や食欲の変動，意欲低下，疲労感，思考の硬直といったサインを見逃さないようにすることが重要である。精神症状があるときには医療ケアを優先したくなるが，生活環境を整えない限り再び不調に陥る可能性が高く，時間がかかるかもしれないが，見通しをもって治療と同時並行で整えていく支援が必要である。なお近年では，大学でも学生の貧困の問題に目を向けており，奨学金の拡充や緊急支援資金を準備していたり，学生食堂で安価な朝食を提供したり，キャンパスソーシャルワーカーを配置して複合的な支援を提供していたりするところもある。

B　障害者虐待と精神保健福祉

　2012（平成24）年10月1日，「**障害者虐待の防止，障害者の養護者に対する支援等に関する法律**」（**障害者虐待防止法**）が施行された。その背景には，障害者福祉施設を利用したり，会社で雇用されて働く障害者が，職員や雇用主から暴力や性的被害を受けるなどの重大な虐待事案が繰り返しおきたり，家庭で障害者の世話をする養護者が，支援の不足，介護負担の増加によって虐待をせざるをえない状況に追い込まれていたりする実態がある。また，2022（令和4）年の「精神保健及び精神障害者福祉に関する法律」（精神保健福祉法）の改正によって，精神科病院における虐待防止に向けた取り組みの推進がより一層はかられることになった。具体的には，精神科病院の業務従事者による虐待を受けたと思われる患者を発見した者に，すみやかに都道府県等へ通報することを義務づけたり，精神科病院の管理者に，業務従事者への研修や患者への相談体制の整備などの虐待防止のための措置の実施を義務づけることなどがあげられ，改正法は2024（令和6）年4月に施行される。

　本節では，まず障害者虐待防止法の基礎知識と障害者虐待の現状を学習し，次に，具体的な対応としておもに障害者福祉施設等における虐待防止の取り組みについて学ぶ。読者の皆さんが看護師として働くようになったとき，虐待の場面にあうことがあるかもしれない。その際にどのような行動をとるべきなのか，本節で学んだことを判断の一助としていただきたい。

1　障害者虐待の防止，障害者の養護者に対する支援等に関する法律（障害者虐待防止法）の概要

1　目的

　障害者虐待防止法は，「障害者に対する虐待が障害者の尊厳を害するもの」であるという認識にたち，「障害者の自立及び社会参加にとって障害者に対する虐待を防止することが極めて重要」であり，「障害者の権利利益の擁護に資することを目的とする」と定められている。障害者の尊厳をまもり，自

立と社会参加を進めるために，虐待がおきる前に防止することや，養護者を適切に支援することが重視されている。また，同法第3条では「何人も，障害者に対し，虐待をしてはならない」と規定し，広く虐待行為を禁止している。さらに，同法第7条，第16条，第22条において，「障害者虐待」を受けたと思われる障害者を発見した者に対して，市町村等へのすみやかな通報を義務づけている。

2 障害者虐待の定義

● **障害者の定義**　障害者虐待防止法における障害者とは，障害者基本法第2条第1号に規定する障害者と定義されている。すなわち，「身体障害，知的障害，精神障害（発達障害を含む）その他の心身の機能の障害がある者であって，障害及び社会的障壁により継続的に日常生活又は社会生活に相当な制限を受ける状態にあるもの」としており，障害者手帳を取得していない場合も含まれる。

● **障害者虐待に該当するケース・行為**　障害者虐待防止法では，障害者虐待として，①養護者による障害者虐待，②障害者福祉施設従事者等による障害者虐待，③使用者による障害者虐待の3つの場合について定めている。

　養護者とは，「障害者を現に養護する者であって障害者福祉施設従事者等及び使用者以外のもの」と定義されており，身辺の世話や身体介助，金銭の管理などを行っている障害者の家族・親族・同居人などが該当すると考えられる。また，同居していなくても，現に身辺の世話をしている親族・知人などが養護者に該当する場合もある❶。

　障害者福祉施設従事者等とは，障害者総合支援法などで規定される障害者福祉施設，または障害福祉サービス事業等にかかわる業務に従事する者と定義されている（◉表7-1）❷。

　使用者とは，「障害者を雇用する事業主又は事業の経営担当者その他その事業の労働者に関する事項について事業主のために行為をする者」と定義さ

NOTE

❶養護者による18歳未満の障害児への虐待は，総則など全般的な規定や養護者の支援については障害者虐待防止法に規定されているが，通報や通報に対する虐待対応については，児童虐待防止法が適用される。

❷高齢者関係施設の入所者に対する虐待については，65歳未満の障害者に対するものも含めて高齢者虐待防止法が適用され，児童福祉施設である障害児入所施設の入所者に対する虐待については児童福祉法が適用される。

◉**表7-1　障害者福祉施設，または障害福祉サービス事業等に該当する施設・事業**

法上の規定	事業名
障害者福祉施設	• 障害者支援施設 • のぞみの園
障害福祉サービス事業等	• 障害福祉サービス事業（具体的な内容としては，居宅介護，重度訪問介護，同行援護，行動援護，療養介護，生活介護，短期入所，重度障害者等包括支援，施設入所支援，自立訓練，就労移行支援，就労継続支援，就労定着支援，自立生活援助，共同生活援助） • 一般相談支援事業および特定相談支援事業 • 移動支援事業 • 地域活動支援センターを経営する事業 • 福祉ホームを経営する事業 • 厚生労働省令で定める事業

（障害者虐待防止法　第2条第4項による）

○表7-2　障害者虐待に該当する行為

種類	定義	例
身体的虐待	障害者の身体に外傷が生じ，もしくは生じるおそれのある暴行を加え，または正当な理由なく障害者の身体を拘束すること。	暴力や体罰によって身体に傷や痣，痛みを与える行為をする。身体を縛りつけたり，過剰な投薬によって身体の動きを抑制する。
性的虐待	障害者にわいせつな行為をすることまたは障害者をしてわいせつな行為をさせること。	性的な行為やその強要。
心理的虐待*1	障害者に対する著しい暴言または著しく拒絶的な対応その他の障害者に著しい心理的外傷を与える言動を行うこと。	おどし，侮辱などの言葉や態度，無視，いやがらせなどによって精神的に苦痛を与えること。
放棄・放置*2	障害者を衰弱させるような著しい減食，長時間の放置，養護者以外の同居人による身体的虐待，性的虐待，心理的虐待に掲げる行為と同様の行為の放置等養護を著しく怠ること。	食事や排泄，入浴，洗濯など身辺の世話や介助をしない。必要な福祉サービスや医療，教育を受けさせない。
経済的虐待	障害者の財産を不当に処分することその他障害者から不当に財産上の利益を得ること。	本人の同意なしに，あるいはだますなどして，財産や年金，賃金を使ったり，勝手に運用し，本人が希望する金銭の使用を理由なく制限すること。

*1 障害者福祉施設従事者等および使用者については「不当な差別的な言動」も規定。
*2 障害者福祉施設従事者等については「他の利用者による身体的虐待，性的虐待，心理的虐待に掲げる行為と同様の行為の放置」および「職務上の義務を著しく怠ること」も規定。また使用者については，「他の労働者による身体的虐待，性的虐待，心理的虐待に掲げる行為と同様の行為の放置」および「その他これらに準ずる行為を行うこと」も規定。

れている。この場合の事業主には，派遣労働者による役務の提供を受ける事業主など，政令で定める事業主も含まれる❶。

　以上の，養護者，障害者福祉施設従事者等，使用者が，障害者に対して**身体的虐待，性的虐待，心理的虐待，放棄・放置，経済的虐待**に該当する行為を行った場合を障害者虐待と定めている（●表7-2）。

3　通報義務と通報者の保護

● **通報義務**　障害者虐待防止法において，障害者の福祉に業務上関係のある団体や職員などは，障害者虐待の早期発見に努めなければならないとされている。また，養護者，障害者福祉施設従事者等，使用者による障害者虐待を受けたと思われる障害者を発見した者は，すみやかに市町村等に通報しなければならないこと，虐待を受けた障害者は市町村等に届け出ることができることが定められている❷。とくに医療機関においては，受診した障害者の打撲や骨折といった受傷の状態や，栄養状態，心理状態などから虐待が疑われる事案を発見した場合は，適切に通報しなければならない。

● **通報者の保護**　障害者虐待防止法では，通報者を保護するため，刑法の秘密漏示罪その他の守秘義務に関する法律の規定は，障害者虐待の通報を妨げるものと解釈してはならないこと，障害者福祉施設従事者等，および使用者による障害者虐待の通報を行った従業者等は，通報等をしたことを理由に，解雇その他不利益な取り扱いを受けないことが規定されている。こうした規定は，障害者虐待の早期発見・早期対応をはかるために設けられたものであ

□ NOTE
❶使用者による障害者虐待については，年齢にかかわらず障害者虐待防止法が適用される。

□ NOTE
❷使用者による障害者虐待を発見した場合の通報先は都道府県も含む。

る。また，2006（平成18）年4月からは**公益通報者保護法**が施行されている。労働者が，事業所内部で法令違反行為が生じようとしている，あるいは生じた旨を事業所内部，行政機関，事業者外部に通報をした際，それを信ずるに足りる相当の理由があるなどの保護要件を満たした場合を**公益通報**とし，通報者に対する解雇の無効や不利益な取り扱いの禁止を定め保護することが規定されている。

4 各主体における虐待防止の責務

　障害者虐待防止法は，障害者の虐待防止のため，各主体の責務を定めている。

（1）国および地方公共団体：障害者虐待の予防，早期発見，防止，虐待を受けた障害者の保護および自立の支援，養護者に対する支援を行うための関係機関の連携強化，専門的知識および技術を有する人材その他必要な人材の確保，関係機関の職員の研修等，通報義務や救済制度等の広報，啓発活動を行うこと。

（2）国民：障害者虐待の防止，養護者に対する支援等に関する理解を深め，施策に協力すること。

（3）通報義務の対象となっている障害者福祉施設の設置者や障害福祉サービス事業を行う者，障害者を雇用する事業主，学校長，保育所などの長，医療機関の管理者：職員などに対する研修の実施，普及啓発，虐待に関する相談や苦情を受け付ける体制の整備，その他の障害者に対する虐待を防止するために必要な措置を講じること。

5 市町村，都道府県および都道府県労働局の役割と責務

　障害者虐待防止のために市町村，都道府県，都道府県労働局，厚生労働省がそれぞれの役割を担っている（○図7-4）。

● **市町村**　市町村は，**障害者虐待防止センター**としての機能を果たすこととされている。障害者虐待防止センターでは，養護者，障害者福祉施設従事者等，使用者による障害者虐待に関する通報・届出を受理するほか，養護者による障害者虐待の防止や，虐待を受けた障害者の保護のための相談や広報・啓発などを行う。

　さらに市町村は，虐待の通報・届出を受けたあとの事実確認や安全確認，対応の協議などを行うほか，必要に応じて行う立ち入り調査や保護が必要な場合の措置とそのための居室確保，成年後見制度の利用開始に関する審判請求，関係機関，民間団体などとの連携協力体制の整備などを行う。

● **都道府県**　都道府県は，**障害者権利擁護センター**としての機能を果たすこととされている。障害者権利擁護センターでは，使用者による障害者虐待の通報・届出を受理するほか，相談機関の紹介，関係機関との連絡調整，情報の収集分析，広報・啓発などを行う。

　さらに都道府県は，使用者による障害者虐待事案の都道府県労働局への報

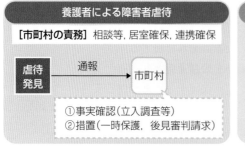
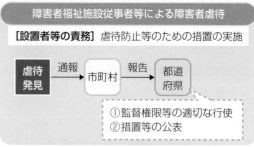
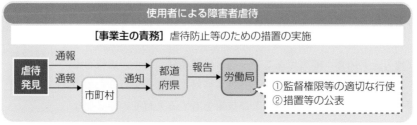

◉図7-4　障害者虐待防止等のスキーム

（厚生労働省「市町村・都道府県における障害者虐待の防止と対応」平成27年による，一部改変）

告を行うとともに，障害者福祉施設，または障害福祉サービス事業などの適正な運営の確保に向けた，社会福祉法および障害者総合支援法などに規定される権限の行使，障害者福祉施設従事者などによる障害者虐待の状況やその際にとった措置などの公表を行う。

● **都道府県労働局，厚生労働省**　使用者による障害者虐待においては，都道府県から報告を受けた都道府県労働局（国の機関）が，報告内容から労働関係法令の規定による権限を適切に行使して適正な労働条件および雇用管理を確保することとされている。また，厚生労働大臣は，毎年度，使用者による障害者虐待の状況，使用者による障害者虐待があった場合にとった措置，その他厚生労働省令で定める事項の公表（年次報告）を行う。

2　障害者虐待の現状

● **障害者虐待対応状況調査**　厚生労働省では，「障害者虐待の防止，障害者の養護者に対する支援等に関する法律」に基づく対応状況等に関する調査（障害者虐待対応状況調査）の結果を公表している。この調査は，市区町村および都道府県で把握された障害者虐待に関する相談・通報・届出件数および虐待と判断された件数，虐待を受けた障害者の人数などを把握するために行うものである（◉表7-3）。

● **調査結果の全体像**　被虐待者の障害種別割合をみると，養護者，障害者福祉施設従事者等，使用者による虐待のすべてにおいて知的障害者が最も多かった。また，精神障害者は，養護者，使用者による虐待において2番目に多い結果となった（◉表7-4）。

　虐待行為の類型をみると，養護者，障害者福祉施設従事者等による虐待に

▷表 7-3　障害者虐待防止法に基づく対応状況

	養護者による障害者虐待	障害者福祉施設従事者等による障害者虐待	使用者による障害者虐待
市区町村等への相談・通報件数	53,358 件	24,156 件	6,323 件
市区町村等による虐待判断件数	16,458 件	4,642 件	（都道府県労働局による虐待判断件数〔事業所数〕：4,239 件）*
被虐待者数	17,184 人	6,420 人	（都道府県労働局の対応による被虐待者数：8,891 人）*

＊大臣官房地方課労働紛争処理業務室のデータによる。
（厚生労働省「『障害者虐待の防止，障害者の養護者に対する支援等に関する法律』に基づく対応状況等に関する調査結果報告書」平成 24〜令和 3 年度の累計による）

▷表 7-4　被虐待障害者の障害種別人数

	身体障害	知的障害	精神障害	発達障害	難病等	不明	合計
養護者虐待	3,592 (19%)	8,443 (44%)	6,104 (32%)	432 (2%)	405 (2%)	—	18,976
施設従事者等虐待	1,274 (17%)	4,759 (63%)	955 (13%)	284 (4%)	55 (1%)	186 (2%)	7,513
使用者虐待	1,761 (21%)	3,869 (46%)	2,229 (27%)	384 (5%)	146 (2%)	—	8,389

注）被虐待者の障害種別については，重複しているものがある。
（厚生労働省「『障害者虐待の防止，障害者の養護者に対する支援等に関する法律』に基づく対応状況等に関する調査結果報告書」「使用者による障害者虐待の状況等」平成 24〜令和 3 年度の累計による）

▷表 7-5　虐待行為の類型別件数

	身体的虐待	性的虐待	心理的虐待	放棄，放置	経済的虐待	合計
養護者虐待	10,518 (47%)	676 (3%)	5,205 (23%)	2,597 (11%)	3,610 (16%)	22,606
施設従事者等虐待	2,388 (44%)	604 (11%)	1,831 (34%)	262 (5%)	301 (6%)	5,386
使用者虐待	669 (7%)	149 (1%)	2,046 (20%)	347 (3%)	6,874 (68%)	10,085

注）虐待行為の類型については，1 件の事例に対して複数該当しているものがある。
（厚生労働省「『障害者虐待の防止，障害者の養護者に対する支援等に関する法律』に基づく対応状況等に関する調査結果報告書」「使用者による障害者虐待の状況等」平成 24〜令和 3 年度の累計による）

おいては，身体的虐待と心理的虐待が多いことが共通している。ついで多かったのは，養護者による虐待においては経済的虐待，障害者福祉施設従事者等による虐待においては性的虐待であった。また，使用者による虐待では経済的虐待（最低賃金法関係）が 68% を占めた（▷表 7-5）。

● **養護者による障害者虐待の状況**　養護者による虐待では，被虐待者の障害種別は知的障害，精神障害，身体障害の順で多く，これまで虐待にあいやすいとされてきた行動障害のある者の割合は 28% であった。虐待を行っていた養護者は，父 23%，母 22%，兄弟姉妹 15%，夫 14% であわせて 7 割以上を占める。また，83% が虐待者と被虐待者が同居しているケースであった。

▶表 7-6　虐待を行った障害者福祉施設従事者等の職種別割合

生活支援員	41%	
管理者	9%	20% (小数点以下 四捨五入)
設置者・経営者	4%	
サービス管理責任者	6%	
それ以外の従事者	39%	

(厚生労働省「『障害者虐待の防止，障害者の養護者に対する支援等に関する法律』に基づく対応状況等に関する調査結果報告書」平成 24〜令和 3 年度の累計による)

▶表 7-7　障害者福祉施設従事者等による虐待がみとめられた事業所種別割合

障害者支援施設	24%
共同生活援助	19%
就労継続支援 B 型	12%
生活介護	13%
放課後等デイサービス	12%
就労継続支援 A 型	6%

(厚生労働省「『障害者虐待の防止，障害者の養護者に対する支援等に関する法律』に基づく対応状況等に関する調査結果報告書」平成 24〜令和 3 年度の累計による)

● **障害者福祉施設従事者等による障害者虐待の状況**　障害者福祉施設従事者等による障害者虐待では，被虐待者の障害種別は知的障害が 63% を占め，これまで虐待にあいやすいとされてきた行動障害のある者の割合は 30% であった。虐待を行っていた職員の職種で最も比率が高かったのは生活支援員の 41% であったが，管理者等，設置者・経営者，サービス管理責任者の 3 者を合計すると 20% となり，施設等の運営や虐待防止について責任をもって取り組まなくてはならない立場の職種による虐待の比率が 2 割に上るという遺憾な結果となった(▶表 7-6)。虐待がみとめられた事業所としては，障害者支援施設が最も多かった(▶表 7-7)。

● **使用者による障害者虐待の状況**　使用者による障害者虐待の被虐待者の障害種別は，知的障害，精神障害，身体障害の順で多かった。また，虐待の類型では，経済的虐待(最低賃金法関係)が 68% を占めた。

3　施設等における障害者虐待の防止と対応

　▶表 7-3 にあるように，障害者虐待防止法施行以降も障害者虐待はなくなっていない。本項では，とくに深刻な事例に発展しがちな，障害者福祉施設等(以下，施設等)における虐待について，その対応を解説する。まずは以下の事例をみてみよう。

> **事例**
>
> 　精神障害者が利用しているグループホームにおいて，ある女性利用者の腕になぐられたようなあざがあるのを職員が発見した。病院で診察を受けたところ，さらに右足などに打撲が確認され，全治約10日と診断された。病院では「虐待の疑いがある」としてそのまま女性を入院させた。その後，グループホームの元職員より障害者虐待防止センターに，「グループホームを運営する法人の理事長から，利用者が虐待を受けている」と通報があった。調査の結果，理事長は入所者をたたいてけがをさせる，「出て行け」「生活保護を打ち切る」など暴言を浴びせる，作業が終わるまで食事をさせない，節約を理由に水風呂に入れる，根拠不明な「借用書」を書かせ金銭を徴収するなどの実態が明らかになった。利用者はこうした行為をメモに残しており，そこには「顔，おなかをたたかれ，蹴られました」などと書かれていた。

　施設等での虐待が深刻な事例に発展しやすいことの背景として考えられるのは，虐待防止について責任をもつべき管理者が，虐待がおきていることを承知していながら放置し，通報もせず隠蔽しようする，あるいは管理者みずからが虐待を行うなどの不適切な管理・運営がある。その結果，虐待が繰り返し行われ，エスカレートしていく。また，利用者が生活保護受給者であり逃げ出すことができない，障害者の証言の信用性が問題となるといったことも考えられる。

　施設等における障害者虐待を防止するためには，管理・運営責任者の果たす役割が重大であることを自覚しなければならない。障害者虐待をみずから行うような者はもちろん，虐待を放置したり，隠蔽したりする可能性があるような不適格な者を管理者にさせない，あるいは，そのような事案が発覚したらすぐに交代させるなど，法人運営のガバナンス（統治能力）を強化し，適格な責任者のもとで虐待防止体制を整備し，組織として取り組むことが重要である。

1 虐待の早期発見と通報の目的

● **早期発見**　虐待を受けた障害者がみずから被害を伝えられないことを想定すると，第三者が虐待に気づくことがきわめて重要となる。職員による虐待を最も発見しやすい立場にあるのは，同じ施設等に勤務しているほかの職員である。障害者虐待防止法第6条第2項においては，施設等の職員などに虐待の早期発見が義務づけられている。これにはもちろん，その施設に勤務する看護師も含まれる。

● **通報の目的**　これまでおきた深刻な虐待事案から，最初は軽微な虐待行為だったものが放置されることでエスカレートし，利用者が重傷を負うような事件に発展してしまうということがわかっている。虐待を通報せずに隠してしまうと，その後エスカレートして利用者に重傷を負わせるような取り返しがつかない損害を与えてしまうだけでなく，虐待を行った職員は刑事責任を問われ，施設や法人は道義的責任を追及されて行政処分を受け，損害賠償責任が生じ，設置者・管理者は法人や施設の運営に関与しないようにする行

政指導が行われ，交代を迫られる事態も想定される。

　虐待行為が軽微な段階で適切に通報することができれば，利用者の被害は最小限でとどめることができる。さらに，虐待行為を行った職員もやり直しの道が残され，施設や法人の行政処分や損害賠償責任も大きなものにならずにすむ可能性がある。さらに，虐待がおきたことを反省し，再発防止策を講じ，支援の質の向上につなげる契機とすることができる。最初に虐待の疑いを感じたとき，適切に通報義務を果たせるかどうかが，その後の大きな分かれ道となる。

　通報することは虐待した職員を罰し，法人や施設に損害を与えることと感じ，通報を避けようとする人は少なくないかもしれない。しかし，通報の本質的な目的は，利用者・職員・施設・法人のすべてを救うことにあるとの理解が重要である。

2　虐待防止の体制整備と取り組み

　厚生労働省では，施設等において障害者虐待の防止などの取り組みを適切に進めるため「障害者福祉施設・事業所における障害者虐待の防止と対応の手引き」を作成し，運営規程に虐待防止のための措置に関する事項を定めることとしている。

● 運営基準の改定と虐待防止の取り組み　「障害者の日常生活及び社会生活を総合的に支援するための法律に基づく指定障害福祉サービスの事業所等の人員，設備及び運営に関する基準」が，2021（令和3）年度に改定され，指定障害福祉サービスおよび指定障害者支援施設等の障害者虐待防止のさらなる推進のため，従業者への研修の実施，**虐待防止委員会**の設置と委員会での検討結果を従業者に周知徹底すること，虐待防止責任者の設置が盛り込まれた。さらに，身体拘束適正化委員会の定期的開催や指針の整備，従業者に対する身体拘束適正化のための研修の実施も定められ，これらが2022（令和4）年度から義務化された（◯図7-5）。

● 虐待防止委員会の設置　虐待防止委員会には以下の3つの役割がある。

　1 虐待防止の体制づくり　虐待防止のマニュアルやチェックリストの作成および，倫理綱領，行動指針等掲示物などのツールの整備と周知徹底を行う。

　2 虐待防止のチェックリストとモニタリング　虐待防止委員会は，虐待防止のチェックリストにより各職員が定期的に自己および組織を点検する。そして，その結果および担当部署の支援体制の状況，発生した不適切な対応を含む事故の状況（事故報告書・ヒヤリハット報告書の活用含む），苦情解決制度による相談の内容，職員のストレスマネジメントの状況などについて**虐待防止マネジャー**（サービス管理責任者など）が虐待防止委員会に報告する。虐待防止委員会は，これらの現状を把握したうえで，今後の虐待防止策をどのように講じるかを具体的に検討し，各部署での改善計画や職員の研修計画を作成する。虐待防止マネジャーは，計画に基づいて各部署で虐待防止策を実行し，実施状況を把握する。以上のサイクルを繰り返し，継続して行う。

虐待防止委員会の役割
● 研修計画の策定　● 職員のストレスマネジメント・苦情解決　● チェックリストの集計・分析と防止の
　取り組み検討　● 事故対応の総括　● 他の施設との連携　● 身体拘束に関する適正化についての検討　など

虐待防止委員会		虐待防止委員会		虐待防止委員会

委員長：管理者
委　員：虐待防止マネジャー
　　　　（サービス管理責任者など）
　　　　看護師・事務長
　　　　利用者や家族の代表者
　　　　苦情解決第三者委員など

合同開催も可

委員長：管理者
委　員：虐待防止マネジャー
　　　　（サービス管理責任者など）
　　　　看護師・事務長
　　　　利用者や家族の代表者
　　　　苦情解決第三者委員など

合同開催も可

委員長：管理者
委　員：虐待防止マネジャー
　　　　（サービス管理責任者など）
　　　　看護師・事務長
　　　　利用者や家族の代表者
　　　　苦情解決第三者委員など

事業所

虐待防止マネジャー
各部署の責任者
サービス管理責任者など

虐待防止マネジャーの役割
● 各職員のチェックリストの実施
● 倫理綱領などの浸透，研修の実施
● ヒヤリハット事例の報告，分析
● 身体拘束に関する適正化についての
　検討
　など

事業所

虐待防止マネジャー
各部署の責任者
サービス管理責任者など

虐待防止マネジャーの役割
● 各職員のチェックリストの実施
● 倫理綱領などの浸透，研修の実施
● ヒヤリハット事例の報告，分析
● 身体拘束に関する適正化についての
　検討
　など

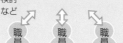

事業所

虐待防止マネジャー
各部署の責任者
サービス管理責任者など

虐待防止マネジャーの役割
● 各職員のチェックリストの実施
● 倫理綱領などの浸透，研修の実施
● ヒヤリハット事例の報告，分析
● 身体拘束に関する適正化についての
　検討
　など

◉図 7-5　虐待防止委員会の例
（厚生労働省「第 22 回『障害福祉サービス等報酬改定検討チーム（オンライン会議）』資料 2 横断的事項について（障害者虐待の防止，
身体拘束等の適正化）」による）

　③ 虐待（不適切な対応事例）発生後の対応と総括　虐待やその疑いが生じ
た場合の通報，その他の早期対応について，マニュアルにそって実施し，通
報後は自治体の事実確認などに協力し，その後施設等による検証を行い，以
降の施設等における虐待防止策に反映する。
　● 密室性・閉鎖性の改善　虐待は密室の環境下で行われるという指摘があ
る。苦情解決制度における第三者委員や第三者評価の活用，実習生やボラン
ティアの積極的な受け入れ，行事などを通じて地域住民と施設等の利用者が
交流するなどの機会を増やすこと，相談支援専門員が継続相談支援によるモ
ニタリングで施設等に来所した際は，積極的に支援現場を見てもらうなど，
外部の目を入れることが密室性，閉鎖性を改善することにつながる。
　また，職員が支援にあたっての悩みや苦労を職員どうしや上司に相談でき
たり，人員配置などを含めた職場環境の把握と改善などを進めたり，職員と
管理者などが一体となって，風通しのよい組織づくりに取り組むことが，虐
待を生まない環境づくりにつながる。
　● 身体拘束の廃止と支援の質の向上　障害者虐待防止法では，正当な理由
なく障害者の身体を拘束することは，身体的虐待に該当するとしている（◉
表 7-8）。
　やむをえず身体拘束❶を行う場合は，①切迫性（利用者本人またはほかの
利用者などの生命，身体，権利が危険にさらされる危険性が著しく高いこ

◻NOTE
❶身体拘束
　厚生省告示第百二十九号
（昭和六十三年四月八日）
で，衣類または綿入れ帯な
どを使用して，一時的に患
者の身体を拘束し，その運
動を抑制する行動の制限を
いう。身体的な拘束は制限
の程度が強く，また，二次
的な身体的障害を生じさせ
る可能性もあるため，代替
方法が見いだされるまでの
間のやむをえない処置とし
て行われる行動制限であり，
指定医が患者を直接診察し
て，拘束が必要と認めるこ
とを要する。また，できる
限り早期にほかの方法に切
りかえるように努めなけれ
ばならない。

○**表 7-8　身体拘束の具体的な例**

1. 徘徊しないように，車椅子，ベッドに体幹や四肢をひもなどで縛る。
2. 転落しないように，ベッドに体幹や四肢をひもなどで縛る。
3. 自分で降りられないように，ベッドを柵（サイドレール）で囲む。
4. 点滴・経管栄養などのチューブを抜かないように，四肢をひもなどで縛る。
5. 点滴・経管栄養などのチューブを抜かないように，または皮膚をかきむしらないように，手指の機能を制限するミトン型の手袋などをつける。
6. 車椅子や椅子からずり落ちたり，立ち上がったりしないように，Y 字型抑制帯や腰ベルト，車椅子テーブルをつける。
7. 立ち上がる能力のある人の立ち上がりを妨げるような椅子を使用する。
8. 脱衣やおむつ外しを制限するために，介護衣（つなぎ服）を着せる。
9. 他人への迷惑行為を防ぐために，ベッドなどに体幹や四肢をひもなどで縛る。
10. 行動を落ち着かせるために，向精神薬を過剰に服用させる。
11. 自分の意思で開けることのできない居室などに隔離する。

（厚生労働省 身体拘束ゼロ作戦推進会議「身体拘束ゼロへの手引き」2001 による）

と），②非代替性（身体拘束その他の行動制限を行う以外に代替する方法がないこと），③一時性（身体拘束その他の行動制限が一時的であること）の 3 要件のすべてにあてはまる場合であることが前提である。具体的事例においては組織的に慎重に判断し，本人・家族への十分な説明と了解を前提として，個別支援計画への記載を行うとともに，会議によって身体拘束の原因となる状況分析を徹底的に行い，身体拘束の解消に向けた取り組みを継続して行うことが必要である。

　施設等においては，とくに行動障害のある利用者が興奮してほかの利用者をたたく，かみつくなどの行為や，自分自身を強くたたきつづけるなどの行為があるときは，やむをえず身体拘束や行動制限を行わざるをえない場面がある。その際，職員が行動障害に対する十分な知識や支援技術をもっていなかったり，対応方法がわからずに身体拘束や行動制限に頼ってしまったりして，虐待につながることがある。虐待を防止するためには，職員が行動障害のある者の特性を理解し，環境調整を含めた適切な支援方法を身につける必要がある。

　厚生労働省では「強度行動障害支援者養成研修（基礎研修）」および，基礎研修修了者を対象にした「強度行動障害支援者養成研修（実践研修）」を行っている。これらの研修を積極的に受講するなど，行動障害のある利用者に対する適切な支援を行うことができる職員を養成することが，身体拘束や行動制限の廃止，虐待防止につながる。

4　医療機関における虐待の防止

　障害者虐待防止法第 31 条では，医療機関を利用する障害者に対する虐待の防止等として，「医療機関（病院または診療所）の管理者は，医療機関の職員その他の関係者に対する障害および障害者に関する理解を深めるための研修の実施および普及啓発，医療機関を利用する障害者に対する虐待に関する相談にかかわる体制の整備，医療機関を利用する障害者に対する虐待に対処

するための措置その他の当該医療機関を利用する障害者に対する虐待を防止するため必要な措置を講ずるものとする」と，虐待防止の責務が定められている。

　近年においても，精神科病院の看護師が入院患者に暴行や暴言を繰り返していたとされる事案や，病院職員が入院患者を殴り，意識不明の重体となり搬送先の病院で死亡した事案などが報道されている。2024（令和6）年4月の改正精神保健福祉法の施行に伴い，医療機関において職員から虐待を受けたと思われる障害者を発見した場合は都道府県等への通報が義務づけられており，適切な対応が求められる。

　医療機関における障害者虐待の防止には，看護師を含む従事する職員1人ひとりが，日常の看護のなかでおきる身体拘束や「不適切な行為」をつねに取り上げ，改善に取り組むとともに，組織的な虐待防止の体制整備を進め，職員の質の向上に継続して取り組むことが重要である。また，虐待防止のしくみが形骸化しないよう，外部の第三者などが適宜医療機関などを訪問し，虐待防止の取り組みを客観的に評価する仕組みを整備するなど，みずからの取り組みを不断に検証し，改善しつづける努力が求められる。

C 物質依存と精神保健福祉

　非常に単純化した言い方をすれば，アルコールや薬物の有害性を「わかってはいるけど，やめられない」というのが**依存症**である。このような病態を呈する患者に対して，ともすれば医療関係者は「自業自得」「自己責任」「身から出たサビ」「意志薄弱」などと患者本人だけに責任をなすりつけ，援助の埒外（らちがい）におこうとするが，依存の状態に陥ると，いかに高潔な人格や強靱（きょうじん）な意志をもってしてももはや自分の意志ではアルコールや薬物の使用をコントロールできなくなってしまっており，いくら患者を責めても事態は一向に改善しない。

　本節では，依存症予防のための対策に関する知識，ならびに，その治療のあり方・理念に関する理解を深めてもらいたい。

1 物質乱用・依存の動向

1 アルコール関連問題の疫学と社会的損失

● **疫学**　欧米人と異なり，日本人の約半数は，アルコールの代謝に関与するアセトアルデヒド脱水素酵素2（ALDH 2）が欠損し，少量のアルコール摂取でも顔面が紅潮してしまう，アルコール耐性の低い体質をもっている。しかし，それにもかかわらず，欧米諸国と比べて国民1人あたりのアルコール消費量はけっして低くない。むしろわが国は飲酒に寛容な文化をもち，安価かつ容易にアルコール飲料が入手できる国である。

　2008(平成20)年に厚生労働科学研究班で実施された全国調査によれば，1日平均6単位(1単位＝純アルコール10 g)以上飲む多量飲酒者は男性12.0％(601万人)，女性3.1％(165万人)であった[1]。また，ICD-10❶のアルコール依存症(生涯有病率)に該当するのは男性1％，女性0.2％であった。一方，2011年の患者調査によると，アルコール依存症の総患者数は3.7万人となっており，未治療のアルコール依存症罹患患者の裾野はあまりにも広いのが現状である。

●**疾病負荷**　アルコールが心身にもたらす健康被害は深刻であり，疾病負荷❷量が大きい。WHOの推計によると，世界における早期死亡に関連する主要な19の危険因子のうち，アルコールは8番目の危険因子と位置づけられている(2004年の年間寄与死亡数230万人)。しかし，死亡以外の疾病や障害への罹患なども加味した指標であるDALY(disability-adjusted life-years；障害調整生命年)に換算すると，アルコールは3番目に大きな健康被害の危険因子となり(2004年の年間推計DALYは6900万)，なかでも，中等度収入国に限れば，第1位の危険因子である。

　このことはわが国にもあてはまる。わが国においてアルコールを原因とする疾患が全疾病負荷量(DALY)に占める割合は，男性6.7％，女性1.3％と推計されており，アルコールの寄与割合の高い疾患としては，肝硬変，外傷，がん，精神神経障害などがあげられている。

●**社会的損失**　アルコールには，人間関係の潤滑油やストレス解消手段としての側面もある反面，それがもたらす社会的損失は甚大である。たとえば，長期飲用による依存症やさまざまな精神疾患あるいは身体疾患，それらによる医療費の上昇，生産性の低下，家族をはじめとする周囲の者への精神的苦痛，飲酒運転による交通事故や暴力犯罪などの社会安全の問題といった負の側面がある。このようなアルコールが引きおこす医学的，心理的，ならびに社会的問題のすべてを総称して，**アルコール関連問題**とよぶ。

　アルコールが引きおこす社会的・経済的損失もまた甚大である。わが国のアルコール関連問題による医療費は国民総医療費の6.9％に相当し，アルコールに関連した死亡や疾病による経済的損失は国内総生産(GDP)の約1.9％にあたるという推定値が報告されている[2]。

2　わが国における薬物乱用の推移と近年乱用されている薬物

◆ 覚せい剤

　わが国における薬物乱用❸の歴史は，そのまま覚せい剤乱用の歴史といっても過言ではない。もともと**覚せい剤**(メタンフェタミン)は，19世紀の終

NOTE

❶**ICD-10**
　International Statistical Classification of Diseases and Related Health Problems, 10th Revision(疾病および関連保健問題の国際統計分類第10回修正)の略。現在における最新版は，2018年に公表されたICD-11である。

❷**疾病負荷**
　疾病により失われた生命や生活の質の合計。精神疾患のように，死亡のみならず，死亡にいたらないまでも障害を長期にもたらすことで本人にも社会にも影響を及ぼすような疾患の場合，DALYに換算すると大きな疾病負荷量を示す。

NOTE

❸**薬物乱用と薬物依存**
　乱用は社会規範から逸脱した目的や方法で，薬物を自己摂取することをいう。すなわち，覚せい剤などの違法薬物は1回でも摂取すれば乱用である。依存性薬物の乱用を繰り返し，その薬物の使用をやめようと思っても，自制できずに薬物を乱用してしまう状態を薬物依存という。

1)石井裕正：厚生労働科学研究費補助金疾病・障害対策研究分野 循環器疾患等生活習慣病対策総合研究 わが国における飲酒の実態ならびに飲酒に関連する生活習慣病，公衆衛生上の諸問題とその対策に関する総合的研究 平成20年度総括分担研究報告書．2009.
2)日本アルコール関連問題学会ほか編：簡易版「アルコール白書」．2011.

わりにわが国において喘息の治療薬として開発され，戦前にはヒロポンという商品名でうつ病の治療薬として用いられていた時期もあった。第二次大戦中には，眠け除去剤ないしは一種の強壮剤として，夜間行軍や軍需工場での夜間労働のための軍需品として用いられるようになった。

　終戦とともに市中に流出し，文化人や学生を中心に急激に乱用が増大した結果，第一次覚せい剤乱用期が勃発した。この乱用期は，1951（昭和 26）年に覚せい剤取締法が制定されることで一時的に収束したが，違法化されることで逆に乱用の実態は地下に潜行し，裏社会で流通する事態をまねいた面もある。事実，1970 年代以降，高度経済成長期後の不況のなかで資金源に苦慮した暴力団が，覚せい剤売買の対象を拡大した結果，第二次覚せい剤乱用期を迎えた。この時期には，精神病状態を呈した乱用者が通り魔殺人などの凶悪な暴力事件をおこし，深刻な社会問題となった。

　さらに，第二次覚せい剤乱用期が収束しないまま，1996（平成 8）年ごろよりわが国は第三次覚せい剤乱用期に突入している。この乱用期の特徴は，覚せい剤に対する陰鬱なイメージを刷新することで新たな乱用層を獲得し，乱用の裾野を拡大した点にある。その新しいイメージには 3 つの特徴がある。第一に，販売者（売人）が従来のいかにも暴力団員といった風情の者から，不法滞在外国人や一般の若者風の外見の者へと変化したことである。第二に，覚せい剤の呼び名が，従来の「シャブ（「骨までしゃぶりつくす」を語源とする俗称）」から，「スピード」「エス」といった，ファッショナブルなものへと変化したことである。そして第三に，従来の静脈内注射による摂取方法にかわって，加熱吸煙による経気道的摂取方法が登場し，使用に際しての心理的抵抗感や罪悪感が軽減したことである。実際には，加熱吸煙で使用したからといって依存症になりにくいわけではなく，依存が進行すれば，より効率的に覚せい剤を体内に摂取できる静脈内注射による使用へと移行する者も少なくない。しかし，乱用者の「間口を広げる」という意味で，加熱吸煙法の登場が無視できない影響を与えたといえる。

　以上のような変化の結果，乱用者は大幅に若年化し，非行歴・犯罪歴をもたない一般の人たちが覚せい剤にアクセスしやすい状況となった。その後，以下に述べる睡眠薬・抗不安薬や危険ドラッグの登場により，全薬物依存患者における覚せい剤依存患者の割合は小さくなっているが，実数そのものは横ばいである。その意味では，第三次覚せい剤乱用期は現在も継続しているといえる。

◆ 睡眠薬・抗不安薬

　1990 年代後半より深刻化してきたのは，ベンゾジアゼピンおよびその近縁の睡眠導入薬・抗不安薬である。今日，これらの薬物は，依存症としてだけでなく，自殺の手段として過量服薬するという不適切な使用（＝乱用）も問題となっており，覚せい剤や危険ドラッグにつぐ乱用薬物として重要である。

　これらの薬物は，麻薬及び向精神薬取締法によって，医師の処方によらない売買は規制されているが，乱用・依存患者の約 8 割は，精神科医師による

処方という合法的な手続きで入手している。1990 年代以降の精神科診療所・精神科治療の普及に伴う，精神科通院患者の増加が，睡眠薬・抗不安薬乱用の拡大と密接に関係していると考えられる。

◆ 危険ドラッグ

　危険ドラッグとは，巧みに規制をかいくぐりながらも，規制薬物と同様の効果をもつ薬物の総称である。具体的には，規制薬物の化学構造における，いわば「枝葉」の部分を改造することで，法による規制を逃れる一方で，同様の効果を維持することを目的として人工的に開発された薬物である。この薬物に含まれる成分の多くは未知の物質であり，当然ながら，簡易検査法も確立されていない。その意味では，かつて用いられていた「脱法ドラッグ」という俗称は実に的確な名称であった。

　危険ドラッグは大きくハーブ系と非ハーブ系に大別される。前者は，乾燥された植物片に人工的に合成された依存性成分がまぶされた製品であり，後者は，粉状もしくは液体状態の人工合成成分の製品である。当初，ハーブ系には大麻の依存性成分に類似した合成カンナビノイドが，非ハーブ系には覚せい剤類似の効果をもつカチノン誘導体が含有されているといわれてきた。しかし，たび重なる国の規制拡大に対抗しているうちに，危険ドラッグに含まれる内容成分はかえってより強力かつ危険なものへと変化し（依存性や精神病を引きおこす危険性は覚せい剤以上である），皮肉にも危険ドラッグ使用下での交通事故や暴力事件の多発をまねいたともいえる。

　ともあれ，2015（平成 27）年に入ってから，危険ドラッグ乱用はひとまず鎮静化している。その背景には，2014 年末の薬事法改正により，販売禁止ならびに自主検査命令の対象を拡大したことで，店舗が一斉に撤退したことの影響がある。しかし，これはあくまでも表面上の鎮静化にすぎず，問題が「地下にもぐってしまった」という可能性も否定できず，引きつづき警戒が必要であろう。

◆ その他の薬物

　上述した覚せい剤，睡眠薬・抗不安薬，危険ドラッグは，最近のわが国における，いわば「三大乱用薬物」といってよいだろう。しかし，これまでにもわが国では，その時代や文化的背景に応じてさまざまな薬物が乱用されてきた。

　たとえば 1960 年代には，ハイミナールのような市販睡眠薬が，1970〜80 年代にはトルエンやシンナーのような有機溶剤が，さらには 1980 年代後半にはブロンのような市販鎮咳薬が，1990 年代末には幻覚薬成分であるサイロシビンを含有するマジックマッシュルームが，そして 2000 年代はじめには，医療用の中枢刺激薬であるメチルフェニデート（リタリン®），あるいは，トリプタミン系幻覚薬（5-Meo-DIPT）が社会問題化した。

　これらの薬物は，販売停止（ハイミナール）や成分変更（ブロン®）によって乱用が鎮静化したものもあれば，新たな規制によって乱用者が激減した薬物

もある(マジックマッシュルーム，5-Meo-DIPT，リタリン®)。なかには，有機溶剤のように，若者たちの間で「格好わるい」というイメージが広がったことで，乱用者が減少していった薬物もある。

　また，大きな社会問題になることはないものの，確実に使用経験者を増やしている薬物として**大麻**(マリファナなど)がある。さらに，カセットコンロのボンベやライターガスに含まれるブタンガス(通称「ガスパン」)や，制汗剤やOA機器洗浄剤に含まれるフロンガスは，少数とはいえ，臨床現場では継続的に散見される乱用薬物である。そのほか，MDMA・LSDなどの幻覚剤，ヘロインなどのアヘン類，コカインといった物質が乱用されることがある。

　このようにみてみると，薬物乱用問題そのものがある種の「イタチごっこ」であることがわかる。つまり，新たな規制によってある薬物の乱用がしずまっても，また別の薬物の乱用が社会問題化する。その意味では，今後もまだまだ新たな依存性薬物が登場し，乱用される可能性は十分にあるといえるであろう。

2 物質依存とはどのような病気か

1 「依存症」という病気の歴史

● **道徳的問題とみなされていた時代**　物質依存の問題は社会の発展と無縁ではない。依存性物質の多くは，人類に発見された当初は宗教的儀式のときにシャーマンが用いる神聖なもの，医薬品，祝祭の日だけ楽しむ珍重品であった。しかし，人々の生活が豊かになるにしたがい，日常的な嗜好品となった。そして，日常的に繰り返し使用されるなかでさまざまな弊害が明らかになると，今度は一転して社会の敵となり，それにおぼれることは不道徳で節操のないふるまいとみなされ，侮蔑と嘲笑の対象となった。

　19世紀初頭，アメリカではまさにそうしたことがおこっていた。1776年に独立宣言をしてからおよそ100年あまり，アメリカでは，飲酒すること，あるいは，酩酊することにきわめて寛容であり，人々は家庭でも居酒屋でも仕事場でも，ワイン，ビール，ラム，リンゴ酒，ブランデー，ウィスキーといったアルコール飲料を昼夜の別なく飲んでいたという。ところが，19世紀初頭になり，そうした生活による社会的・医学的弊害が明らかになってくると，アメリカの医師，裕福な商人，大農場主といった上流階級を中心に禁酒運動がおこった。やがて，それが中流階級へと広がって各地で禁酒同盟が創設され，1919〜1933年に施行された禁酒法へと発展したのである。

　しかし，禁酒法の制定によってもアルコールによって身をもちくずす人はあとを絶たなかった。このことは，アルコール問題を単なる道徳的な問題として処罰の対象とすることの限界を，社会全体に痛感させるできごととなった。このような状況のなかで，後述する**アルコホーリクス・アノニマス**® Alcoholics Anonymous(**A. A.**)が誕生することになるわけである。

●**2人の「アル中」の出会いと自助グループの誕生**　アルコホーリクス・アノニマス（「無名のアルコール依存症者たち」の意である）は，1935年，オハイオ州アクロンで，株式仲売人のビルと外科医のボブという，精神医療から「匙を投げられた」2人のアルコホーリクス（アルコール関連問題者）が出会ったことから始まった自助グループである。お互いの飲酒問題について分かち合うことで，ビルが最初に断酒に成功し，つづいて，ビルによる説得が功を奏して，ボブも断酒に成功した。やがて2人は，自分たちの体験を，アルコールに悩んでいる人たちに伝えようと活動を開始した。それが，A. A.としての最初の活動であった。その後，その運動はこれまでさまざまな医学的治療ではどうにもならなかった人たちを断酒へと導くことに成功し，世界各地に広がっていった。さらに，その回復支援の手法は，アルコール依存だけでなく，薬物依存の回復にも援用されることとなり，薬物依存者のための自助グループ，**ナルコティクス・アノニマス** Narcotics Anonymous（**N. A.**）を誕生させることとなった。

　興味深いのは，A. A. では発足以来一貫して，「アルコホーリズムという進行性の病気に罹患している」という疾病モデルを採用しているという点である。たとえば，A. A. の中心的信念をまとめた「12ステップ」は，「私たちはアルコールに対して無力であり，思いどおりに生きていけなくなったことを認めた」という第1ステップで始まる。この考え方は，当然，「ひとたび飲酒すればコントロールを喪失してしまう。ゆえに，唯一の解決方法は最初の1杯に口をつけず，アルコールを一生涯断つことである」という治療論へとつながっている。

●**依存症概念の成立**　A. A. のメンバーがアルコホーリズムと唱えた疾病概念は，あくまでも自分たちの経験を通じてとらえたものであり，医学的に確立したものではなかった。そのような非公式の疾病概念が明確な医学的疾患として承認されるうえで大きな貢献をしたのが，生理学者ジェリネク E. M. Jellinek である。ジェリネクは，2,000名の A. A. メンバーを対象として行った質問紙調査に基づいて，アルコホーリズムを，アルファ，ベータ，ガンマ，デルタ，イプシロンという5つの臨床類型に分類し，そのなかでガンマ-アルコホーリズムをアルコホーリズムの中核群として抽出した。ガンマ-アルコホーリズムは，①アルコールに対する耐性上昇，②離脱症状と病的な渇望によって証明される生理的依存，③飲酒コントロール喪失（1杯飲んだらとまらない）を呈する病態と定義され，こうした特徴は A. A. メンバーの85〜87%にみとめられたという。

　このガンマ-アルコホーリズムの概念には，ICD-10の**アルコール依存症候群**の主要症候がすべてあらわれている。事実，1977年に WHO 専門部会がアルコール依存症候群（＝依存症）の疾患概念を定義した際にも，ジェリネクのアルコホーリズム概念がその核をなすこととなった。そして，薬物依存（症候群）の疾患概念もそれをそのまま援用するかたちでつくられ，ここに医学的疾患としての物質依存という概念が公式に成立し，処罰の対象ではなく，保健医療的な支援の対象となったわけである。

2　物質依存の特徴

　ここまで物質依存という医学的疾患の概念が確立するまでの歴史をみてきたが，ここで，現在，理解されている物質依存という疾患の特徴を整理しておきたい。

● **原発性の病**　ここでいう「原発性」の意味は，「依存症の原因はアルコールや薬物を使用したこと自体にある」というものである。けっして性格の問題ではないし，意志が弱い，あるいは，親の育て方がわるかったからではない。もちろん，幼少期のトラウマでもない。たとえ性格や意志，生育歴に深刻な問題があっても，アルコールを飲んだことのない者はアルコール依存症にならないし，薬物を使わない限り薬物依存症にもならない。

　事実，日本人男性であれば，毎日日本酒換算で3〜4合のアルコールを10年間，女性では6年間摂取しつづければ，多くの人はアルコール依存症の状態を呈するといわれている。

● **慢性・進行性・非可逆性の病**　依存症は治癒しない病気である。たとえば，ひとたびアルコール依存症の状態を呈した者は，たとえその後10年間完全に断酒しつづけたとしても，10年後に最初の1杯に手を出してしまえば，10年前，最後に飲んだときの飲酒パターンから飲酒が再開し，さらに病気は進行していく。つまり，断酒したからといって，体質がアルコール依存症に罹患する前の状態，つまり「品のよい酒飲み」に戻るわけではない。したがって，今後の人生にわたって，「最初の1杯に手をつけない（＝断酒）」という生活習慣を維持しなければならない。こうした特徴を「慢性・進行性・非可逆性」とよぶ。

　しかし，このことは裏を返せば，「最初の1杯」「最初の1回」に手をつけない生活を続ければ，アルコールや薬物で失ったもの―仕事や健康，信頼―を取り戻すことができるという意味でもある。つまり，「依存症は，治癒はしないものの，回復できる病気」なのである。

● **否認の病**　依存症はなかなか自覚しにくい病気である。そもそもわが国ではいまだこの病気に関する啓発は十分とはいえず，また，周囲から「意志が弱い」「根性が足りない」と繰り返し叱責されているうちに，問題をかかえている本人自身もそう考えるようになっている。

　たとえば，アルコール依存症に罹患する者は，自分の飲酒行動をコントロールしようとすればするほど，ますます自分のほうがアルコールにコントロールされるという皮肉な事態に陥ってしまうが，その事態を受け入れられず，かえって意固地になって「意志」や「根性」に執着する傾向がある。こうした努力のなかで，いわば空いばりのような具合で，「その気になればいつでも酒はやめられる」「俺は依存症ではない」といった，事態を過小評価する態度が強まっていく。たとえ自分が依存症であることを認めた場合でさえも，「しかし軽症の依存症だ」とうそぶく。これが依存症者の特徴である「否認」である。

　依存症からの回復には，治療過程のどこかで，みずからの「否認」を克服

し，自分の見たくない現実と向き合うことが必要となってくる。

●**死にいたる病**　依存症は死亡率の高い疾患である。たとえば，未治療の
アルコール依存症患者の平均寿命は 52 歳といわれている[1]。また，アル
コール依存症専門病院で入院治療を受けた患者は，退院 5 年後には約 3 割が，
10 年後には約半数が死亡しており，その死亡事例の大半が飲酒を再開して
いるといわれている[2]。アルコール依存症に罹患した者は，断酒しない限り
死亡する者が少なくないのである。同じことは薬物依存症にもあてはまり，
薬物依存者のなかには事故や自殺によって死亡する者も少なくなく，その多
くは薬物使用が続く状況のなかで命を失っている。

●**交代性・「伝染」性の病**　交代性とは，依存症からの回復の過程でしばし
ば患者が依存対象をかえていく現象を示している。たとえば，覚せい剤依存
患者が覚せい剤をやめたかわりに，今度は大量に飲酒するようになったり，
アルコール依存症患者が断酒後に睡眠薬を乱用するようになったりする現象
である。依存対象は必ずしも物質だけに限らず，依存症的な性質をもつ行
動──ギャンブルや買い物，セックス，インターネット，食行動異常などの
嗜癖行動──のこともある。回復過程で別の依存対象へと嗜癖する者のなか
には，本来自分がやめようとしていたアルコールや薬物に再び手を出す結果
となる者が多い。その意味では，回復の過程では，依存対象の移行に注意し，
「なにかに依存して気をまぎらわす」という基底の問題に意識を向ける必要が
ある。

　「伝染」性とは，決して感染性のことをさすのではなく，依存症が家族や
恋人，友人といった身近な人たちを巻き込む病気であることを意味している。
実際，周囲の者がなんとか本人の行動を管理しようとやっきになることが，
逆に悪循環のコミュニケーションとなって本人の飲酒行動を増強してしまう
だけでなく，周囲の者まで心身の健康をそこなってしまうことが少なくない。

　また，この「伝染」性には，世代をこえた問題の広がりも含意されている。
親がアルコール依存であった子どもの場合，成人後にアルコール依存に罹患
するリスクは，そうでない人の 4～5 倍高いといわれている。また，「自分は
親のようにはならない」とかたく決意してアルコールをいっさい飲まない生
活を選択した場合でも，薬物依存になったり，摂食障害やリストカット，う
つ病といったほかの問題を呈するリスクが高い。あるいは，本人は問題をか
かえていなくとも，ギャンブルや暴力など，なぜか問題をかかえたパート
ナーを選択する傾向があったり，どんなに社会的な成功をおさめても，内面
の空虚感や低い自己評価など，ある種の「生きにくさ」をかかえたりする場
合もある。

　1）徳永雅子：アルコール依存症の長期予後研究──保健所酒害相談来所者 9 年間の追跡調査．アルコール依存とアディクション
　　13(3)：229-237，1996．
　2）斎藤学：アルコール症と治療──自然経過と治療効果をめぐって．精神医学 31(7)：686-699，1989．

3 物質依存の治療と回復

1 治療の歴史

◆ 隔離や罰の限界

　歴史上，最も有名な精神医学の教科書の1つに，ドイツの精神科医コッレ K. Kolle の『Psychiatrie』という書物がある。もしも物質依存の当事者が，1961年に刊行されたこの書物の第5版の嗜癖 süchte（＝依存症，アディクションと同義）と名づけられた章を読んだら，その辛辣な内容に絶望的な気分におそわれるであろう。いわく，「酒癖 trunksucht（アルコール依存）患者には禁治産の宣告を下し，施設に入院せしめ，少なくとも1～2年は入院させておかなければならぬ。退院後も彼はなお長期間，禁治産者としておくべきであろう」。ここに書かれているのは，もはや医学的治療ではなく，刑罰とかわらない処遇である。

　だが，そのように長期にわたって拘束・幽閉したからといって事態が改善に向かうわけではない。これまで多くの援助者が，アルコール依存患者の「もう絶対に飲みません」という言葉を信じて退院させ，それに裏切られるという体験をしてきた。それは当然の話である。入院という物理的遮断によって飲酒できなくしても，退院すればいくらでも飲酒できる環境である。その結果，再飲酒したことの処罰以上の意味をもたない精神科入院がいたずらに繰り返されることとなる。患者の家族はすっかり疲弊し，絶望するなかで，「一生入院させておいてください」などと言うこともあるが，素面になった物質依存患者はどう見ても「ふつうの人」であり，長期間病棟においておくことは困難であるし，おそらく深刻な人権侵害となろう。

　同じことは覚せい剤依存患者にもいえる。覚せい剤依存患者が薬物を再使用するリスクが最も高いのは，刑務所を出所した直後か，精神科病院退院直後である。このことは，物理的に拘束しても，そこから解放した直後がむしろ危険であることを示している。また，覚せい剤取締法事犯は再犯率が非常に高い犯罪として知られているが，それは薬物依存症という病気は何度刑務所に隔離しても治るものではないことを意味する。要するに，物質依存からの回復には処罰や拘束が役だたないのである。

◆ 自助グループの誕生・久里浜方式

　以上のような経緯から，かつて多くの精神科医が依存症の治療に絶望していた時代がある。しかし，そうした絶望を希望にかえたのは，当事者の活動，つまり，すでに述べた A. A. という自助グループの活動であった。そもそも，A. A. の創始者のビルとボブの2人こそが，あらゆる医者から匙を投げられた元患者であったが，仲間との語り合いのなかで断酒に成功し，さらに A. A. の活動を広めていくなかで，多数の断酒成功者を生み出していった。A.

A. のメンバーとその活動に賛同する医療関係者は，ミネソタ州に専門治療センター(ヘーゼルデンセンター)を設立し，**ミネソタ−モデル**という，A. A. と連携した治療モデルを確立した。

　同様の現象が，1960年代前半にわが国でもおこっていた。それまでわが国では依存症とは「治らない病気」であり，精神科病棟への長期隔離しか対応方法がなかった。隔離された依存症患者は酒を飲みたい一心で病院からの脱走を繰り返し，あるいは院内でさまざまなトラブルをおこし，医療関係者から厄介な患者とみなされ，忌避されていた。

　そうした状況のなかで，当時の厚生省より，わが国最初のアルコール依存症専門病棟の立ち上げの命を受けて国立療養所久里浜病院(現在の独立行政法人国立病院機構久里浜医療センター)に赴任した堀内秀は，あえて開放病棟，自由意志による入退院の決定，集団治療プログラム，患者自治会による病棟運営という，当時の感覚からするとあまりにも大胆な治療方法を試みた。その試みは，多くの予想に反して成功をおさめ，以後，**久里浜方式**としてわが国のアルコール依存治療の標準モデルとして普及していった。この久里浜方式は，A. A. の影響を受けて結成された，わが国独自の自助グループである断酒会と連携したものであるという点で，ミネソタ−モデルとも多くの共通点をもっていたといえるであろう。

　その後，この久里浜方式による依存症治療は，薬物依存治療にも援用されるようになった。たとえば，神奈川県立せりがや園(現在の地方独立行政法人神奈川県立病院機構神奈川県立精神医療センター)や国立肥前療養所(現在の独立行政法人国立病院機構肥前精神医療センター)，埼玉県立精神医療センターにおける入院薬物依存症治療プログラムは，久里浜方式を修正し，薬物依存患者に適応したものである。しかしわが国の場合，薬物依存に対しては，医療者の多くが「病気ではなく犯罪」ととらえるなど忌避的感情が強く，国内での普及には多くの困難があった。

◆ その後の依存症治療

　その後，アルコール依存症の治療は久里浜方式を範として，入院治療中心に国内各地に広がっていった。しかしそのなかで，久里浜方式にさまざまな修正を加えても，退院後の完全断酒率は3割前後にとどまり，治療成績が頭打ちとなっているという現実もあった。こうした問題に対応するために，久里浜医療センターでは，2000年より久里浜方式を認知行動療法中心の新久里浜方式に改変し，さらに2013年からは，後述するMatrix modelやSMARPPの要素も取り入れた，新たなアルコール依存に対する集団治療プログラム **GT-MACK**(Group Treatment Model for Alcohol Dependence, based on Cognitive Behavioral Therapy, Kurihama Version)を開発している。

　しかし，久里浜方式，ならびにその後継的プログラムに共通しているのは，いずれも入院治療を前提としているという点である。現在，各地のアルコール依存専門病棟で問題となっているのは，久里浜方式が重視してきた集団プログラムに適応できない患者の増加である。そのような事態の背景には，精

神医療全体が入院中心から外来中心へと移行し，外来デイケアによる治療を主体としたアルコール依存症専門クリニックが増えてくるなかで，あえて専門病院での入院を必要とするアルコール依存患者というと，重複障害患者（ほかの精神障害を併存する患者）や，認知症や身体合併症を伴う高齢者が多くなるという事情がある。その意味では，今後，外来治療を想定した治療プログラムの開発，ならびに外来中心の依存症治療における入院治療の位置づけを再考する必要があるかもしれない。

　一方，薬物依存に対する治療体制については，依然として国内では広がらず，国内数か所の薬物依存専門病院が偏在するだけであった。さらに，そうした専門病院の治療プログラムはいずれも入院を前提とし，構造化された外来治療プログラムは皆無であった。したがって，専門病院を退院した薬物依存患者，あるいは，入院治療に抵抗がある薬物依存者は，**ダルク** Drug Addiction Rehabilitation Center（DARC）などの民間リハビリ施設に入所するか，N.A. に参加する以外，選択肢がない状態であった。

　そのようななかで，2006 年より松本らは外来薬物再乱用防止プログラム**SMARPP**（Serigaya Methamphetamine Relapse Prevention Program）を開発し，各地への普及を進めている。このプログラムは，アメリカ西海岸を中心に広く行われている Matrix Model を参考にし，わが国の実情にあった内容にアレンジしたものである❶。

2　物質依存治療の現在

　本節の最後に，物質依存治療のあり方について，さまざまな紆余曲折や，数々の実証的研究を経て，現在，物質依存治療に関する国際的な認識はどのようになっているのかについて述べておきたい。

◆「慢性疾患」としての物質依存

　現在，国際的には物質依存は慢性疾患とみなされるようになっている。この場合の慢性疾患という表現には 2 つの意味がある。

　1 つは，「生涯にわたってケアを要する，完治しない病気」という意味である。これは，従来いわれてきた「依存症は治らない」という，多くの患者や家族を絶望させてきた言葉と同義ではあるが，そのような暗いニュアンスの言葉ではない。慢性疾患として代表的な糖尿病をイメージするとよい。なるほど，糖尿病は完治しない病気ではある。しかし，食事療法や運動療法，あるいは薬物療法によって血糖値を安定させ，さまざまな深刻な合併症を防ぐことはできるし，糖尿病をかかえながらも社会的に活躍している人は数多くいる。もちろん，だからといって，たとえばケーキを好きなだけ食べても血糖値が上がらない体質を手に入れるわけではなく，生涯にわたって健康への配慮とケアを要する慢性疾患である。

　物質依存も同様に再発と寛解を繰り返す。かなり厳格に構造化された入院治療プログラムを最後まで終了した物質依存患者でも，安定した断酒・断薬にいたるまでには平均 7〜8 回程度の再発（再使用ではなく，深刻な乱用状態

□NOTE

❶Matrix Model と SMARPP

　Matrix Model とは，コカイン・覚せい剤の依存を対象とする，総合的外来薬物依存治療プログラムである。行動療法，認知行動療法，動機づけ面接などの要素から構成され，アメリカでは西海岸を中心に広く実施されている。これを参考にした薬物再乱用防止プログラムが SMARPP で，認知行動療法的ワークブックを用いたグループ療法として実施されている。2006 年に松本らが開発し，現在，国内の医療機関，精神保健福祉センター，矯正施設，保護観察所で実施されている。

をぶり返すこと)を呈することがわかっている。このことは，物質依存からの回復において再発は最初から織り込みずみの治療経過と理解しなければならないことを意味している。

糖尿病患者が血糖コントロールに失敗したからといって，非難・叱責する医療者はどう考えても非常識であり，失敗を理由に入院や通院を断るのは道義的に問題がある。むしろその際に必要なのは，医療者からの助言と励ましであろう。再飲酒や薬物再使用を呈した患者に対して医療者がすべきことも同じで，再発状況を協働的にふり返り，今後どうしたらよいのかについて助言と励ましを与えることである。再飲酒や再使用を理由に治療を中止するのは，慢性疾患への対応とはいえない。

◆ 回復のための選択肢と治療継続性

物質依存からの回復のためには，さまざまな治療法がある。

医療機関であれば，久里浜方式のような構造化された入院治療プログラムや外来における認知行動療法，あるいは動機づけ面接などの選択肢がある。

非医療的な社会資源としては，A. A. や N. A., 断酒会といった自助グループに毎日参加する方法もあるし，民間のリハビリテーション施設に入所するという方法もある。

それでは，これらの治療法のうち，最も効果的な方法はどれであろうか。アメリカで行われた大規模介入研究 project MATCH の結果では，いずれの方法も治療成績においては差がないことが明らかにされている。しかし同時に，患者自身が「これならばやってもよい」と選択した治療を受けた場合に，最もすぐれた効果が得られることもわかっている。このことが意味しているのは，「複数の選択肢があること」が必要だということである。いいかえれば，さまざまに異なる治療プログラムをもつ医療機関，自助グループ，民間リハビリテーション施設が並列に存在する状況こそが最も好ましいということである。

もう1つ重要なのは，どの治療法を選択するかではなく，いかに長く治療を継続するかである。地域において治療関係・援助関係をつくり，そのなかに長くとどまればとどまるほど，物質依存の治療転帰は良好なものとなる。その意味でも，援助者側は患者を治療プログラムから離脱させない工夫をする必要がある。

◆ 底つき体験・否認打破から動機づけ面接へ

アメリカにおいて，A. A. と連動したアルコール依存治療モデルとして知られるミネソタ-モデルでは，**タフ-ラブ** tough love の名のもとに，周囲は本人に対する余計な世話焼きやしりぬぐい行動を控え，**底つき体験**(アルコールを飲んでいてはどうにもならない，このままの自分ではもうだめだ，という実感)をさせる必要があると強調してきた。そして，その体験を通じて，「自分はアルコールをコントロールできている」という否認を打破し，A. A. の12ステップにおけるステップ1「自分はアルコールに対して無力であ

ること」を認識させる必要があるとされてきた。

しかし，この底つき体験や否認打破という考え方は，広まるにしたがって，援助者が自分の仕事の負担を減らすために乱用されることも増えてきた。つまり，援助者の指示に従わない患者や管理に苦慮する患者を体よく追いはらうための方便として用いられたのである。なかには「断酒・断薬の決意のある患者のみ受け入れる」と断言してはばからない専門医療機関さえあらわれてきた。その結果，多くの物質依存患者が治療を受けることを躊躇し，あるいは，治療関係から離脱していった。

すでに述べたように，物質依存治療の転帰に影響するのは治療の継続性である。したがって，患者を治療から遠ざけ，治療を中断させるかかわりが好ましいはずはない。事実，否認打破のために直面化を多用し，対決的な姿勢で物質依存患者にのぞむ援助者と，支持的共感的な姿勢でのぞむ援助者とでは，後者のほうがはるかに治療成績がよいことが明らかにされている。

そもそも，いかなる物質依存患者もつねに断酒・断薬に対して両価的である。少なくとも治療や援助の場面に登場しているということは，いかに治療意欲に乏しいように見えても，心のどこかに「このままではいけない」という思いがあることを意味する。逆に，どんなに治療意欲があるように見えても，必ず心のどこかにアルコールや薬物に対する未練をもっているものである。援助者に望まれるのは，その両価性に共感しながら患者のニーズを探り，「よりよく生きたい」という誰もがもっている思いとていねいにすりあわせていく態度である。こうした手法を構造化したものが動機づけ面接である。

今日的な視点でいえば，物質依存治療は，患者が断酒・断薬を決意する以前から始まっていると考えるべきである。そして援助者は，否認は「打破すべきもの」ではなく，否認こそが「回復の始まり」，本人が両価性を揺れ動き，内的な葛藤にいらだっている証拠と認識する余裕をもつ必要がある。また，断酒・断薬を決意したとしても，その決意はたえず揺れてやまないものであり，援助者には決して教条的にならない柔軟さが必要であろう。

◆ 家族への支援

物質依存という病気の特徴の1つは，「本人が困るよりも先に周囲が困る」という点にある。周囲は問題を感じ，情緒的に巻き込まれているにもかかわらず，本人は「自分には問題などない」と事態を否認するわけである。そのような事情から，たいていの場合，物質依存の治療は家族相談から始まる。

家族相談自体が，本人のアルコール・薬物使用を改善させる効果がある。また，継続的な相談を通じて，本人が自分の問題に気づきやすい状況をつくり出し，本人を治療の場に登場させることが可能である。というのも，物質依存者本人と家族との間にはしばしば悪循環が生じているからである。家族がよかれと思って行ったことが，かえって本人の飲酒・薬物使用を維持することとなってしまう事態もめずらしくない。このような家族の行動を**イネイブリング**とよび，イネイブリングを伴う関係性のことを**共依存**とよぶ。

従来，物質依存の家族相談では，共依存関係に陥った家族に対し，「本人

を突き放しなさい」「家を出なさい」「離婚しなさい」などといった助言をする援助者も少なくなかった。しかし，こうした助言は適切とはいえない。というのも，家族の側にもさまざまな事情や躊躇があり，わかっていても「突き放す」ことができないからである。たとえば，経済的不安や世間体，子どもの養育に関する心配など，「突き放す」前に解決すべき問題は多い。それにもかかわらず，援助者から無理な要求をされれば，相談自体を中断してしまうリスクがある。

　重要なことは，家族との相談関係を継続することである。しばしば家族も1回の相談で解決策を見いだしたいと願っている。その願いとは，「入院させてほしい」「専門外来に受診させたい」というものであるが，たとえ運よく入院できても，あるいは，外来受診しても，それだけではなにも問題は解決しないことを忘れてはならない。というのも，物質依存患者の治療意欲は非常に移ろいやすく，あてにならないからである。

　たとえば，あるアルコール依存患者が，酒の席での失敗をきっかけにして専門病院受診の予約申し込みをしたとする。おそらくその瞬間，治療意欲が最高潮となるが，その後，初診までの待機期間中に治療意欲は緩徐に低下し，なんとか初診までこぎ着けても，診察直後から治療意欲はさらに急激に低下する。そして，まもなく通院を中断し，再飲酒してなにか失敗をすると，再び治療動機が高まり，通院を再開する。こうしたパターンを繰り返しながら少しずつ治療意欲が高いところで安定するようになるのが，通常の治療経過なのである。

　このような物質依存者本人に比べると，家族の治療意欲は非常に高い水準で安定しているといえるであろう。実際，物質依存者の家族のためのプログラムは，物質依存者本人向けのプログラムよりもはるかに参加継続率が高い。それは，家族こそが本人の物質依存による最大の被害者だからである。しかし同時に，本人に対して最も強い影響力をもっているのも家族であり，家族の支援は本人の治療を維持するうえで欠かせない。

　なお，医療機関ではどうしても本人の治療が中心となり，家族相談を継続的に行うことがむずかしい場合がある。そのような場合，家族に相談先として紹介すべきなのは，各都道府県・政令指定都市に設置された精神保健福祉センターである。多くの精神保健福祉センターでは依存症患者をもつ家族を対象とした家族教室や相談窓口を開設している。また，家族のための自助グループやほかの社会資源に関する情報ももっている。なかには，家族を対象とした行動分析プログラムである **CRAFT**(Community Reinforcement and Family Training)に準拠した家族教室を実施している精神保健福祉センターもあり，今後さらに国内各地に広がっていくことが期待されている。

D 子ども虐待と精神保健福祉

1 子ども虐待とは

　子ども虐待（児童虐待）は，保護者❶，つまり情動的なつながりでなりたつ家族やそれに近い親密な関係にある人との間におこる家族病理であり，最悪の場合は死にいたらしめる，子どもに対する最も重大な権利侵害である。密室の環境下で行われ，閉鎖性が高く，したがって長期化・反復化しやすい[1]。

　虐待の行為には，あざや骨折など身体的に傷を負うものに限らず，無視や放任，支配，差別，偏愛行動なども含まれる。経済力や心理的優位性なども含めて，圧倒的に力関係の強いものが，弱者である子どもに向ける行為である。

　きめこまやかにケアが提供され，一見，心身の傷が癒されたようにみえても，愛してもらえるはずの，無条件に保護を受けるべき人からの暴力被害による心の傷は想像以上に深い。子どもの性格形成や，将来親になったときに子どもを虐待してしまうという**世代間連鎖**にまでいたる長期的影響を及ぼす場合もある。子ども虐待はけっして軽んじるわけにはいかない病理であり，社会問題でもある。

　暴力被害から子どもをまもるためには，医療や保健，児童福祉，生活支援，教育，司法など関連する援助職の相互理解と協働，地域住民とのパートナーシップが重要である。

1 子ども虐待の定義

　子ども虐待には，**身体的虐待，性的虐待，ネグレクト，心理的虐待**がある（▶表7-9）。児童虐待の防止等に関する法律（児童虐待防止法）は，2000年の制定以降，改正を繰り返し，2004年改正で定義が見直され，子どもの見て

▛ NOTE
❶保護者とは，親権を行う者，未成年後見人その他の者で，子どもを現に監護，保護している場合の者をいう。そのため，親権者や未成年後見人であっても，子どもの養育を他人にゆだねている場合は保護者ではない。他方で，親権者や未成年後見人でなくても，たとえば，子どもの母親と内縁関係にある者も，子どもを現実に監護・保護している場合には保護者に該当する。

▶表7-9　子ども虐待の定義

身体的虐待	殴る，蹴る，叩く，投げ落とす，激しく揺さぶる，やけどを負わせる，溺れさせる，首を絞める，縄などにより一室に拘束するなど
性的虐待	子どもへの性的行為，性的行為を見せる，性器を触る又は触らせる，ポルノグラフィの被写体にするなど
ネグレクト	家に閉じ込める，食事を与えない，ひどく不潔にする，自動車の中に放置する，重い病気になっても病院に連れて行かないなど
心理的虐待	言葉による脅し，無視，きょうだい間での差別的扱い，子どもの目の前で家族に対して暴力をふるう（ドメスティックバイオレンス〔DV〕），きょうだいに虐待行為を行うなど

（厚生労働省：児童虐待の定義と現状．＜https://www.mhlw.go.jp/stf/seisakunitsuite/bunya/kodomo/kodomo_kosodate/dv/about.html＞＜参照2021-09-09＞による）

　1）中村正：愛情と暴力——親密な関係性という相互作用から立ち上がる親族間殺人と暴力．現代の社会病理 23：59-68，2008．

いる前で，夫婦間（保護者以外の同居人も含む）で暴力をふるう**面前DV**も心理的虐待に該当することとなった❶。なお虐待は，身体的虐待，心理的虐待，ネグレクトなどが複合的におきるのがしばしばであるし，身体的・心理的・性的虐待を放置すること自体がネグレクトに該当する。

2 子ども虐待の実態

　2021（令和3）年度の児童相談所による児童虐待相談対応件数は，20万7660件（前年度比1.3％増）で，過去最多を更新している（◎図7-6）。

　対応件数の内訳は，心理的虐待60.1％，身体的虐待23.7％，ネグレクト15.1％，性的虐待1.1％である。相談対応経路別件数は，警察等からが49.7％，ついで近隣・知人13.5％，家族・親戚8.4％，学校等6.7％，市町村福祉事務所4.4％である。相談対応件数の増加理由として，面前DVが加わったこと，そして，警察がDV事案にかかわり，その家庭に子どもがいれば，児童相談所に面前DVとして通告することが徹底されてきていることがあげられる。

　2021（令和3）年度に74人（心中24人を含む）の子どもが虐待で死亡したことが報告されている[1]。心中以外の虐待で死亡した子どもは50人であった。

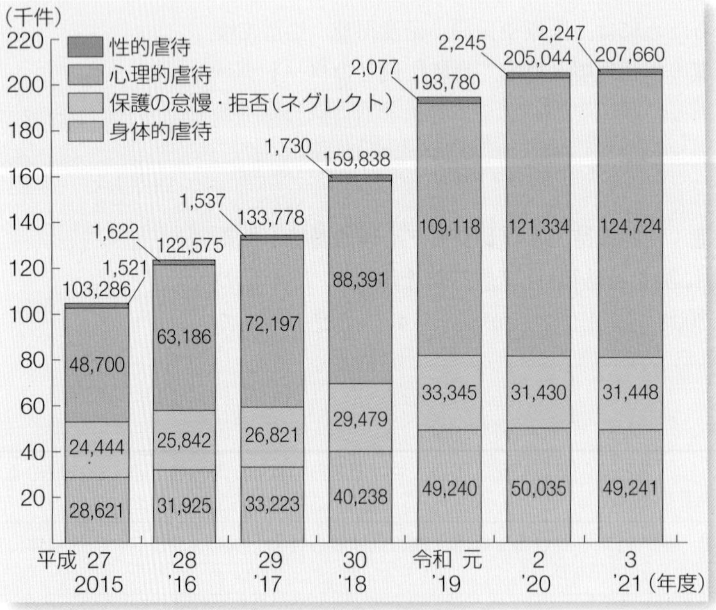

□NOTE
❶2004年改正で行われた定義の見直しのポイントは，①保護者以外の同居人による児童虐待と同様の行為を保護者によるネグレクトの一類型として児童虐待に含むものとすること，②児童の目の前でドメスティックバイオレンスが行われることなど，児童への被害が間接的なものも児童虐待に含むものとすることである。

◎**図7-6　児童虐待の相談種別対応件数の年次推移**
（厚生労働省：令和3年度福祉行政報告例　結果の概要をもとに作成）

1）こども家庭庁：こども虐待による死亡事例等の検証結果等について（第19次報告）．2023-09-07（https://www.cfa.go.jp/councils/shingikai/gyakutai_boushi/hogojirei/19-houkoku/）（参照2023-10-25）．

その年齢は，0歳が24人（48.0%）と最も多く，うち月齢0か月が6人（25.0%）であったことなどが報告されている。

2 子ども虐待による影響

　暴力行為や放任，拒絶，威嚇，孤立におとしいれるという強烈な仕打ちを受けるので，その後の成長発達，人を信じる力，対人関係の取り結び方に影響が及ぶ。

1 発育・発達への影響

　子ども虐待は発育・発達の阻害や，認知能力の発達の遅れを生じさせることがある。十分な食事や栄養が与えられないなどのネグレクト状態により栄養障害や体重増加不良，低身長などがみられ，愛情の飢餓状態による心理的影響により成長ホルモンの分泌が抑えられた結果，発育不全にいたることもある。一時保護所などでの短期間の安全確保で大幅な身長ののびや体重増加を示すことがある。

　非器質性発育不全 non-organic failure to thrive（NOFTT）は，子ども虐待（ネグレクト）の可能性を考える指標の1つである（◉表7-10）。

2 知的発達への影響

　打撲や切創，熱傷，あざなど外から見てわかりやすい傷だけではなく，骨折，鼓膜穿孔，揺さぶられるなどして外圧を加えられることにより脳や神経系に障害が及んだ結果，知的障害をかかえることがある。また，そのような障害にいたらなくても虐待を受けつづけたことによる心理的な影響や，本来なら幼少期の好奇心を誘いそれを満たす「遊び」が，高圧的に抑制されることによる影響から，知的な発達を遅らせてしまうことがあるともいわれている。

　学校に登校させないなどの**教育ネグレクト❶**の状態は，子どもの権利条約（第28条）の侵害であり，知的な発達を促す機会を奪うことになる。逆に，年齢や発達レベルにそぐわない過大な要求により発達が阻害されることもある。

□ NOTE
❶就学の猶予または免除が教育委員会に認められていないのにもかかわらず，学齢期の児童を学校に通わせず，放置することもネグレクトとされる。

◉**表7-10　非器質性発育不全（NOFTT）と器質性発育不全**

器質性発育不全	栄養摂取・吸収・代謝・排泄の機能を阻害する急性・慢性の疾患，長期間の感染，出産時の低体重，ミルクアレルギーなども含め，あらゆる臓器系の疾病，つまり医学的な原因があって引きおこされる。
非器質性発育不全	明らかに発育を阻害する器質的な疾患をもたず，ときに，貧困などの社会的環境要因や，養育・授乳に関する知識不足や技術の未熟性，調整乳やほかの食事によるなんらかの理由でカロリー摂取量が少ない，児と養育者との間の相互関係の不具合や親のメンタルヘルス不調，育児不安やストレス，児への敵意による刺激遮断などのネグレクトなどが背景にある場合。
混合性発育不全	器質性疾患をもつ小児が，不安定な家庭環境や親子関係の障害もあわせて経験する場合。

（中板育美：非器質的発育不全（NOFTT）の発見・対応と保健師の機能・役割．子どもの虐待とネグレクト16（1）：15-21，2014による）

3 心理・社会的な影響

　人は愛着対象（保護者）から愛されいつくしみを受けて育てられることにより，他者との基本的な信頼関係を築き，自分自身の存在にも自信をもつことができる。一方，長期にわたり虐待環境にさらされ，適切な援助の手が差しのべられないまま経過すると，子どもの安定した愛着形成が促されず，**愛着障害**が生じることもまれではない。結果として心が打ちくだかれ，劣等感や無力感・被害感にとらわれるようになると，他者を信頼する力が奪われ，心理的・物理的居場所を見つけ出せずに子どもの社会的な育ちも阻害されやすい。

　他者を信頼する力が奪われると，人間関係の構築が苦手になり集団生活を円滑に送るための約束や周囲の空気を読むなどの感覚を獲得できず，ときに**パニック**となることもある。そうなると学習の積み重ねができず，成功体験も積み上がらず自己肯定感をはぐくむことができない。

　自己否定感情は，生きる意欲を低下させ，盗みや性化行動，性的加害など自虐的な言動・自傷行為を引き出し，思春期ごろからはリストカット，アルコール・薬物の乱用，摂食障害，浪費，性への過度の依存といった問題につながりやすくなり，予期せぬ妊娠や早すぎる妊娠にいたることもある。

　なかには，記憶が抜け落ちる**解離性健忘**や，まるで別人になってしまったかのようにふるまう**解離症状**，ささいな刺激がきっかけで激しい怒りとなり，その怒りを暴力的衝動や破壊的行動で表現したり，あるいは自傷行為に走ったりする**過覚醒症状群**などを呈することもある。

3 子ども虐待に関連する事項

1 特定妊婦

　2008（平成20）年の児童福祉法改正において，**特定妊婦❶**が導入された。規定前は，妊婦を取り巻く家庭環境や心理社会的背景，これまでの妊婦の生活史から，妊娠継続やそのあとの育児に対する迷いなど妊娠葛藤❷を察しても，産科医療機関や保健所，市区町村保健センターなどに訪れる妊婦に個々に対応していた。妊娠中は，胎児に悪影響となる腹部殴打や水風呂に入るなど胎児への虐待等は確認されることは少なかった。関連機関の相互連携が法的にも十分ではなく，課題は山積みであった。

　特定妊婦は，原家族との長きにわたる不調和をかかえていることも多い。妊婦自身が幼少期の愛着形成に失敗しており，妊娠を喜ぶ一方で，不安におそわれやすい。高いストレス状態になれば妊娠初期のアンビバレント（両価的）な感情は，安定に向かうどころか，むしろ妊娠継続によって，親モデルの欠如をより顕在化させ，強めてしまうこともある。往々にしてそのような

NOTE

❶特定妊婦
　出産後の養育について出産前において支援を行うことがとくに必要と認められる妊婦のことである（児童福祉法第6条）。

❷妊娠葛藤
　妊娠初期における出産か中絶かの狭間で最終的に決定する際の心理的葛藤や実生活を客観視した現実的な葛藤である[1]。

1）田中朝子：妊娠葛藤の質的構造：妊娠から出産に至るまでの女性たちの悩みの声．生命倫理22(1)：14-25，2012．

妊婦は自己肯定感が低く，みずから SOS を出したり，とくに公的な母子保健などのサービスにアクセスしたりすることは少ない。

　胎児との結びつきを実感する愛着の形成は，母親としての役割意識を獲得していくプロセスの一部になると考えられている。しかし，この愛着形成が阻害されると，妊娠後期を迎えても妊娠の受容がうまくいかず，むしろ胎児へのネガティブな感情が強まる妊婦もいる。**妊娠期うつ**や**産後うつ病**に代表されるような精神科病態像を伴えば，胎児への直接的・間接的な侵害にいたったり，産後の子どもの心身の健康に影響を与えたりするともいわれている[1]。特定妊婦が法的に規定されたことによって，要保護児童対策地域協議会の検討対象事例となり，虐待が未発生でも関係機関で協力して支援をする体制が整ったのである。

2 胎児虐待

　妊娠がわかった時点では，夫またはパートナー（以下，パートナー）との関係も良好で，妊娠自体をともに肯定的に受けとめたとしても，妊娠経過中のパートナーからの DV 被害により，関係が一変したなどで，妊娠そのものが耐えがたくなることがあり，その感情が胎児に向かうこともある。中絶という選択にいたる場合もあるが，なかには**胎児虐待❶**にいたることがある。

　胎児虐待は「妊婦あるいはパートナーによる胎児の健康を害する非偶発的行為」とされ，腹壁殴打など胎児への直接的な身体的暴力に加え，飲酒や喫煙，薬物による胎児への侵襲を知りながらやめることをしない場合も含めて包括的にとらえることもある[2]。

　胎児虐待は，妊婦やパートナーの成育歴や生活史および家族状況，パートナーとの関係性，妊娠出産をめぐる社会的支援の有無，胎児への愛着形成の可否などさまざまな要因に左右されるが，それらはそのまま子ども虐待の危険因子にもなる。要するに，胎児虐待にいたる精神病理と育児期に子ども虐待にいたる母親の精神病理には，個人がかかえる課題に加え，家族的・社会的背景などが重複している場合が多い。胎児虐待の存在を知り，胎児虐待およびその行為に着目することは，子どもの虐待現象の幅をより広く理解することになる。

3 乳幼児揺さぶられ症候群

　乳幼児揺さぶられ症候群 shaken baby syndrome（SBS）は，虐待による頭部外傷 abusive head trauma（AHT）の受傷原因となりうる状態で，乳幼児の頭を前後にガクガクするほど激しく暴力的に揺さぶることによる鞭打ち状態をさす。生命が奪われることもあるが，乳児の頭蓋骨の内側に脳が何度も打ちつけら

⊟ NOTE

❶胎児虐待

　わが国では定義づけがなされていない。たとえば，厚生労働省の子ども虐待による死亡事例等の検証報告などでは，定義されないまま用いられている。「周産期メンタルヘルス　コンセンサスガイド 2017」（日本周産期メンタルヘルス学会）では，胎児虐待とは，胎児の生命をおびやかしたり深刻な健康被害をもたらしたりするおそれのある行為と定義している。ほかに，妊娠中の喫煙が胎児に及ぼす深刻な害が明らかになっており，妊婦の喫煙は胎児に対する虐待行為といっても過言ではない[3]。

1）髙橋知久ほか：胎児虐待する母親と精神科治療——各科連携と地域連携によって出産を迎えた女性例を通じて．子どもの虐待とネグレクト 14（3）：386-395, 2012.
2）Condon, J. T.：The Spectrum of Fetal Abuse in Pregnant Women. *The Journal of Nervous and Mental Disease*, 174（9）；509-516, 1986.
3）日本学術会議　健康・生活科学委員会・歯学委員会合同脱タバコ社会の実現分科会：提言　子ども・妊婦への受動喫煙対策をさらに充実させるべきである．2020.

れ，脳障害（言語障害や学習障害，歩行困難，失明などの重い後遺症にいたる場合もある）がおきる。児の「泣き」が引きがねとなる場合が多い[1,2]。

虐待の場合，揺さぶったあとにベッドややわらかい枕，ソファーなどの打撲あとが残りづらいような場所に投げるなど直接的に外圧を加えることもある。医学的には「2歳以下の乳幼児」と定義されており，なかでも生後半年ぐらいまでの時期はとくに注意が必要である。予防の手段としては，親を困らす「泣きの時期」（PURPLE crying 期❶）の認知度を上げることもその方法の1つとされている。認知度を上げるとはいえ，単に SBS の危険性を喧伝し，懲罰的観点で注意喚起を一方的に促すことは良案ではないし，支援でもない。揺さぶったり，投げやりで攻撃的にふるまったりする親の多くが，なぜそのような行動に出るのかに関心を寄せ，かかえる深い絶望と孤立感や，その背景にある低く傷つきやすい自尊心に寄り添える関係構築を視野に入れた普及啓発であるのが望ましい。

NOTE
❶PURPLE crying 期
　生後2週間ごろから始まり2か月ごろをピークに5か月ごろまで続く，親を悩ます乳児の泣き行動をパープルクライングとよぶ。

4 代理ミュンヒハウゼン症候群

自分の身体を傷つけ病気をつくって病院を渡り歩く**ミュンヒハウゼン症候群**（MS）の一種で，対象が自分ではなく子どもになったものを**代理ミュンヒハウゼン症候群** Munchausen syndrome by proxy（MSBP）といい，精神疾患の1つである❷。

親が，子どもに病気をつくり（身体への人為的操作により症状を捏造したり，検体を操作したりする），その子どもをかいがいしく看病する親を演じる。その心理的背景には周囲からいたわってもらえることで，みずからの心の安定をはかるといった過度に強いゆがんだ思いがある。幼少期に被虐待体験があるといわれ，自己肯定感の低さや不安定な対人関係といった問題をもっている場合が多い。医療や福祉の現場でみられる子ども虐待の特殊型ともいえる。虐待者は母親が多く，医療の知識を一定程度もっていることも少なくなく，最初は医療関係者に「熱心な母親」という印象を与えやすい。

NOTE
❷病名の由来は，童話の主人公「ほら吹きミュンヒハウゼン男爵」からきている。MSBP は，精神医学における診断名としては確立しておらず，ICD-10 では虚偽性障害という別の診断名で対応されている。

5 DV と子ども虐待

子どもを虐待する家族は，長期にわたり反復を繰り返す心的外傷の温床といえる。さらに，しばしば被害者と加害者が交代する❸ことや，さまざまな理由で十分に安全とはいいきれないままその家族に子どもをゆだねざるをえない場合が少なくないことが，問題をより複雑にしている。

DV 家庭に子どもがいる場合，子どもに対する暴力が同時に行われていると考えて対応を講ずる必要がある。子ども自身が直接暴力を受けている場合はもちろんだが，面前 DV（◎ 248 ページ）は子どもへの心理的虐待にあたり，子どもへの影響も看過できない（◎表7-11）。また，DV 被害者は，加害者に

NOTE
❸被害者と加害者の交代には，世代間連鎖や DV の被害者である母親 battered wife が子どもを虐待するなどのかたちがある。

1）厚生労働省：赤ちゃんが泣きやまない——泣きへの理解と対処のために. 2013-11-28（https://www.mhlw.go.jp/stf/houdou/0000030718.html）（参照 2021-09-09）
2）American Academy of Pediatrics 編，日本小児科学会監訳：赤ちゃんを揺さぶらないで. 2007-08-15（https://www.jpeds.or.jp/uploads/files/070815_shaken.pdf）（参照 2021-09-09）

◯表7-11　DVによる子どもへの影響

行動面	• 友達をいじめる・侮辱する，交友関係がうまくいかず，社会との接触を避ける，別離，特に母親との別離に対して怖がったり動揺したりする，権利ある人，特に母親に反発・反抗する，赤ちゃん返り，多動・心配・強迫観念・衝動，学校での学習に支障をきたす，摂食障害（過食，拒食など），乳児の発育障害，睡眠障害，家出 〈10代の子どもの行動にあらわれるおもな徴候〉 • 薬物乱用，非行，恋愛対象への暴力や言葉での虐待・性暴力，恋愛対象からの暴力や言葉での虐待・性的虐待被害，母親に対する暴力，母親を守るために，身を挺して，あるいは言葉で止めに入る，虐待者の行動をまねる
感情面	• 恐れ・緊張，うつ・自殺願望，不安感，罪悪感・自己非難，怒り・敵意・つらさ，友達を家に呼びたがらないなど，母親・きょうだい，特に弟や妹を守らなければならないという責任感，親戚や友だちの安全を心配する，母親を責めたり，敵対心を抱いたりする，虐待者への暴行・虐待者を殺すことによって立ち向かうという幻想，けんかに発展するのではないかと考え，普通の議論をも怖がる，現実について確信が持てなくなる
学習および認知面	• 注意の欠陥（注意欠陥障害が原因になっていると間違われるような兆候も含む），学習や注意力に差し障る多動，学習の遅れ，言語習得の遅れ，低い学業成績，病気やずる休みなどで，学校をよく欠席する，学校で居眠りをする（虐待があって眠れなかったということもよくある）

（Bancroft, L.(2004)著，白川美也子・山崎知克監訳：DV・虐待にさらされた子どものトラウマを癒す──お母さんと支援者のためのガイド，pp.87-91，明石書店，2006による，一部改変）

対する恐怖心などから，子どもに対する暴力を制止できなくなる場合がある。

4　虐待家族への支援

　子ども虐待の背景には，関係性にまつわる個別の病理と同時に，わが国の文化や歴史，経済不況などの世相の影響も存在する。したがって，有効な支援のためには，個人病理だけでなく地域社会の風土や慣習と，それに伴うコミュニケーション様式，教育・社会経済・雇用状況など文化的要因も含める必要がある。そのように考えると，支援にあたっては，専門家から非専門家までさまざまな立場の人の機能や役割，特性が重要であり，共通点も違いも生かされる多職種協働が原則といえる。

1　子ども虐待に関する社会資源

　改正児童福祉法や改正母子保健法を受けて，子どもの健全育成と子育て支援，虐待予防のため，保健・医療・福祉などが横断的に，そして妊娠期・出産期・子育て期のライフステージで縦断的に切れ目なく支援を届ける新たなかたちが提案されている。**子育て世代包括支援センター**がその中核を担い，支援が必要な家族を見きわめて予防的に支援をする入口機能が期待されている。

　とくに，母子健康手帳交付時や妊婦健診時，または両親学級や健診，上の子へのかかわりなどを経て，妊娠初期から支援が必要な妊婦や，妊娠中期以降においても愛着形成が進まない可能性のある妊婦を把握し，支援を開始する動きが全国で展開されている。意識すべき要因として妊娠経過，孤立，望まない妊娠・予期せぬ妊娠，親の精神疾患・障害，経済状況，自身の被虐待体験などがある。

　また，各市区町村に，子育て世代包括支援センターおよび子ども家庭総合支援拠点の機能を位置づけることが示されている[1]。子ども家庭総合支援拠点では，子育て世代包括支援センターでの保健師のケースワークのもと，対象者に合った個別の支援プランの策定を行っている。子育て支援の域をこえ，関係者との連携による虐待対応を要すると判断されれば，虐待対応の中核的機関である要保護児童対策地域協議会や児童相談所をはじめとする関係機関と情報共有し，支援の方向性と具体的な支援内容を考えて網の目からこぼれないようにしくみを整えることが推奨されている。

2 虐待を受けた子どもへの支援の実際

　身体的虐待による影響の大きさは言うまでもないが，心理的虐待やネグレクトが子どもの心に与える傷も相当深いものであり，被虐待児はトラウマをかかえることになる。本来，最も愛され，無条件にまもってもらえるはずだった人からの虐待を受けつづけた子どもは，人との関係を結べず，社会に対しても不安や怒りを感じつづけることになる。そしてその傷は，適切なケアが届かない限り，癒されることはむずかしい。

　被虐待児には，虐待環境とは異なる対人関係を構築していく体験が必要である。また，世代間連鎖を断ち切るためには不安や怒り，悲しみをありのままに受けとめてくれる存在との出会い，あるいは将来親になったときに重要な意思決定や子育てについての助言を無条件に求めることができる存在との出会いが必要とされる。

3 虐待家族への支援の実際

　虐待する家族と援助者が良好な関係から始まることは少なく，家族は口を閉ざしたり，面接の約束を何度もすっぽかしたりすることもある。逆に，1日に何度も電話をかけ堂々めぐりの話をしたり，無理難題を要求したりする家族もいて，「付き合いづらさ」を体感することもある。これは，親と援助者との出会う目的の違いに端を発している。

　虐待家族は，生活困窮や家庭内不和，DV，孤立などのもとで社会的に不利な立場にあることが多い。また，被虐待児には肥満やむし歯が多く，母親・父親にも不健康な生活習慣や原家族間葛藤，精神的問題などがみとめられることがある。親たちは不十分さを指摘されるおそれをもっているため，援助者や公的サービスへみずからアクセスすることはまれである。

　援助職には虐待という深刻な心的外傷の影響を最小化するために，親に対する支援的・治療的介入技法の洗練が要請されている。

● **受援力を引き出す援助関係**　援助者は，その人がどんな人であるか，その人の力や限界はどの程度か，その人が求めていることはなにかなどについて知ることが必要になる。そのためには，対象の現在の生活状況や家族と地

1）厚生労働省雇用均等・児童家庭局長：市区町村子ども家庭総合支援拠点の設置運営等について．2017-03-31（https://www.mhlw.go.jp/file/06-Seisakujouhou-11900000-Koyoukintoujidoukateikyoku/0000161700.pdf）（参照 2021-09-09）

域とのつながり方(生活暦＝横)と，過去・現在・未来という時間の一連の流れ(成育歴＝縦)という縦横の視点から総合的に評価する。援助者は能動的な聴き役となりながら親の相談者になることが大切で，じっくり聴いてくれる存在となることが，親の社会的孤立感の解消につながっていく。

援助者は待ちの姿勢ではなく，能動的に援助関係を取り結ぶ努力をし，親から，援助者の提案やサービスを受け入れる余裕(受援力)が引き出されるのを待つ。単にケアされる存在と扱われるのではなく，支援を受ける力を引き出す援助関係によって，親は生活ストレスの軽減を実感できるようになる。これが治療であり，虐待の長期的な予防となる。

正しい育児を行う親になるよう支えたいという援助職の正義感が，あだとなることがある。正しい育児は存在しないし，正しい育児を説く援助者が正しいわけでもない。援助職は，ほどよい育児を応援し，安心して相談できる伴走者となる努力をする必要がある。

E　引きこもり・不登校と精神保健福祉

わが国において 100 万人以上にのぼるといわれ，深刻な社会問題となっている引きこもりと，その要因の 1 つである不登校への対応について解説する。

1　引きこもり

1　引きこもりとは

「引きこもりの評価・支援に関するガイドライン」[1]には，**引きこもり**とは「様々な要因の結果として社会的参加(義務教育を含む就学，非常勤職を含む就労，家庭外での交遊など)を回避し，原則的には 6 ヵ月以上にわたって概ね家庭にとどまり続けている状態(他者と交わらない形での外出をしていてもよい)」と定義されている。単一の疾患や障害の定義ではなく，さまざまな状況や状態を含む概念であるが，実際には確定診断がなされる前の統合失調症が含まれている可能性は低くないとされる。

◆ 引きこもりの現状

● **若者の引きこもり**　わが国には，引きこもり状態の人が約 26 万世帯にいると推計される[2]。また，2015(平成 27)年の内閣府による調査[3]では，15〜39 歳の若者の引きこもりは約 54.1 万人と推計される。引きこもる原因はさ

1)　厚生労働省障害保健福祉部精神・障害保健課：「ひきこもりの評価・支援に関するガイドライン」の公表について，厚生労働省．2010-05(https://www.mhlw.go.jp/stf/houdou/2r9852000000 6i6f.html)(参照 2021-09-09)
2)　厚生労働省障害保健福祉部精神・障害保健課：上掲サイト(参照 2021-09-09)
3)　内閣府：若者の生活に関する調査報告書．2016.　(https://www8.cao.go.jp/youth/kenkyu/hikikomori/h27/pdf-index.html)(参照 2021-09-09)

まざまで，たとえば受験や就職活動の失敗などの挫折体験，いじめなどによることも多いが，明確な理由がないこともある。

● **中高年の引きこもり** 2018（平成 30）年の内閣府の調査[1]によると 40〜64 歳の中高年の引きこもりは 61.3 万人と推計されており，引きこもりが若年層特有の状態像ではないことが明らかになった。この調査では，引きこもり状態の人の 7 割が男性であり，引きこもりの理由は退職が最も多く，人間関係がうまくいかないことや病気などもあがった。また，引きこもりの期間が 7 年以上となる人の割合が約 5 割を占めており，引きこもりの長期化が明らかになった。この状況は，引きこもる中高年の子とその高齢の親が社会的に孤立する，いわゆる **8050**（はちまるごうまる）**問題**とよばれる深刻な問題を引きおこしている。

2 引きこもりへの対応

◆ 引きこもり支援に関する社会資源

引きこもりに特化した相談窓口の役割をもつ機関として，**引きこもり地域支援センター**がある。このセンターは，引きこもりの状態にある本人や家族が，地域のなかでまずどこに相談したらよいかを明確にすることによって，より適切な支援に結びつきやすくすることを目的としたものである。社会福祉士，精神保健福祉士，臨床心理士などの**引きこもり支援コーディネーター**を中心に，地域における関係機関とのネットワークの構築や，引きこもり対策にとって必要な情報を広く提供するといった，地域における引きこもり支援の拠点としての役割を担う。そのほかの相談窓口としては，医療機関，保健機関，福祉機関，教育機関などがある（▶表 7-12）。

◆ 引きこもり支援の実際

治療・支援の流れは①家族支援，②個人療法，③集団療法，④就労支援という段階であらわされる（▶図 7-7）。▶表 7-12 で示した専門機関が連携し，多面的な支援を行う必要がある。

● **家族支援** はじめから本人が相談に訪れることは少なく，家族の相談から始まることがほとんどである。まずは，相談に来た家族が十分に話すことができ，苦悩を聴いてもらえたという実感を得ることが必要となる。家族は，自責的あるいは他罰的になるなど，情緒的に混乱しがちであるが，重要なのは養育をめぐる失敗や責任の所在を探すことではなく，今後どうすべきかを冷静に考えることができるよう支援していくことである。支援を続けることで家族が本人の引きこもりに伴走できる心境になっていき，家庭での当事者への姿勢に好ましい影響を与えることが期待できる。家族間で引きこもり状態への理解と対応方針が共有され，協力体制が構築されることが必要である。

1）内閣府：生活状況に関する調査（平成 30 年度）．2019．（https://www8.cao.go.jp/youth/kenkyu/life/h30/pdf-index.html）（参照 2021-09-09）

▶表7-12　引きこもり支援を提供できる機関

医療機関 （精神科，心療内科，小児科など）	精神障害や身体疾患の診断と治療に取り組む。また，当事者の心理状態を評価して必要なサポートについてアドバイスを行う。積極的に引きこもりの治療・支援を行っている機関については，保健所や市町村の担当部署などで情報を得ることができる。
保健機関 （市町村，保健所，精神保健福祉センター）	市町村に担当部署がある場合は，身近な相談窓口としての機能を果たす。保健所では精神保健福祉相談員や保健師による訪問支援が行われる。精神保健福祉センターは多様な専門職種がいるため，個人療法や集団療法が行われることもある。
福祉機関 （児童相談所など）	対象は0〜18歳未満となるが，医師のほか，児童福祉司や児童心理司といった専門職が，児童に関するあらゆる相談に応じている。発達障害をもつ子どもの引きこもりに対しては，発達障害者支援センターによる支援が行われる。
教育機関 （学校など）	当事者が学校に在籍していれば，担任の教員が相談を受けることが多い。養護教諭やスクールカウンセラー，スクールソーシャルワーカーなどとともに，当事者と家族に支援を行っていく。地域の教育委員会が設置している教育センターや教育相談所などがかかわる場合もある。

注）このほか，地域のなかでまずどこに相談したらよいかをガイドする引きこもり地域支援センターや，学習支援・就労支援を行うNPO団体などもある。

（厚生労働科学研究費補助金こころの健康科学研究事業　思春期の引きこもりをもたらす精神科疾患の実態把握と精神医学的治療・援助システムの構築に関する研究：引きこもりの評価・支援に関するガイドライン．2010をもとに作成）

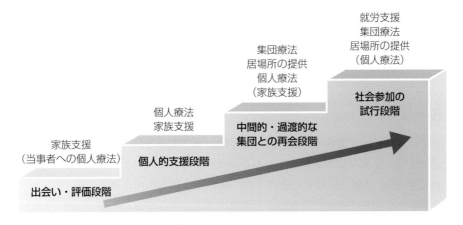

▶図7-7　引きこもり支援の諸段階

（厚生労働省障害保健福祉部精神・障害保健課：ひきこもりの評価・支援に関するガイドライン．2010による，一部改変）

このような支援を続けることで，本人の来談に結びつけていく。

● **個人療法**　ある時点で本人が相談に訪れる，あるいは訪問支援によって本人に対する直接的な支援が始まる。個人療法にあたっては本人と支援者の信頼関係の構築は必須で，本人の苦悩や体験を尊重し，支持的で受容的な態度で接することが大切である。現在相談を受けている機関だけでは，必要とされる支援すべてをカバーしきれないこともあるため，積極的にほかの専門機関などと連携する。本人の個人的な心の支援を続けながらも，デイケア（**◐ 125ページ**）などの集団力動の活用のタイミングをはかり，さらに本格的な社会活動（就学・就労を中心に）へとつなげていく。

● **集団療法**　引きこもっている本人は，過去の対人交流のなかで傷ついた経験などから，ソーシャルスキルに問題をかかえている場合が少なからずあ

る。また，引きこもりが長期に及ぶことで，対人交流が乏しくなっている。精神保健機関や医療機関などで行われる集団精神療法やデイケア，また教育機関や NPO 団体などが提供する居場所やフリースクールなどで対人関係の経験を重ねていく。

● **就労支援**　支援機関にはハローワーク，地域若者サポートステーション，ジョブカフェ，ヤングワークプラザ，職業訓練校などがある。また，精神障害や知的障害，あるいは発達障害の診断がつく事例では，精神障害者保健福祉手帳か療育手帳を取得し，障害者職業センター，障害者就労支援センター，障害者就業・生活支援センターなどで支援を受けることができる。

◆ 中高年の引きこもりへの支援

　引きこもる期間が長期化し，本人が高齢化している中高年の引きこもりにおいては，引きこもる本人の生活を親の年金で支えているケースも多く，親が亡くなることで，本人の生活が立ちいかなくなることもある。また，高齢の親が長年にわたりかかえているストレスや疲労，負担感はきわめて大きい。そのため，これまでの若者を対象とした支援だけでなく，中高年の引きこもりに焦点をあてた支援体制も整えていく必要がある。

2　不登校

1　不登校とは

　文部科学省では**不登校**を「何らかの心理的，情緒的，身体的あるいは社会的要因・背景により，児童生徒が登校しないあるいはしたくともできない状況にあるために年間 30 日以上欠席した者のうち，病気や経済的理由による者を除いたもの」と定義している。不登校が長期化することで，前述した引きこもりや家庭内暴力，自殺企図といった問題にいたる場合もある。

◆ 不登校の現状

● **小中学生の不登校の現状**　文部科学省による学校を対象に実施した調査[1]では，2022（令和 4）年度間の小・中学校における長期欠席者数は，小学校 196,676 人，中学校 263,972 人であり，全体では 460,648 人である。このうち，不登校児童生徒数は，小学校 105,112 人，中学校 193,936 人，小・中の合計で 299,048 人であり，在籍者数に占める割合は小学校 1.7%，中学校 6.0%，全体では 3.2%となっている。不登校の要因としては，無気力・不安，生活リズムの乱れ・あそび・非行，いじめを除く友人関係をめぐる問題，親子のかかわり方，学業の不振などが多い。

　一方，2018（平成 30）年に行われた，日本財団による現中学生と中学校卒

1）文部科学省初等中等教育局児童生徒課：令和 4 年度児童生徒の問題行動・不登校等生徒指導上の諸課題に関する調査結果. 2023.（https://www.mext.go.jp/a_menu/shotou/seitoshidou/1302902.htm）（参照 2023-11-05）

業後〜22歳の子どもたち本人を対象とした調査[1]では，不登校傾向にある中学生（年間欠席数は30日未満）は，全中学生の10.2%にあたる約33万人であった。これは同年の文部科学省調査による不登校中学生の数の約3倍にあたり，約10人に1人が不登校傾向にあることが示された。中学校に行きたくない理由としては，「疲れる」「朝，起きられない」などの身体的症状以外に，「授業がよくわからない」「よい成績がとれない」「テストを受けたくない」など学習面での理由がみられ，さらに「先生とうまくいかない・頼れない」という教員との関係性が理由としてあげられていた。

● **高校生の不登校の現状**　不登校は，おもに小中学生を対象に使われる言葉であるが，高校生や大学生などにも同様の状態がしばしばみられる。文部科学省の調査[2]によると，2022（令和4）年度の高等学校における不登校生徒数は60,575人であり，在籍者数に占める割合は2.0%である。不登校の要因は，無気力・不安，生活リズムの乱れ・あそび・非行，いじめを除く友人関係をめぐる問題，入学・転編入学・進級時の不適応などが多い。

2 不登校への対応

　なんらかの疾患が不登校の原因となっている場合は，その治療を行う。そうでない場合は，いじめや教員とのトラブルといった外的要因の有無を確認

○**表7-13　不登校児童生徒への支援に対する基本的な考え方**

支援の視点	• 「学校に登校する」という結果のみを目標にするのではなく，児童生徒がみずからの進路を主体的にとらえて，社会的に自立することを目ざす。 • 児童生徒によっては，不登校の時期が休養や自分を見つめ直すなどの積極的な意味をもつことがある一方で，学業の遅れや進路選択上の不利益や社会的自立へのリスクが存在することに留意する。
学校教育の意義・役割	• 不登校児童生徒への支援については，不登校となった要因を的確に把握し，学校関係者や家庭，必要に応じて関係機関が情報共有し，組織的・計画的な，個々の児童生徒に応じたきめ細やかな支援策を策定することや，社会的自立へ向けて進路の選択肢を広げる支援をする。 • 既存の学校教育になじめない児童生徒については，学校としてどのように受け入れていくかを検討し，なじめない要因の解消に努める。 • 児童生徒の才能や能力に応じて，それぞれの可能性をのばせるよう，本人の希望を尊重したうえで，教育支援センターや不登校特例校，ICTを活用した学習支援，フリースクール，中学校夜間学級での受け入れなど，さまざまな関係機関などを活用し社会的自立への支援を行う。その際，フリースクールなどの民間施設やNPOなどと積極的に連携し，相互に協力・補完する。
不登校の理由に応じたはたらきかけ	• 不登校児童生徒が，主体的に社会的自立や学校復帰に向かうよう，児童生徒自身を見まもりつつ，不登校のきっかけや継続理由に応じて，その環境づくりのために適切な支援やはたらきかけを行う。
家庭への支援	• 家庭教育はすべての教育の出発点であり，不登校児童生徒の保護者の個々の状況に応じたはたらきかけを行う。 • 不登校の要因・背景によっては，福祉や医療機関などと連携し，家庭の状況を正確に把握したうえで適切な支援やはたらきかけを行う必要があるため，家庭と学校，関係機関の連携をはかる。 • その際，保護者と課題意識を共有して一緒に取り組むという信頼関係をつくることや，訪問型支援による保護者への支援など，保護者が気軽に相談できる体制を整える。

（文部科学省：不登校児童生徒への支援の在り方について（通知）．2019. をもとに作成）

1）日本財団：不登校傾向にある子どもの実態調査．2018-12-12（https://www.nippon-foundation.or.jp/who/news/information/2018/20181212-6917.html）（参照 2021-09-09）
2）文部科学省初等中等教育局児童生徒課：前掲サイト．

し，その改善をはかる。

　文部科学省は，不登校児童生徒への支援に対する基本的な考え[1]を示している（◉表7-13）。支援の基本的な視点として，「学校に登校する」という結果のみを目標にするのではなく，本人がみずからの進路を主体的にとらえて，社会的に自立することを目ざすとしている。また，児童生徒によっては，不登校の時期が休養や自分を見つめ直すなどの積極的な意味をもつことがある一方で，学業の遅れや進路選択上の不利益，社会的自立へのリスクが存在することにも留意する。

　また，学校は，不登校の児童生徒がどのような状態にあり，どのような支援を必要としているのかを正しく見きわめ，適切な支援を提供することが重要である。児童生徒の才能や能力に応じて，それぞれの可能性をのばせるよう，本人の希望を尊重したうえで，教育支援センターや不登校特例校，ICTを活用した学習支援，フリースクール，中学校夜間学級など，教育機関・医療機関といった専門機関だけでなく，さまざまな関係機関とも積極的に連携し，相互に協力・補完することが必要となる。そのため，支援者が家族とともに，その地域で利用可能な社会資源の情報に精通しておくことが望ましい。

✎ work 復習と課題

❶ 絶対的貧困と相対的貧困について説明しなさい。

❷ 貧困が人の精神的健康にどのような影響を与えるか述べなさい。

❸ 生活保護の申請のプロセスについて説明しなさい。

❹ 障害者虐待にはどのような虐待行為の種類があるか述べなさい。

❺ 医療機関に勤める看護師として，病院内で障害者に対する虐待を防止するためにどのようなことに取り組むことができるか考えてみよう。

❻ 依存症とはどのような状態か，説明しなさい。

❼ 依存症の治療にはどのようなことが必要か，説明しなさい。

❽ 子ども虐待の定義について述べなさい。

❾ 虐待家族が活用できる社会資源にはどのようなものがあるか述べなさい。

❿ 虐待家族への支援における基本的な姿勢について説明しなさい。

⓫ 引きこもり支援にはどのようなものがあるか述べなさい。

1）文部科学省：不登校児童生徒への支援の在り方について（通知）．2019．（https://www.mext.go.jp/a_menu/shotou/seitoshidou/1422155.htm）（参照 2021-12-20）

索引